bushanghuo dehuofa

不上火的活法

南远顺 编著

中国纺织出版社

图书在版编目(CIP)数据

不上火的活法 / 南远顺编著. -- 北京 : 中国纺织出版社, 2016.6（2024.1重印）

ISBN 978-7-5180-2551-0

Ⅰ. ①不… Ⅱ. ①南… Ⅲ. ①火（中医）-基本知识 Ⅳ. ①R228

中国版本图书馆CIP数据核字（2016）第083337号

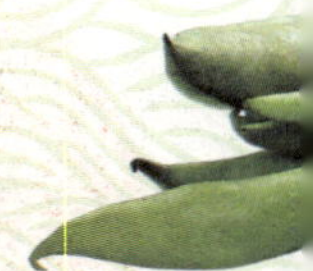

策划编辑：樊雅莉　　责任印制：王艳丽

中国纺织出版社出版发行

地址：北京市朝阳区百子湾东里A407号楼　邮政编码：100124

销售电话：010—67004422　传真：010—87155801

http: //www.c-textilep. com

E-mail: faxing@c-textilep. com

中国纺织出版社天猫旗舰店

官方微博http://weibo.com/2119887771

金世嘉元（唐山）印务有限公司　各地新华书店经销

2016年6月第1版　2024年1月第2次印刷

开本：710×1000　1/16　印张：14

字数：206千字　定价：49.80元

目录

CONTENTS

第一章

阴阳失衡，“火”气找上门 …… 1

“火”不是万恶之源 …… 2

“火”是生命的必需品 …… 2

“火”是人体最根本的能量 …… 3

“火”气足，身体才能更健康 …… 4

要想“火”力强，首先要吃好 …… 4

中医理疗，助长阳气效果好 …… 4

适当的运动可以增强火力 …… 5

平衡阴阳，养成良好的生活习惯 …… 5

所谓“上火” …… 6

什么是“上火” …… 6

上火的特征 …… 7

这些人群易上火 …… 8

贪食肥甘厚味者 …… 8

都市快餐族 …… 8

情志抑郁不舒者 …… 8

脾气火爆者 …… 9

熬夜、作息紊乱者 …… 9

易上火体质者 …… 9

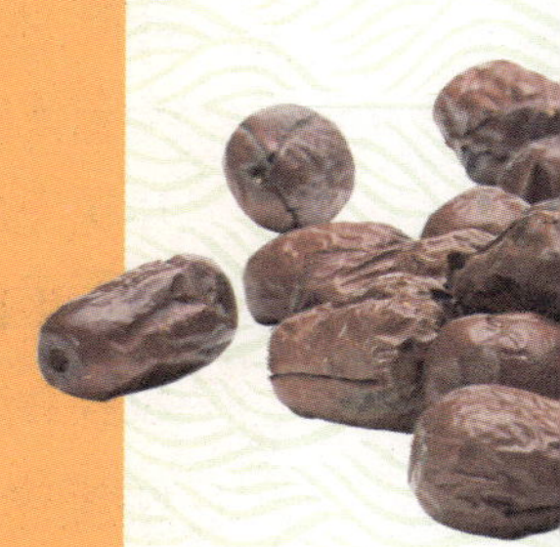

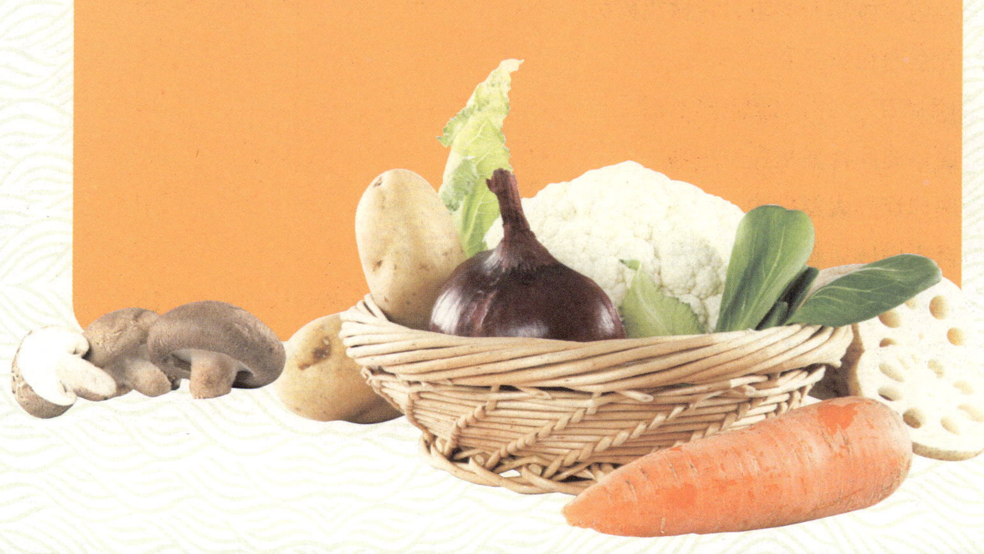

要想不上火，阴阳平衡是关键 …… 10
辨明阴阳是前提 …… 10
在变化中寻求阴阳平衡 …… 10
人体阳气随年龄与体质而变化 …… 11
人体阳气随年龄变化而变化 …… 11
养生顺应体质，远离上火 …… 11
辨明“虚”“实”，轻松去火 …… 12
实火清泻 …… 12
虚火清养 …… 12

第二章

辨明体质，清火更有效 …… 15

平和体质，防火重在“不过头” …… 16
平和体质的特征及养生法则 …… 16
中医理疗去火养生法 …… 17
适合平和体质者的防火食材及药材 …… 18
推荐食谱和药膳方 …… 24
阴虚体质，滋阴润燥是方向 …… 26
阴虚体质的特征及养生法则 …… 26
中医理疗去火养生法 …… 27
适合阴虚体质者的防火食材及药材 …… 28
推荐食谱和药膳方 …… 36
阳虚体质，补肾健脾是关键 …… 38
阳虚体质的特征及养生法则 …… 38
中医理疗去火养生法 …… 39
适合阳虚体质者的防火食材及药材 …… 40
推荐食谱和药膳方 …… 45
气虚体质，补养元气助消虚火 …… 48

气虚体质的特征及养生法则 ………………………………… 48
中医理疗去火养生法 ……………………………………… 49
适合气虚体质者的防火食材及药材 ……………………… 50
推荐食谱和药膳方 ………………………………………… 56
痰湿体质，通气血、祛湿痰 ……………………………… 58
痰湿体质的特征及养生法则 ……………………………… 58
中医理疗去火养生法 ……………………………………… 59
适合痰湿体质者的防火食材及药材 ……………………… 60
推荐食谱和药膳方 ………………………………………… 66
湿热体质，防火先要祛湿 ………………………………… 68
湿热体质的特征及养生法则 ……………………………… 68
中医理疗去火养生法 ……………………………………… 69
适合湿热体质者的防火食材及药材 ……………………… 70
推荐食谱和药膳方 ………………………………………… 74
血瘀体质，活血化瘀是首选 ……………………………… 76
血瘀体质的特征及养生法则 ……………………………… 76
中医理疗去火养生法 ……………………………………… 77
适合血瘀体质者的防火食材及药材 ……………………… 78
推荐食谱和药膳方 ………………………………………… 84
特禀体质，益气固表才能远离火气 ……………………… 86
特禀体质的特征及养生法则 ……………………………… 86
中医理疗去火养生法 ……………………………………… 87
适合特禀体质者的防火食材及药材 ……………………… 88
推荐食谱和药膳方 ………………………………………… 94
气郁体质，修养身心、静以去火 ………………………… 96
气郁体质的特征及养生法则 ……………………………… 96
中医理疗去火养生法 ……………………………………… 97
适合气郁体质者的防火食材及药材 ……………………… 98
推荐食谱和药膳方 ………………………………………… 102

第三章

四季养生，调养脏腑才能不上火……105

春阳升发防肝火……106

春季的养生要点……106

春季的养生原则……106

春季六大节气防火去火要点……107

春季防火健康提示……107

春季经络穴位去火养生……108

春季防火食材及药材……110

推荐食谱和药膳方……118

夏日炎炎防心火……122

夏季的养生要点……122

夏季的养生原则……123

夏季六大节气防火去火要点……123

夏季防火健康提示……123

夏季经络穴位去火养生……124

夏季防火食材及药材……126

推荐食谱和药膳方……134

秋燥伤身防肺火……136

秋季的养生要点……136

秋季的养生原则……137

秋季六大节气防火去火要点……137

秋季防火健康提示……137

秋季经络穴位去火养生……138

秋季防火食材及药材……140

推荐食谱和药膳方……148

冬寒阴盛防肾火……152

冬季的养生要点……152

冬季的养生原则……153

冬季六大节气防火去火要点 …… 153
冬季防火健康提示 …… 153
冬季经络穴位去火养生 …… 154
冬季防火食材及药材 …… 156
推荐食谱和药膳方 …… 162

第四章

不同人群防火清火有良方 …… 165

儿童阳气盛，远离上火有讲究 …… 166
儿童易上火，找准原因才能对症下药 …… 166
儿童降火调理要点 …… 166
儿童宜食的降火食材及药材 …… 168
推荐食谱和药膳方 …… 174
老年人要降火，生活习惯要健康 …… 178
科学饮食防上火 …… 178
老年健身操，增强体质 …… 179
老年人宜食的降火食材及药材 …… 180
推荐食谱和药膳方 …… 187
女性防上火，滋阴养生是关键 …… 191
女性防火养生保健操 …… 191
女性降火饮食调理要点 …… 192
女性宜食的降火食材及药材 …… 193
推荐食谱和药膳方 …… 200
男性肾气足，火气不会找上门 …… 204
科学进行运动养生，防火降火舒阳气 …… 204
男性降火饮食调理要点 …… 205
男性宜食的降火食材及药材 …… 206
推荐食谱和药膳方 …… 214

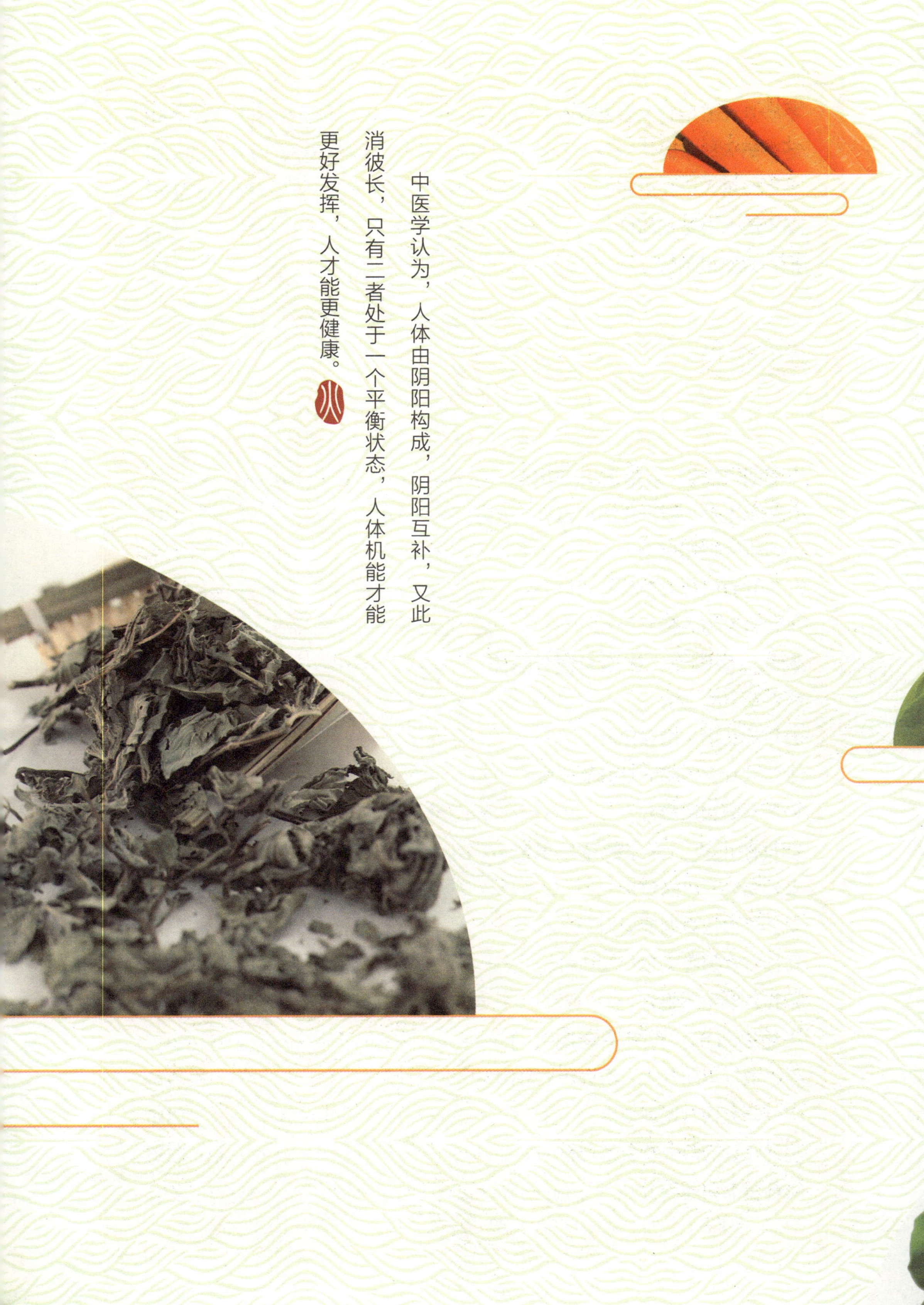

中医学认为，人体由阴阳构成，阴阳互补，又此消彼长，只有二者处于一个平衡状态，人体机能才能更好发挥，人才能更健康。

第一章

阴阳失衡，『火』气找上门

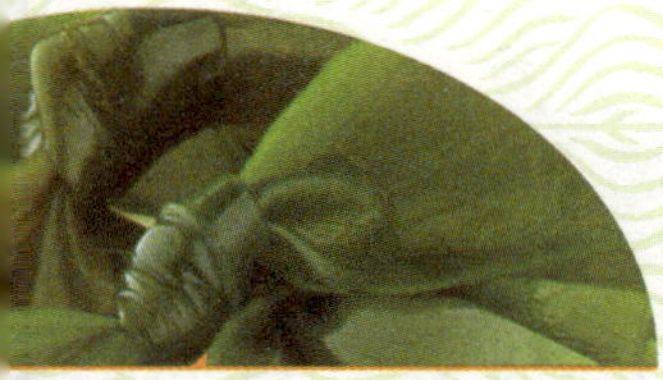

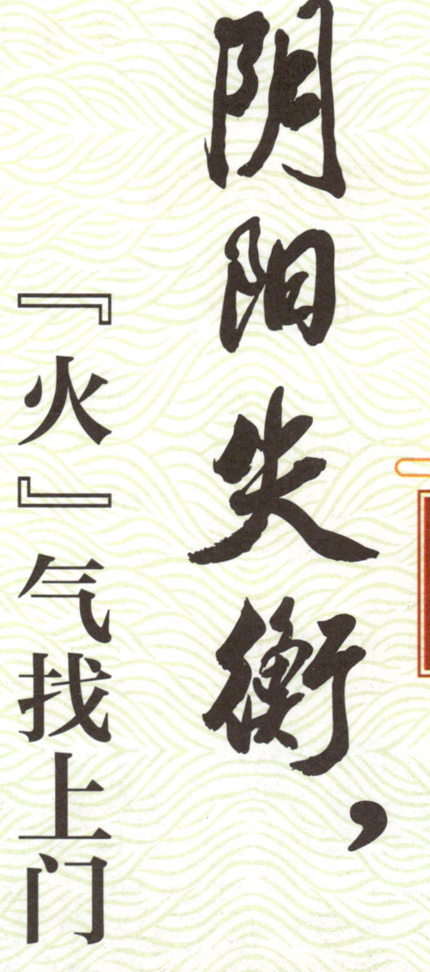

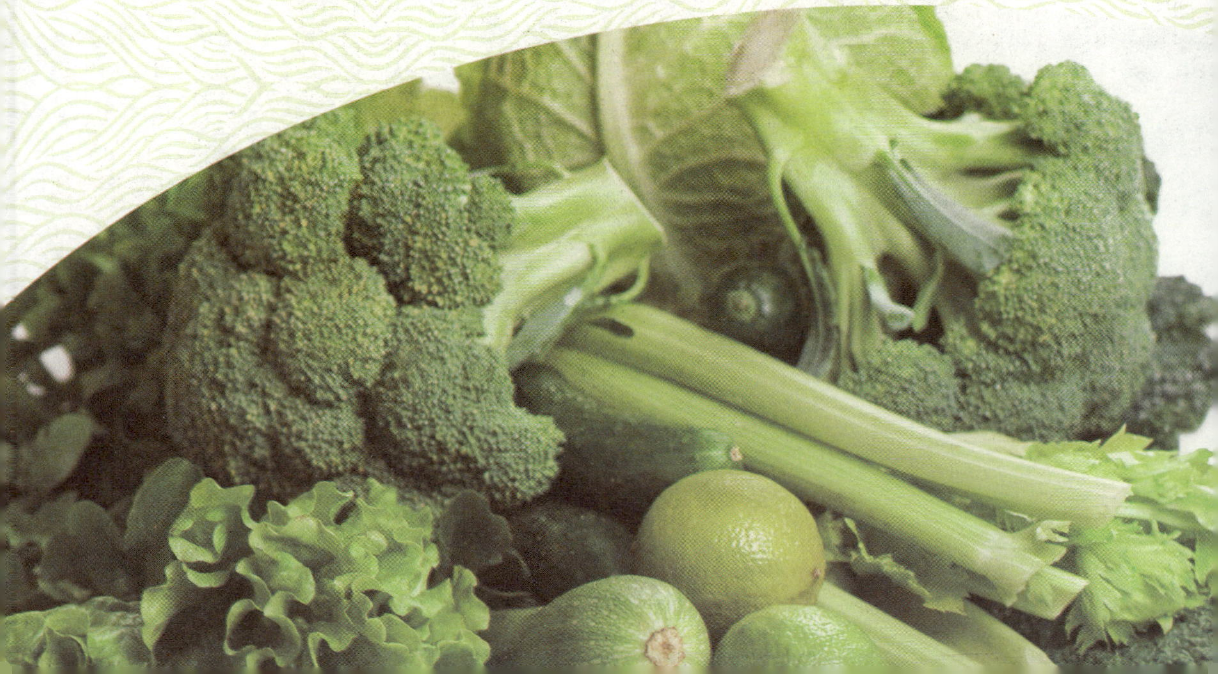

“火”不是万恶之源

“火”是生命的必需品

中医学认为，人体内存在着一种看不见的“火”。平和的“火”是生命的必需品，是不可缺少的东西，这“火”就是我们身体阴阳中的“阳”，气血中的“气”。

《素问》中写道：“阳气者，若天与日，失其所，则折寿而不彰。故天运当以日光明。是故阳因而上，卫外者也。”意思就是说，人体的阳气就像太阳一样，若没有太阳，万物不能生长；人体若没有阳气，则寿命会大打折扣。因此，阳气具有趋上的性质，同时具有护卫的功能。

由此可见，“火”是人体生命活动的本源，如果没有“火”，人是不可能存活的。所以我们说一个生命体要活着就必须要有能量作为保证，身体的器官、组织等才能行使自己的功能，这其中有“火”的作用。

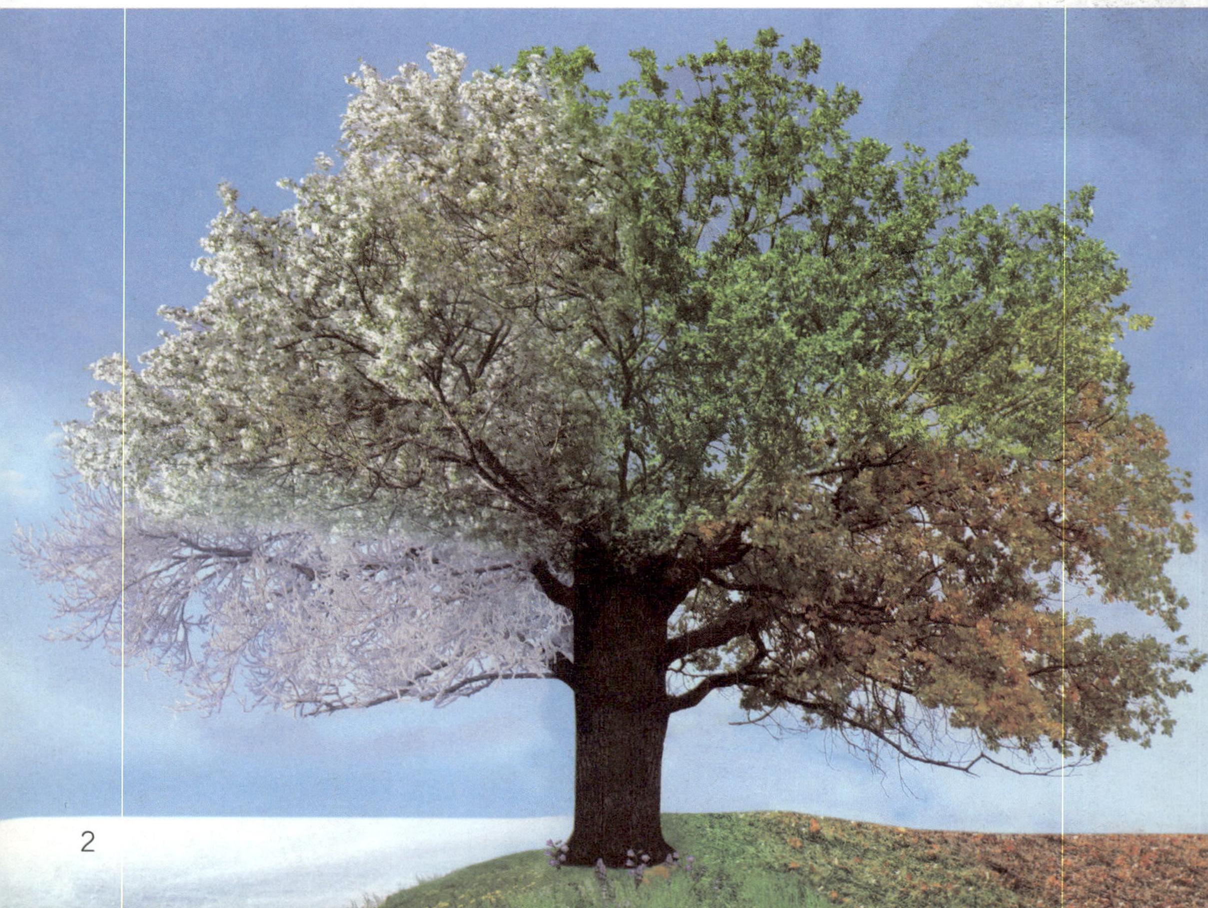

“火”是人体最根本的能量

中医学中，将火称为“元阳”“阳气”。元是最初、最根本的意思，“阳”是人体的能量，元阳、阳气就是人身最根本的能量、动力，所以元阳本质上是支持人体生命的存在。既然说阳气维持着人体的生命运转，那么，阳气究竟有哪些功能?这些功能在人体生命活动中又发挥着怎样的作用呢?

温养作用

阳气之“阳”如同太阳之“阳”，不仅让人感到温暖，而且能温养我们的身体，不然怎么会出现“夏季万物繁茂，冬季万物萧条”的景象呢?正是“阳气”给我们的这种温煦，才保证了我们的活力。人有了充沛的阳气，才会精神饱满、身体强健，反之则精神萎靡、身体虚弱。

日常生活中，我们会见到一些人，很怕冷，甚至在夏天的时候也觉得身上凉飕飕的，这就是“底火不够”“阳气不足”的表现。相反，有些人就“阳气很旺”“火力旺盛”，寒冬腊月穿几件单衫都不觉得冷，给人活力四射的感觉。阳气足当然是好事，但是不能太过，否则阴阳失调，易上火。

气化推动功能

“气化”和“推动”是中医定义的阳气功能，而正是这两个功能发挥的作用，才使得阳气有了“温养”的作用。

阳气的气化，简单的说就是阳气使物质发生变化，也就是我们常说的新陈代谢。人体的生长和变化靠新陈代谢来实现，而人体新陈代谢却是靠阳气的气化作用来维持的，阳气不足，新陈代谢就会受到影响，人就没有足够的能量进行各项活动，甚至生命活动都会受到影响。

人体的生长发育是通过器官组织等来实现的，人体各个器官和组织之所以能发挥作用，靠的是阳气的推动。所以对于人体的正常生命运转来说，阳气是最根本的动力。

卫外固密功能

所谓卫外固密功能就是防护功能，维持人体内部的稳定。阳气足的人，活力强。但如果阳气足，卫外固密功能不好的话，就很容易出现“冬天好过，夏天上火”的情况。如果其阳气足且卫外固密功能好，则会冬不怕冷夏不怕热，身体也不会轻易上火了。

“火”气足，身体才能更健康

要想“火”力强，首先要吃好

火气，也就是阳气，阳气主要有两个来源：一为先天性的，来自于父亲和母亲；二为后天性的，主要从食物中吸收水谷精气转化而来。人的机体运转、工作、运动、性生活、情绪波动、适应气温变化、修复创伤等各项活动都是需要消耗阳气的。当人体消耗的阳气超过了补充的阳气，就会致使人体阳气总量低于维持正常运转所需的阳气，便导致我们所说的阳气不足，即“火”力弱。

阳气不足则易导致身体虚弱，引起各种疾病，如男性肾虚、阳痿，女性白带多等，并且特别容易感冒、手脚发凉，对冷不耐受。

人体后天的阳气，主要来自于食物，所以火力弱的人，应注重食补，多吃一些温补的食物，如牛肉、羊肉、虾、泥鳅、黄鳝等。平时可以多吃一些坚果，坚果是植物的精华部分，营养丰富，富含蛋白质、维生素、矿物质等，对补益肾阳、增强体质有非常好的作用。冬天是人体储备能量、补充阳气的时候，可以适当多吃一些种子类的干果。

另外，饮食方面平时还要注意不吃冷食，尽量不吃性寒的药物等。

中医理疗，助长阳气效果好

温补阳气，除了可以食补以外，还可以通过按摩、拔罐、针灸、刮痧等中医手段进行。例如，常用扶阳罐温灸关元、命门及肾俞，具有宣通、强盛阳气的功效。

另外，推腹也有很好的温阳效果。推腹就是推肚子，通过人体腹部的经络有12条，推腹相当于推摩腹部的这些经络，对经络起疏导作用，是一种适用于各种慢性病患者的保养方式。

平时在家休息的时候，我们可以推一推肚子，既可以用手掌根按揉或用指腹直上直下地推，也可以用拳头轻轻地敲打，以腹部有热感为宜。推腹的时候有些人会摸到硬结或者水囊性的东西，此时可以根据硬结所在经络，循着经络在腿上找到相应痛点，坚持按揉，一段时间后硬结就会散去。推肚子讲究持之以恒，若不能长期坚持，收效也不明显。因此，为了我们的健康，可以每天动动手推推肚子，让身体里的“火力”旺起来。

适当的运动可以增强火力

中医讲“动则生阳”，所以每天进行1～2次身体锻炼，可以增强火力。一般来讲，散步、慢跑都属于“慢运动”，可以让全身的经络、气血、骨骼、肌肉动起来，有助于调节五脏六腑的功能，促进新陈代谢。但是，运动要注意适量，不要超过自己身体的承受能力，青壮年运动量可大一些，老年人适合散步、慢跑、太极拳、自我按摩等慢运动。

平衡阴阳，养成良好的生活习惯

《内经》曰：“阳气尽则卧，阴气尽则寐。”是说人的生活起居要依据大自然昼夜的阴阳变化规律而行，才能保持精力旺盛。例如，晚上23点到午夜1点是子时，是人体阴阳交接的时候，也是一天中阴气最盛、阳气最弱的时候。所以，这个时候是睡眠的最好时间，如果继续熬夜，甚至过了午夜1点入睡，就会耗损人体的阳气，第二天阳气不足，人就没有精神，久而久之便会阴盛阳虚，身体出现各种亚健康症状。

另外，经常进行日光浴，也有助于增强火力。

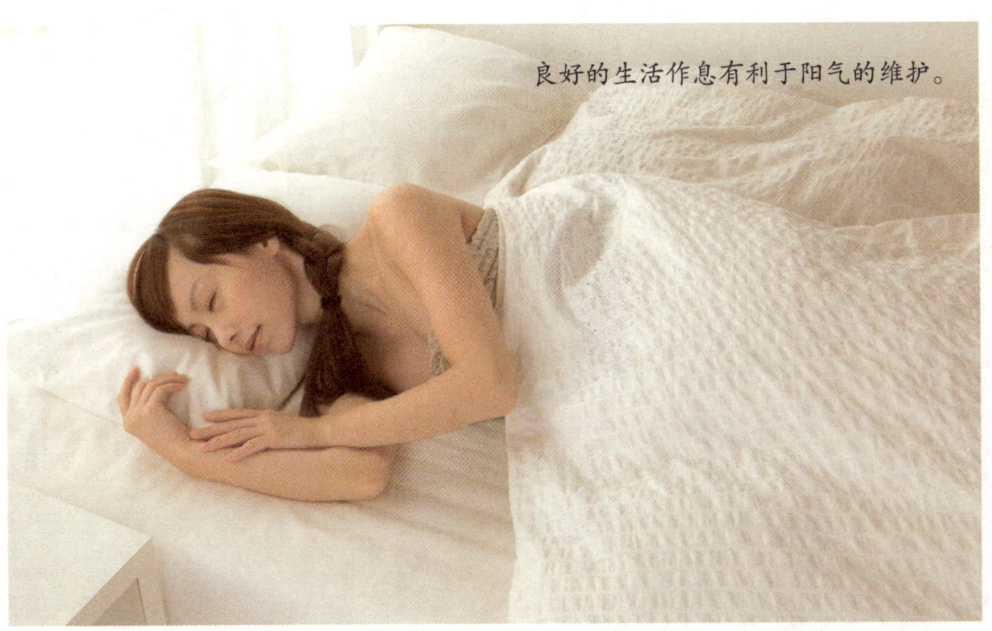

良好的生活作息有利于阳气的维护。

所谓“上火”

什么是“上火”

从中医学理论看，“上火”是人体阴阳失衡的结果。

在日常生活中，几乎每个人都有过上火的经历。导致上火的原因有很多，如暑热天气，身体会燥热；有些人肝火旺盛，脾气急躁，内热较大；食用易引起上火的食物也会引发上火。而且，如果没有好的生活习惯，作息紊乱无规律，或者精神受到了刺激也会引起上火。

所谓“火”是形容身体内某些热性的症状，而上火也就是人体阴阳失衡后出现的内热证候，“上火”在干燥气候及连绵湿热天气时更易发生。常见的上火有胃火、肝火、心火三种。

胃火

胃火也就是我们常说的胃热，饮酒、过量食用辛辣油腻等饮食不当行为往往会造成消化不良、胃部湿热、食滞，引发胃火。一般情况下，出现胃部灼热疼痛、腹胀、口干口臭、大便稀烂、便秘、牙龈肿痛等症状时，就要注意是否是胃火上亢。胃火分虚实两种：虚火表现为轻微咳嗽、胃口不好、便秘、腹胀、舌红、少苔；实

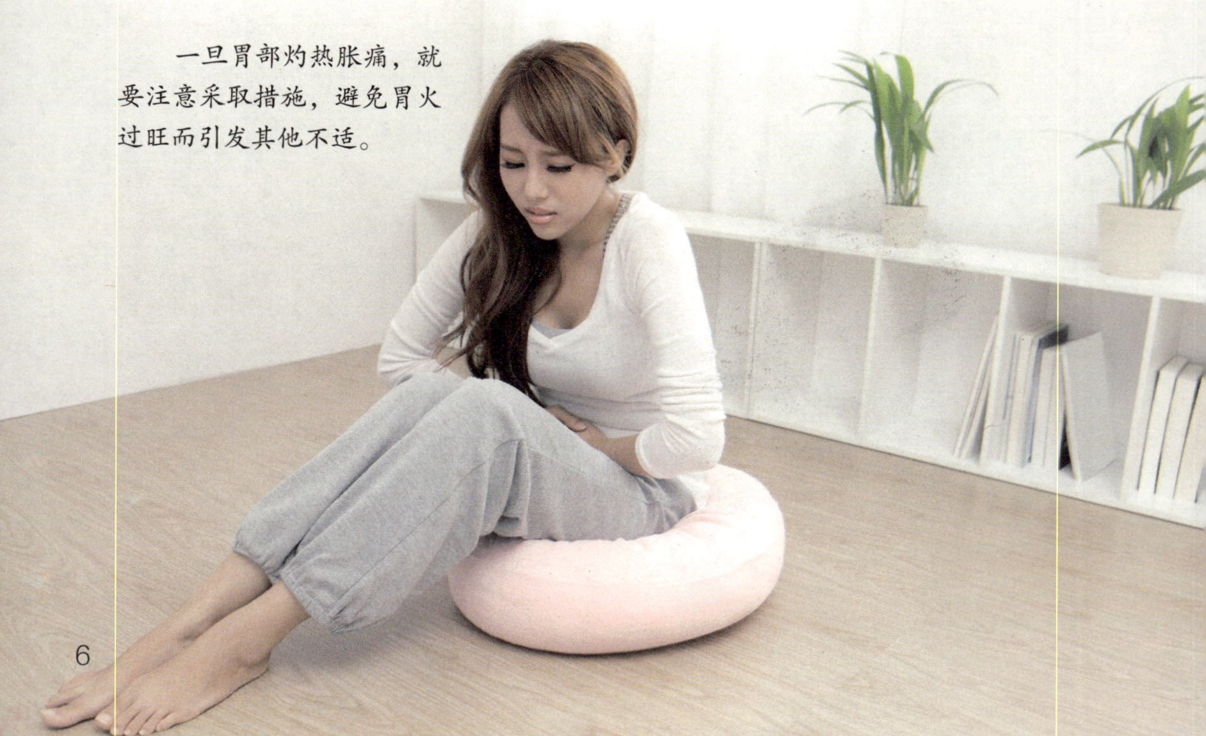

一旦胃部灼热胀痛，就要注意采取措施，避免胃火过旺而引发其他不适。

火表现为上腹不适、口干口苦、大便干硬。治疗时要对症施治，才能达到治疗效果。一般来讲，清胃火要遵循清热、清滞的原则，节制饮食，少食甜腻过热的食物，补充黄绿色蔬菜与时令水果。

肝火

肝火，是肝经火胜、内扰于肝的一种病理现象。肝火多由情志不遂、郁而化火、嗜食肥甘油腻而化火或其他脏火累及肝脏所致。常见症状为目赤、易怒、头痛、胁痛、口苦、吐血、咯血。预防肝火一方面要调节情绪，舒畅情志；另一方面要清淡饮食，戒烟戒酒。当然，养成良好的作息习惯，早睡早起对护养肝脏、预防肝火也有效果。

心火

心在五行中本属火，所以心火上亢也比较常见。心火分虚实两种，虚火表现为心烦多梦、手足心热、盗汗、口干舌燥、舌疮频发等；实火则表现为心悸阵作、烦热、躁动不安、寐多噩梦、面红目赤、口干苦、喜凉饮、口舌糜烂肿痛、小便短赤灼热等。预防心火要在日常生活中养成规律的生活习惯，放平心态，切勿大喜大悲。

上火的特征

◎干：身体感觉干是上火最常见的症状之一。由于身体火气内煎，致使体内津液枯竭，身体就会出现干的现象，如口干咽痛、嘴唇干裂、眼干眼涩、大便干燥等。

◎红：有一些人即使不运动，不吃刺激食物，也面红耳赤，坐着还喘粗气，自觉眼睛发痒、怕光、流泪，双眼看起来发红，白眼球布满血丝，这些都是上火的明显症状。

◎肿：中医理论中，将牙龈肿痛称为“牙宣”，可由气血不足、胃火上蒸、肾阴虚损等引起，因胃火上蒸引起的牙龈肿痛即为上火。

◎痛：说到红肿，接着该说到的是疼痛，因为红肿一般是伴随疼痛而来。根据上火的部位不同，疼痛也表现在不同的部位，可分为头痛、牙痛、咽喉肿痛等。牙痛可以由肾的虚火引起，胃火炽盛、肝火上扰也可引起牙痛。

◎热：发热只是一种症状表现，多是由外感或内伤引起，所以上火虚实有别。虚者应滋阴、温阳、益气，配以清虚热的药物；实者应活血、除湿，清热药物要适当用。

◎烦：烦躁易怒多是因肝火上炎、心火炽盛、心肾不交引起。心烦易怒较容易失眠，轻则心绪不宁、全身燥热、口唇开裂等，严重的则会无缘无故的发怒，特别爱发脾气，一点小事也无法容忍他人。

这些人群易上火

贪食肥甘厚味者

常吃肥美辛辣的食物容易引起上火，过多食用补品也会引起上火。另外，有些人应酬较多，餐桌上有多种山珍海味、油炸食物、白酒、黄酒等，其都易导致上火。

都市快餐族

生活在都市中的白领，每天忙忙碌碌，过着快节奏的生活，本身就处于不良的情绪中，很容易引起脏腑功能失调而出现内热证，再加上对自己的三餐没有办法控制，常吃一些快餐。无论中式还是西式快餐，都较难做到营养均衡，并且还多油腻少果蔬，上火则很容易发生。因此生活中如果避免不了吃快餐，那么一定要注意营养的搭配，多补充水分，用餐时注意细嚼慢咽。

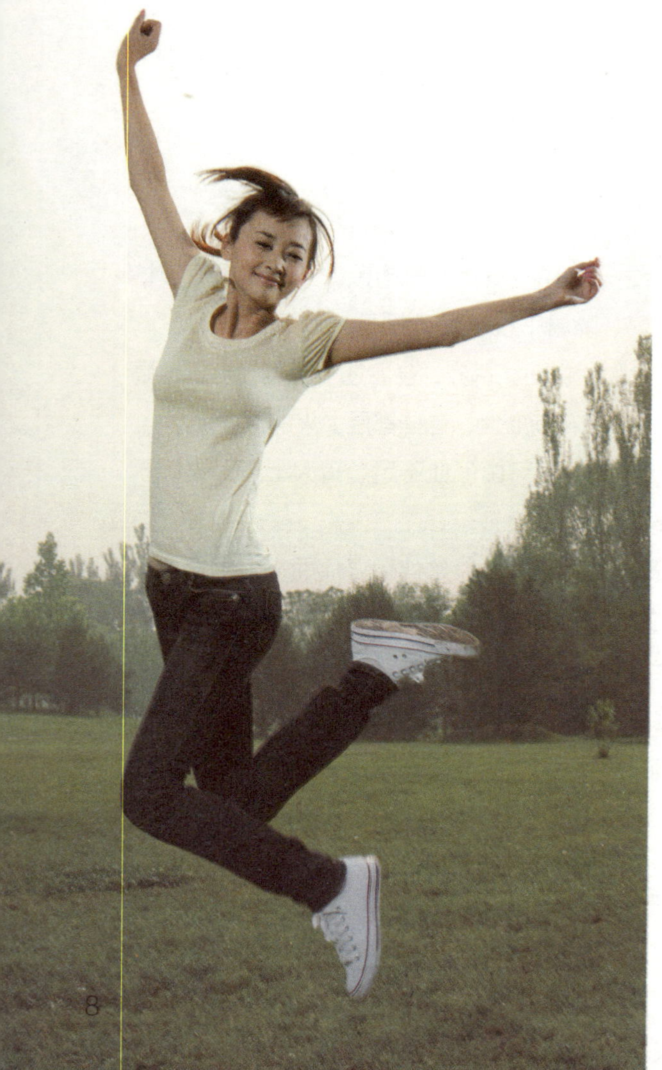

情志抑郁不舒者

心情可以影响一个人的健康，一个人如果情绪压抑太久，则肝失条达、气机不畅，从而易引发抑郁证，所以就有“久郁化火”的说法。这样会对人体有害，应该及时从饮食或者自我心理的调节入手，必要时还可以适当服用药膳，使抑郁之火得以畅达。

保持情志舒畅，远离上火危险。

脾气火爆者

人们通常对发火的人用一个词语形容他，就是“大动肝火”，这个词语是从中医学里得来的。中医学认为“肝主怒”，情绪激动、生气、愤怒都会诱发肝火，导致肝火上炎、肝阳上亢。脾气火爆的人上火是身体内部的“火”，它比外感火邪更值得注意的是，这种内火直接侵入脏腑，导致脏腑阴阳失调。此类人最主要的是要调节心情，多听一些舒缓的音乐，保持心态平和。所谓心静自然凉，其实也就是说心静下来了，身体内部的“火”也就跟着凉了下来。

熬夜、作息紊乱者

夜晚睡眠本应是人体休息，让身体自动修复的时候。但是有些年轻人熬夜几乎成了家常便饭，有太多的事情占用了睡眠时间，如有的人需要加班到深夜、有的人是与朋友出门玩乐、还有的人是为了应酬。人在熬夜之后会因身体透支过度，阴津不得养，阳不能敛，阴阳失去平衡而导致阴虚火旺，出现一系列牙龈肿痛、咽干喉痛、心烦多梦等上火症状。

所以，生活中我们要尽量避免熬夜。长期熬夜的人饮食上要多吃百合、银耳、梨、莲子、山药等甘凉清润的食物，远离辣椒、大蒜等辛燥之物，更要戒烟戒酒。

易上火体质者

中医学将人的体质分为九型，包括平和体质、阳虚体质、阴虚体质、气虚体质、痰湿体质、湿热体质、血瘀体质、气郁体质、特禀体质。其中最易上火的体质有阴虚体质和湿热体质。阴虚体质者由于他自身阴阳处于“阳亢”的状态，所以就呈现出上火的症状；而湿热体质的主要特征就是湿热内蕴。

阴虚体质者大部分都皮肤偏干、大便干燥、两眼干涩、睡眠不好，这主要是因为生活习惯不良而让自身体质处于偏阴虚的状态，饮食应注意多选用甘凉清润的食物来滋补阴津。湿热体质就不同了，其主要是由先天遗传再加上后天的不良生活习惯所致。此类人群多性格外向、活泼好动、容易急躁，日常饮食多注意吃利湿清热的食物即可。虽然这两种体质的人容易上火，但只要用对了方法调理，体质也可以慢慢趋近平和。

要想不上火，阴阳平衡是关键

辨明阴阳是前提

《内经》中写道："阴阳者，血气之男女也；左右者，阴阳之道路也；水火者，阴阳之征兆也；阴阳者，万物之能始也。"

中医学将人体内具有温煦、推动、兴奋作用的物质及其功能规定为阳，而将人体内具有滋润、凝聚、抑制作用的物质及其功能规定为阴。

在变化中寻求阴阳平衡

阴阳的平衡并不是一成不变的，因为阴阳平衡是阴阳消长的动态平衡，所以总是存在偏阴或偏阳的状态，只要不超过机体的调节和适应能力就属于正常的生理状态。

中医学理论认为茫茫宇宙，虽变化莫测，但皆可以阴阳论：男为阳、女为阴；外为阳、内为阴；背为阳、腹为阴；头部为阳、足部为阴；体表为阳、内脏为阴；皮肤为阳、肌肉筋骨为阴；器官为阳、功能为阴。阴阳平衡是人体的最高境界，偏阴偏阳都是不好的，阴阳平衡，身体就会健康长寿。如果身体处于阴阳失衡的状态，无论是通过食补还是药补，都要想办法把人体调整到正常的状态中来。例如，同是感冒，每个人的表现也会有所不同。如果是浑身冷得厉害、发热比较轻、嗓子不太疼、口渴不是很严重、咳出来的痰是白色清稀的，则多属于风寒感冒，应该服用一些如麻黄、桂枝等发散风寒的药物。如果表现为周身高烧发热、不怕冷、嗓子红肿疼痛、口渴难忍、咳出的痰是黄色黏稠的，则多是风热感冒，要服用薄荷、菊花等发散风热的中药来治疗。

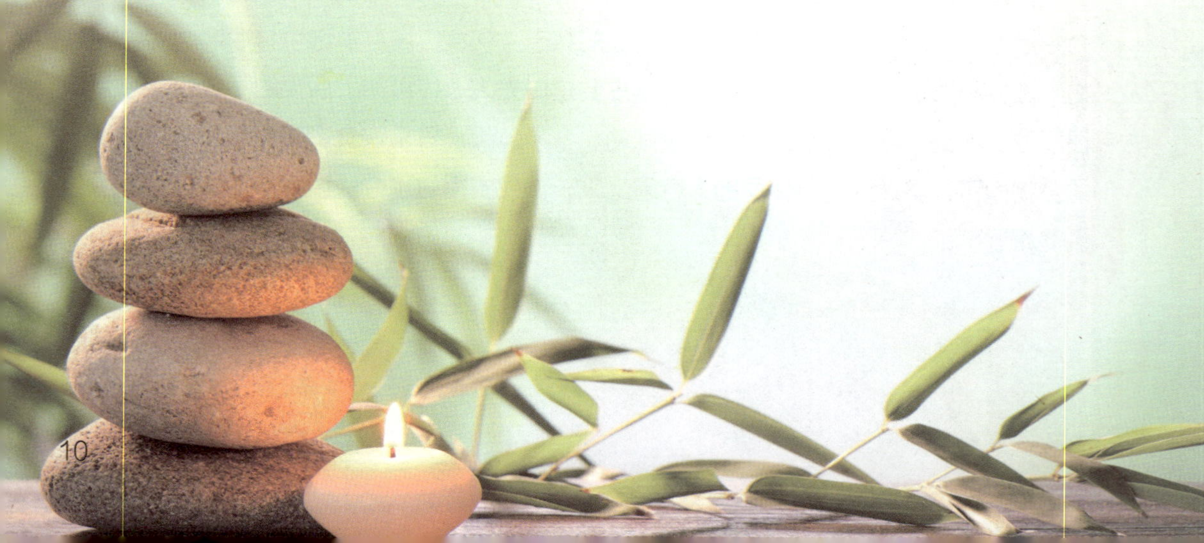

人体阳气随年龄与体质而变化

人体阳气随年龄变化而变化

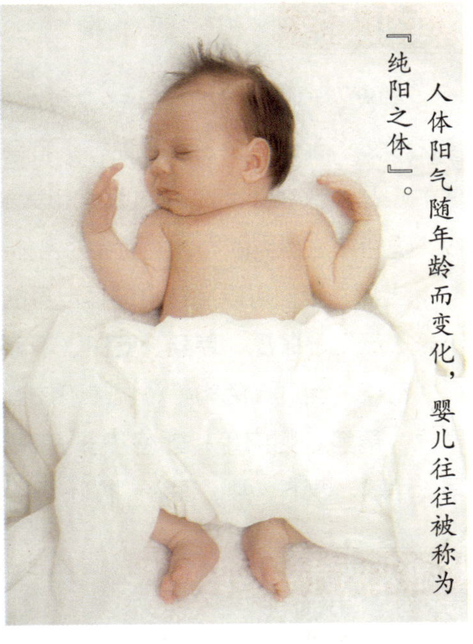

人体阳气随年龄而变化，婴儿往往被称为『纯阳之体』。

中医学理论中，将小孩的体质称为“纯阳之体”，这里面的“纯”是指小孩从母体带来的元阳之气没有受到损伤，而“阳”指小孩的生理机能很好，如同旭日初升一般充满活力。

到了30岁左右的青壮年时期，人的体质会变成壮阴壮阳。用正午的太阳来形容此时的身体状态是再合适不过了，最直观的体现就是身体阳气偏盛、容易产生内热，这是其体质的共性。进入中老年阶段后，人体如同到了黄昏时的太阳，精力和体力明显不如年轻时期，大多表现为“阴盛阳衰”。既然阳气随着年龄的增加而出现逐渐衰弱的现象是一个不可逆转的自然规律，那我们就要以平和的心态来接受这个事实，同时把自身体质及人体阴阳维护在一个相对平衡的状态。

养生顺应体质，远离上火

不同的体质，养生原则也略有不同，若能补在点上，则有助于远离上火。

气虚体质的养生原则应以“补气”为重点。

阳虚体质的养生原则应以“温补阳气”为重点。

阴虚体质必然要补其不足，遵循“滋阴潜阳”的原则。“潜阳”是要平息阳火，不是去火，而是补益阴津，让“火”潜到“水”里去。

湿热体质若是湿重则以化湿为主；若是热重，则以清热为主。

痰湿体质养生重点在于调补肺脾肾三脏。

血瘀体质者宜用行气、活血药疏通气血，达到“以通为补”的目的。

特禀体质者在养生过程中以补肾为本。

气郁体质可用能调理气机的食物或药物进行养生。

辨明"虚""实"，轻松去火

实火清泻

实火，是指阳热亢盛，多由外感所致，常表现为牙龈红肿出血、口唇干裂、身热烦躁、舌红苔黄、流鼻血等。宜采用苦寒制火、泄实败火、清热解毒的治疗方法。但是实火也不宜使用过量大苦大寒类的药物来去火，这样容易使阳热郁积体内，没有办法得到疏导，反而会对身体不利。

当然，我们可以用饮食调理自身的实火，有热毒者多吃清热解毒类的食物，如小米、绿豆、冬瓜、芹菜、茭白、荸荠等；肝火上炎者多吃性味寒凉的食物，如苦瓜、苦菜、丝瓜、兔肉等；湿热下注者适合吃清热利湿类的食物，如红豆、薏仁、扁豆、莴笋、鸭肉等；外感热邪、热入血分者则要多吃凉血止血的食物，如黑木耳、莲藕、萝卜、梨、莲心、竹叶等。

虚火清养

虚火是阴气不足而导致阴不制阳，多因内伤劳损所致，阴虚阳亢、精亏血少、虚火上炎。由于病机不同，通常将虚火分为阴虚火旺和气虚火旺。前者常表现为身形消瘦、夜间盗汗、全身燥热、舌红而无苔，治疗应以滋阴去火、养血生津为基本原则；后者常表现为畏寒怕风、气短懒言、全身乏力、舌淡苔薄，治疗应以强身壮阳、补中益气为基本原则。

阴虚火旺者要去虚火可多吃一些养血生津类的食物，如山药、花生、甲鱼、乌鸡、黑米等食物，还可多吃能滋阴去火的食物，如蛤蜊、猪血、南瓜、海带等；气虚火旺者去虚火则多吃一些补脏去火的食物，如牛奶、银耳、鹌鹑、鳝鱼等。

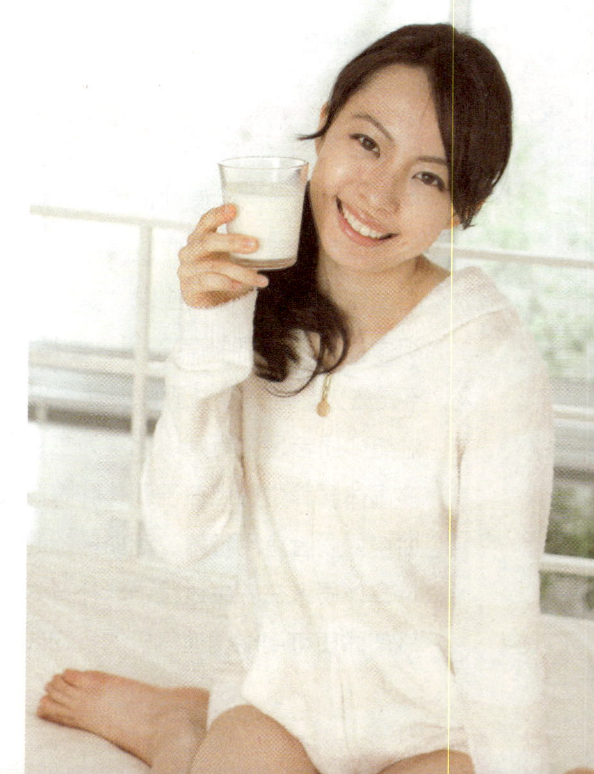

气虚火旺者适合多喝一些牛奶，以起到补脏去火的作用。

常见的清热去火药膳方

配方	百合120克，蜂蜜30克。
制法	将百合和蜂蜜拌均匀，蒸至其熟软。
用法	每次含数片百合。
功效	补肺，润燥，清热。

配方	冬瓜1块，枸杞子1大匙，糙米1/2杯。
制法	冬瓜连皮洗净后切成小块；糙米淘洗干净，用清水浸泡1小时备用。锅内加入冬瓜块、糙米及水，用大火煮开后，改小火煮至粥黏稠、冬瓜皮酥软，最后加入枸杞子再煮5分钟即成。
用法	佐餐食用。
功效	补肾生精，养肝明目，利水消痰，清热解毒。

配方	百合、荸荠各30克，雪梨1个，冰糖、藕粉各适量。
制法	百合洗净；荸荠洗净捣烂；雪梨洗净去核切小块。将三者放入锅中，加适量水煮，熟后加冰糖、藕粉即可。
用法	随时可作为小点心食用。
功效	清热止渴，利湿化痰，止渴生津，滋养阴津。

配方	北沙参、淮山、莲子、薏仁、白茅根各20克，知母10克，糖适量，大米50克。
制法	将淮山切小片，与知母、白茅根、北沙参一起用纱布包成小包，再加入所有材料，加水用火煮沸后，再用小火熬成粥。
用法	佐餐食用。
功效	益气养阴，清热利湿。

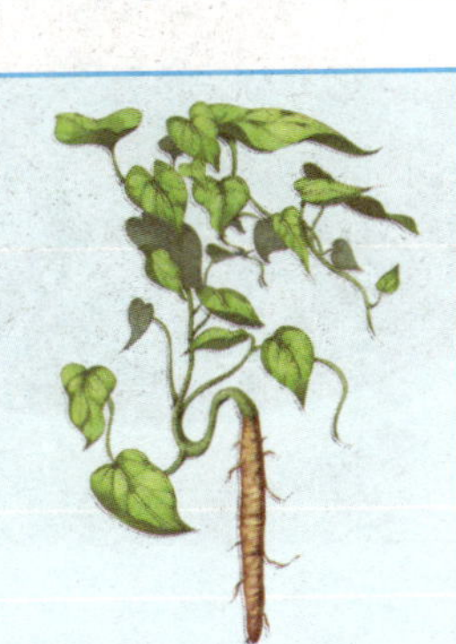

根据人体的身体特征，中医学将人体划分为九型体质。九型体质各具特点，其上火的原因也各自不同。为了更好地调理身体，平衡阴阳，本章有针对性地介绍了九型体质各自不同的去火养生方法。

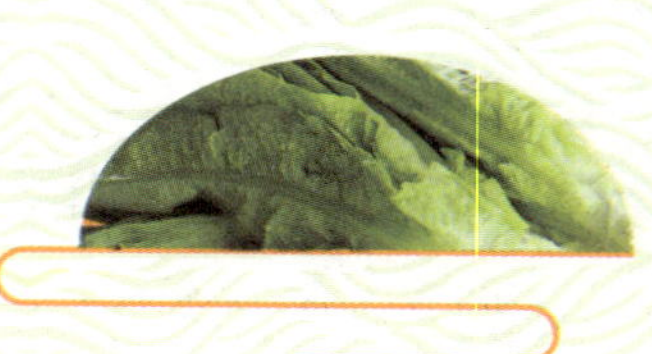

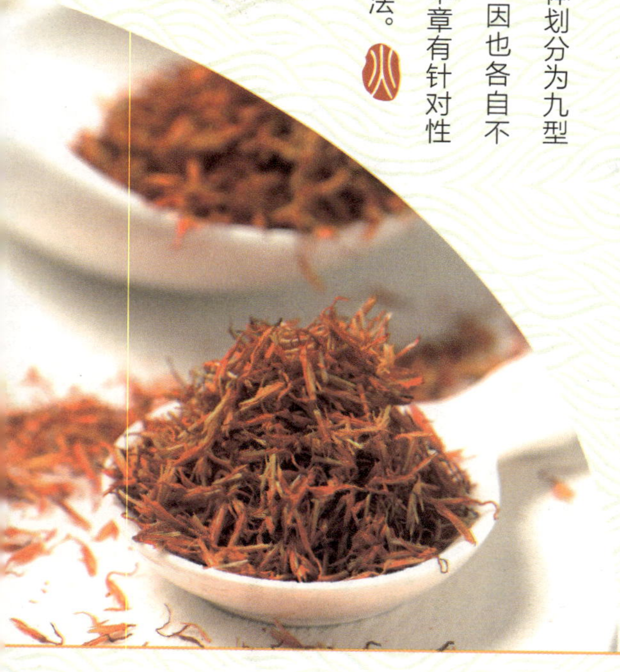

第二章

辨明体质，清火更有效

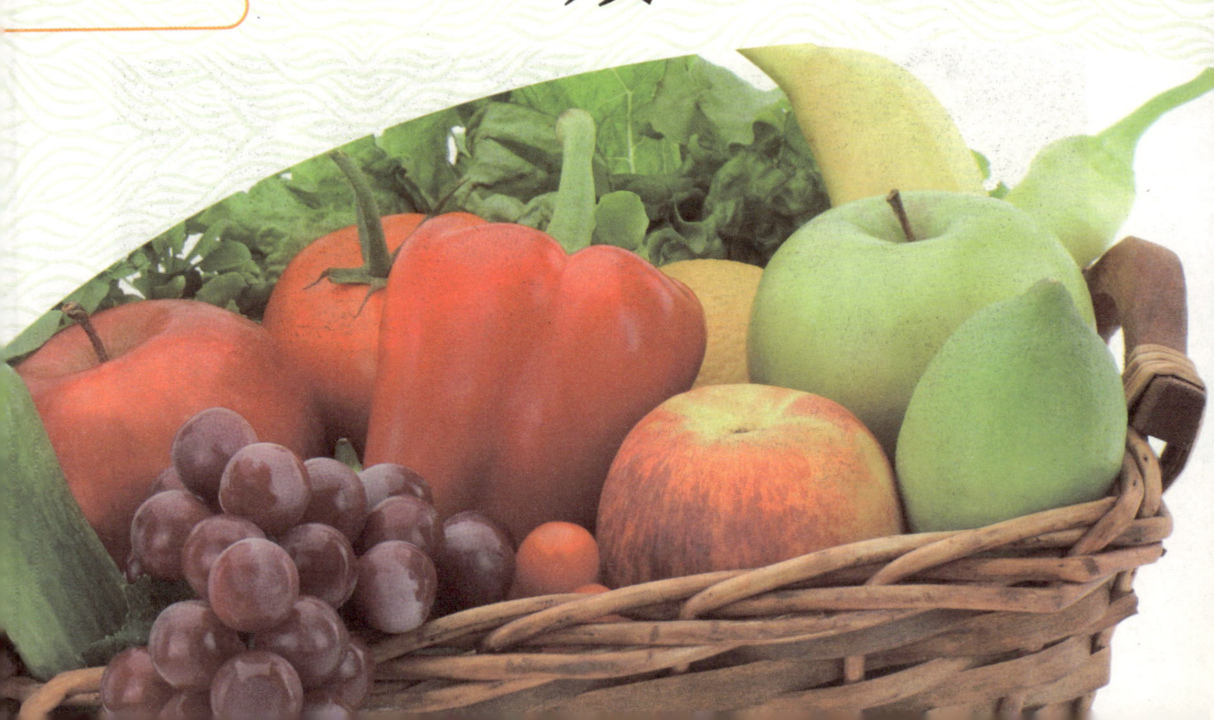

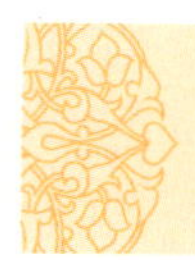

平和体质，防火重在“不过头”

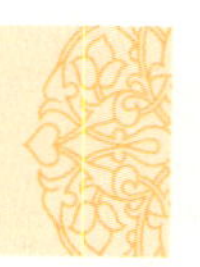

平和体质的特征及养生法则

平和体质者的特征

◎身体肥瘦匀称、头发润泽、目光有神、皮肤细腻、不干不油、不长痘痘，并且舌头淡红，薄苔。

◎平和体质的人饮食规律、情绪稳定、性格平和、七情较为适度、思维不偏激。

平和体质者的药食养生法则

◎谨和五味，不宜偏颇。食物的酸甜苦辣咸五种味道被称为“五味”。“五味入五脏”，五味偏嗜，则会破坏身体的平衡，如过酸伤肝、过咸伤肾、过甜伤脾、过辛伤肺、过苦伤心等。

◎顺应四时，平衡阴阳。在维持自身阴阳平衡的同时，平和体质的人还应该注意自然界的四时阴阳变化，以保持自身与自然界的阴阳平衡。

◎平和体质的人虽然不一定强壮，但身体状况都不错，所以不需要刻意进补。因为如果本身并不虚，吃太多补气药会胸膈胀满；吃太多补血药和补阴药会消化不良；吃太多补阳药会火气大，所以保持身体平衡是最重要的。

平和体质者的运动养生原则

◎平和体质者身体状态良好，运动时没有特别要禁忌的事项，只要根据自身每天的特定状态进行有规律地运动即可。诸多运动中，尤其适宜选择有氧运动。

◎太极拳是平和体质者强身健体的最佳运动之一，长期坚持练习太极拳能够平衡阴阳，提高人体抗病能力。

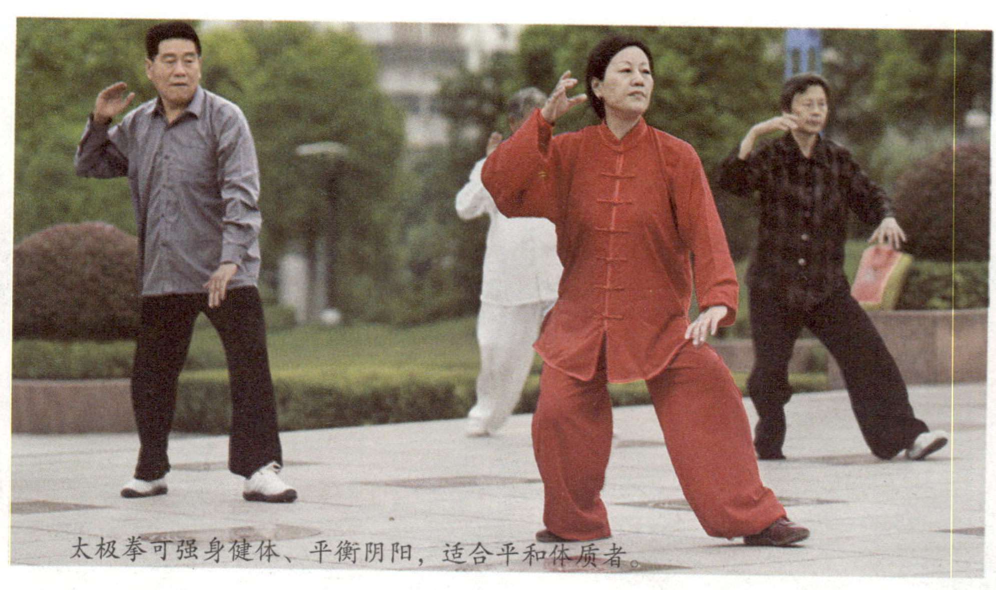

太极拳可强身健体、平衡阴阳，适合平和体质者。

涌泉

滋阴息风，醒脑开窍

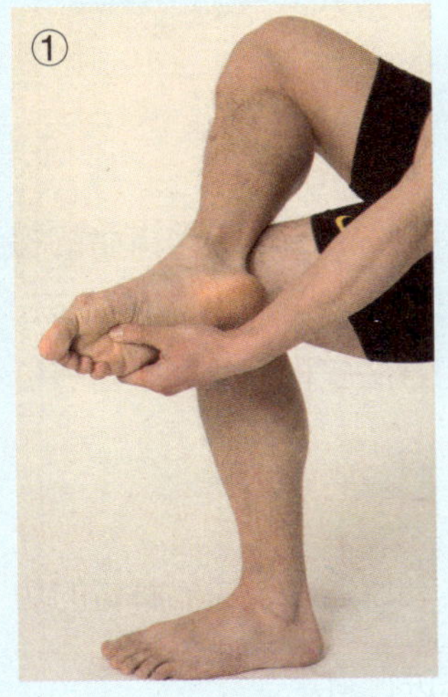

养生功效　涌泉有增强体力、改善体质的作用。本穴可改善身体疲倦、腰部酸胀、月经失调等，还可缓解反胃、呕吐、头痛、烦躁、心悸、失眠等症状。另外，指压涌泉能加速血液循环，有助于使毛发具有光泽，延缓衰老。

常用疗法

◎ **灸法**：艾炷灸3～5壮或艾条灸5～10分钟。

◎ **按摩法**：以4只手指抓住脚背，大拇指向下按压穴位，并做圈状按摩（图①）。

标准定位　在足底，屈足卷趾时足心最凹陷中。

穴位速取　坐位，卷足，在足底掌心前面正中凹陷处的前方，可见脚底肌肉组成的人字纹路，涌泉就位于人字纹的交叉部位。身体不适时，按压此穴会有疼痛感。

足三里

健脾和胃，扶正培元

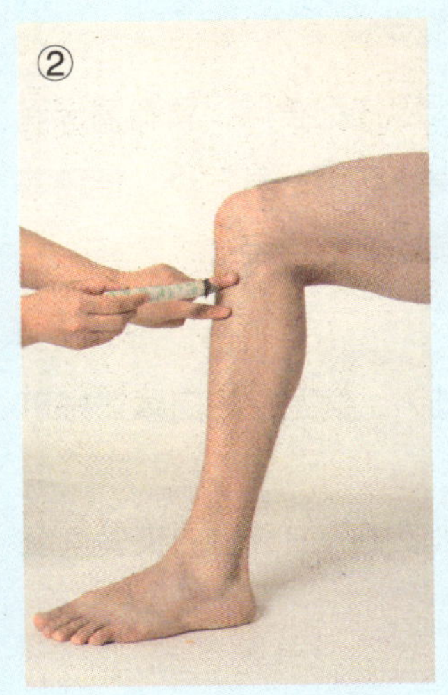

养生功效　中医学认为，本穴是足阳明胃经的合穴，聚集胃腑精气，可疏通下肢郁结之气，用于缓解上、中、下三部的疾病。足三里对各种慢性疾病都有一定效果，被誉为“无病长寿的健康穴”，对消化系统疾病、足膝腰部疾病、呼吸道疾病都有作用，还可促进血液循环、延缓衰老。此外，足三里对改善和缓解抑郁症、神经衰弱也有一定的作用。

常用疗法

◎ **灸法**：艾炷灸3～5壮或艾条灸5～10分钟（图②）。

◎ **按摩法**：以手指指腹或指间关节向下按压，并做圈状按摩。

标准定位　在小腿外侧，犊鼻下3寸，犊鼻与解溪连线上。

穴位速取　坐位屈膝，取犊鼻，自犊鼻向下量4横指处（即3寸），按压有酸胀感。

白菜

降脂清热，除烦解渴

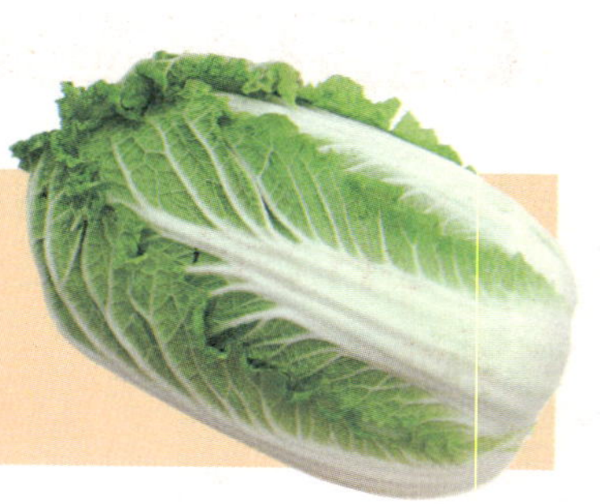

食材简介

白菜性平、微寒，味甘，归大肠、胃经。白菜古称“菘”，是我国古老的特产。全国各地均有种植，尤其以北方地区为多。民间自古流传“鱼生火，肉生痰，白菜豆腐保平安”之说。因其物美价廉，便于贮藏，食用方法多样，又富于营养价值，因此自古以来一直受人喜爱，被誉为“菜中之王”。

推荐理由

白菜有解热除烦、通利肠胃、养胃生津、除烦解渴、利尿通便、清热解毒的功效，非常适宜平和体质者食用，炒菜、做汤均可，是一种有营养又不上火的蔬菜。

营养搭配

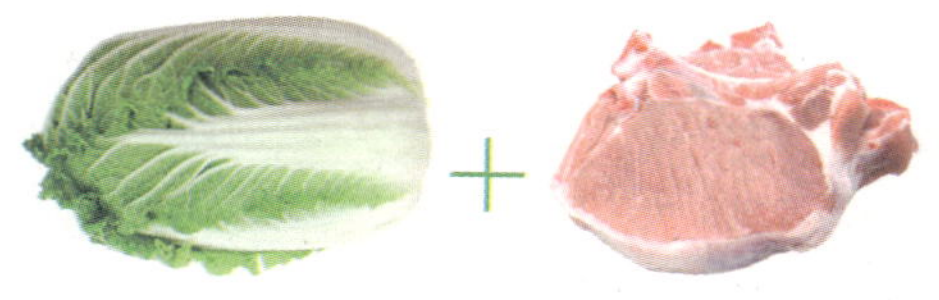

滋阴润燥

白菜与猪肉搭配食用，不仅营养丰富，还可滋阴润燥，对营养不良、大便干结等有一定的辅助食疗作用。

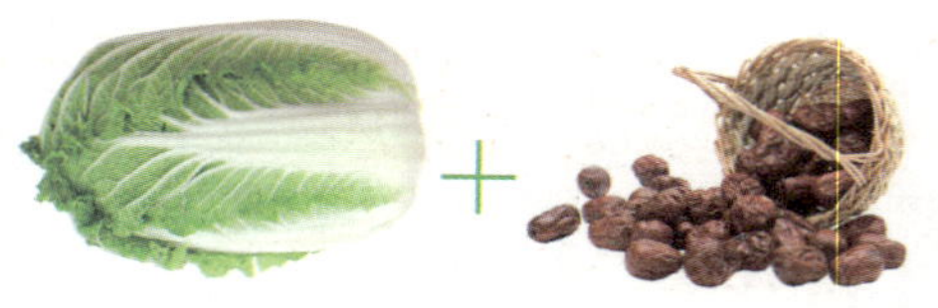

清热润燥

白菜与大枣搭配食用，具有清热润燥功效，对胃热肠燥、气管炎、便秘等症有一定的辅助食疗作用。

专家提醒

▲ 人们吃热量高或滋补的食物时，一不小心就很容易补过头，偏寒性的白菜正好可以帮忙疏解、平衡体内的热量。

▲ 白菜在腐烂的过程中会产生亚硝酸盐，这种毒素能使血液中的血红蛋白丧失携氧能力，从而使人缺氧，所以要尽量避免食用腐烂的白菜。

▲ 脾胃虚寒、大便稀溏者不宜多食白菜。

菠菜

利尿除湿，清热解毒

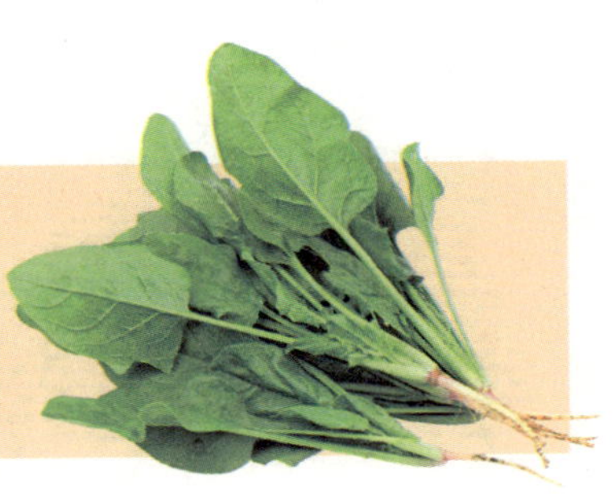

食材简介

菠菜性凉，味甘辛，归胃、大肠经。菠菜是我国各地普遍栽培，一年四季都有的蔬菜，为藜科植物菠菜的带根全草，茎叶绿色，戟形或卵形，叶柄较长。因它的根是圆锥形，红色，似鹦鹉嘴，所以古人称之为“鹦鹉菜”。

推荐理由

菠菜具有润燥滑肠、清热除烦、生津止渴、养血止血、养肝明目、降血压等功效。气候干燥的时候可以多吃点菠菜，以清热滑肠。菠菜非常适宜于肝经有热、头昏烦热、口角溃疡等人群。

营养搭配

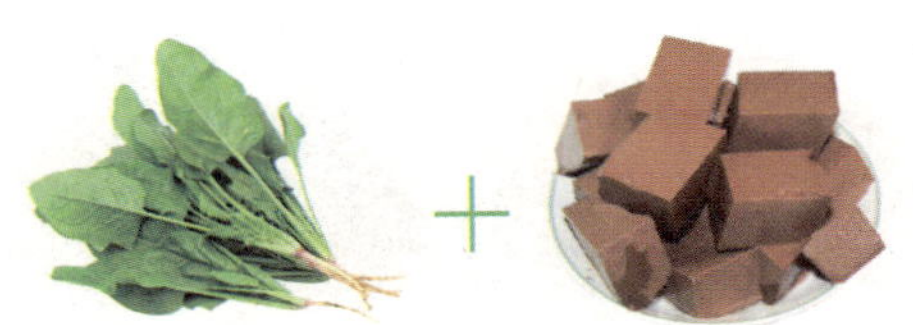

养血止血、敛阴润燥

菠菜与猪血搭配食用，不仅能养血止血，还能敛阴润燥。对于改善血虚肠燥、贫血及出血等疾病有一定功效。

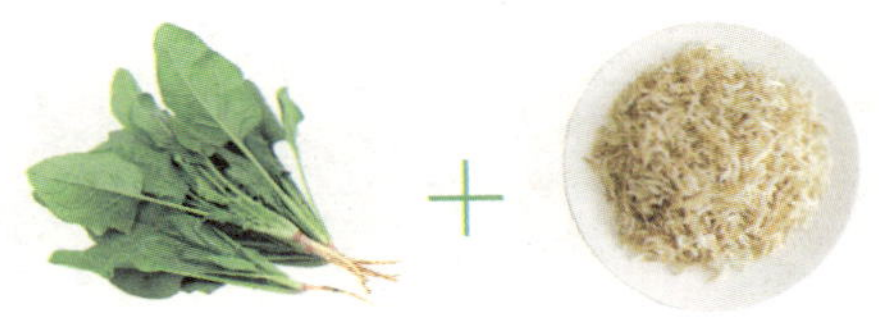

滋阴润燥、补肝明目

虾皮有补肾壮阳的功效；菠菜不仅营养价值较高，还是护眼佳品。二者搭配同食，可滋阴壮阳、养肝明目。

专家提醒

▲甲状腺结节患者及口腔溃疡患者宜食。

▲狐臭、眼病、疥疮患者以及小儿麻痹症后期患者忌食。

▲要挑选新鲜、油亮、无虫、无黄叶的嫩菠菜，且以用两指轻轻一掐即断者为佳。

▲菠菜不宜长时间保存，在冰箱中可保存约24小时。

黄豆芽

利尿除湿，清热解毒

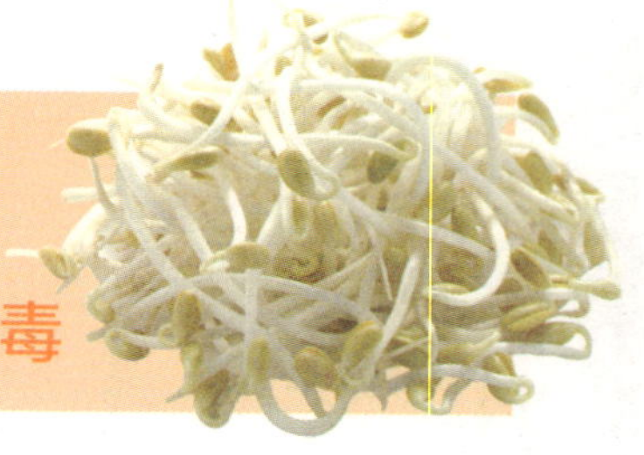

食材简介

黄豆芽性凉，味甘，归脾、膀胱经，是我国的一大特色食物，自战国时期即有记载，称其为“黄卷”。黄豆芽不仅具有多种滋养作用，对于各种疾病也有较好的预防及改善作用，被称为“如意菜”。

推荐理由

黄豆芽有健脾养肝、清热明目、润肌肤的功效，常食有助于肝气的疏通。春天是B族维生素缺乏症的多发季节，常容易患口角炎，春天多吃些黄豆芽可预防口角发炎，不上火的同时，还能增强人体抵抗病毒感染的能力。

营养搭配

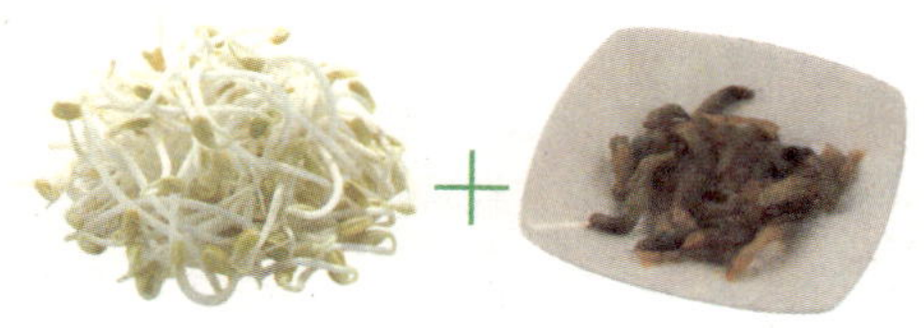

清热解毒、利尿除湿

榨菜有助于抗感染和预防疾病的发生、抑制细菌毒素的毒性、促进伤口愈合。黄豆芽和榨菜搭配食用可清热解毒、利尿除湿。

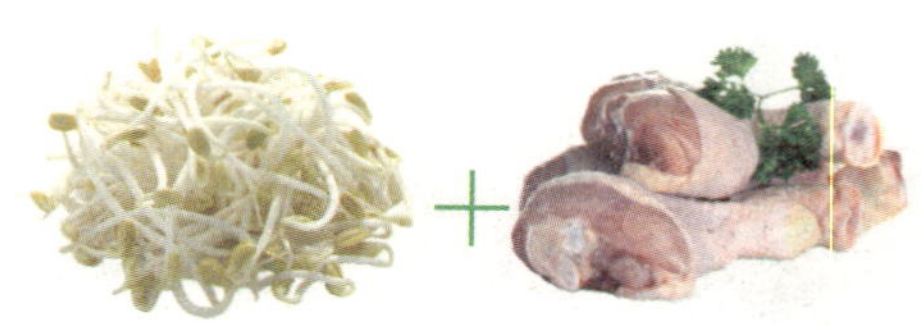

降压、护心、活血

黄豆芽与鸡肉搭配食用，有助于降低心血管疾病及高血压的发病率，对身体有比较积极的保健作用。

专家提醒

▲ 成长期的少年、孕妇以及便秘、高血压、高脂血症患者宜食。

▲ 虚寒尿多者忌食。

▲ 选购黄豆芽时，要注意不要买过于肥嫩的。这样的黄豆芽往往还有一股化肥味，购买时，可依此辨别。

▲ 烹调黄豆芽时，最好不要加碱，但可以加入少量的醋，这样可减少营养流失。

荸荠

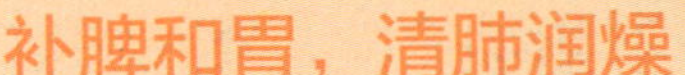

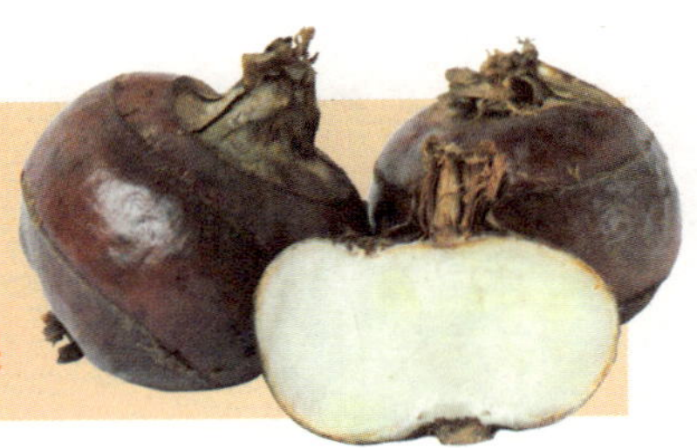

食材简介

荸荠俗称马蹄，是因为它形状像马蹄；也称它地栗，是因为它在泥中结果，再加上形状、性味、成分、功用都和栗子相似，所以有“地栗”之称。荸荠性寒，味甘，归胃经。荸荠吃起来鲜甜可口，既可作水果又可作蔬菜，还可以制作成罐头或蜜饯，生吃和熟食都很美味。

推荐理由

荸荠具有清热泻火、生津止渴、散风解毒、利尿降压、消食化痰等功效。对于风热感冒后发热者来说，吃荸荠有辅助退热的功效。特别适合阴虚火旺者、热病烦渴者、咽喉肿痛者食用。

营养搭配

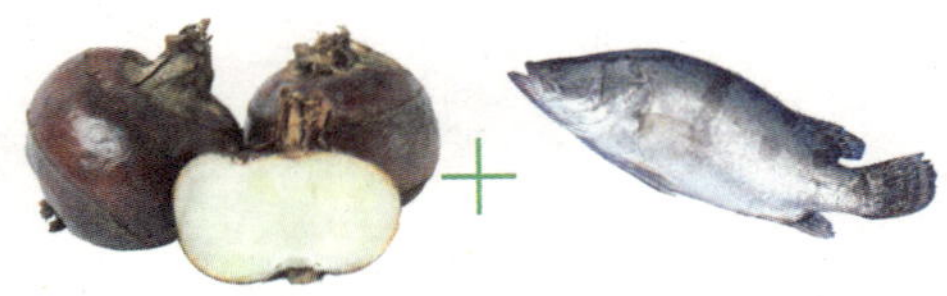

凉血解毒、解热止渴

鳜鱼和荸荠同时食用，有凉血解毒、解热止渴、利尿通便、化湿祛痰、消食除胀等功效，特别适合发热者食用。

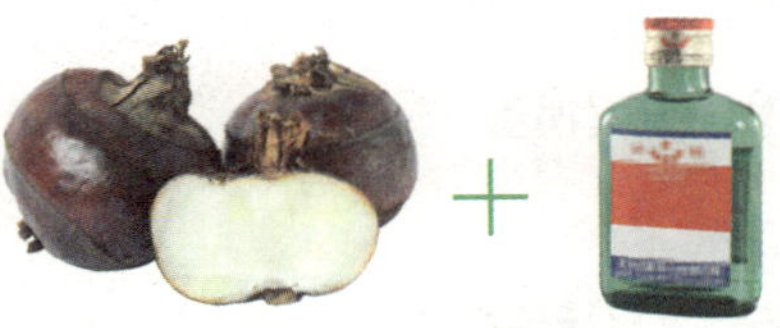

清热化痰、消积化食

酒与荸荠搭配同食，不仅可清热化痰，还能消积化食，对消化不良、女性崩漏及带下等症有一定辅助食疗效果。

专家提醒

▲发热所致的心烦口渴、低烧不退以及尿路感染、肾炎水肿者宜食。

▲孕妇不宜多食，脾胃虚寒者忌食。

▲荸荠生于水田、池沼之中，表皮较易带菌，还可能带有姜片虫等寄生虫。因此，在鲜食前必须充分洗净和去皮，最好用开水烫一下。

夏枯草

清肝明目，散结消肿

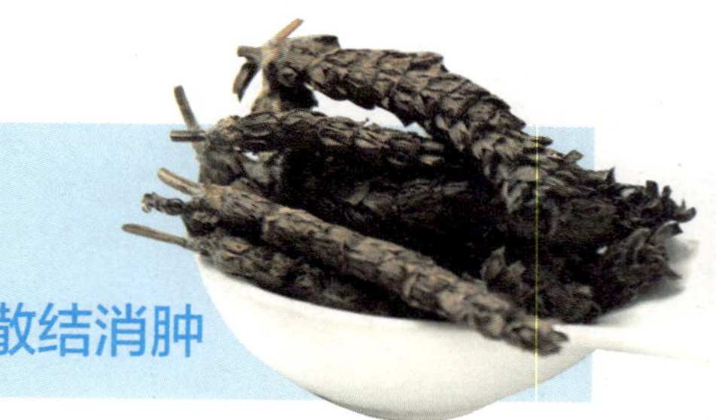

药材简介

别名棒槌草、铁色草、大头花。性寒，味辛、苦，归肝、胆经。夏枯草为唇形科多年生草本植物，主产于江苏、安徽、浙江、河南等地。花穗像鸡毛掸状排列，体轻质催。果穗为棕色或者淡紫褐色，有清香气味，微有清凉感，以色紫褐、穗大者为佳。

推荐理由

夏枯草有清肝明目、散结消肿、降逆止呕的功效，能缓解内热引起的眼睛肿痛，常用于肺热气逆的喘咳、胃热伤津的呕吐。

专家提醒

▲夏枯草与香附配伍，可加强清火散结的作用，多用于肝虚目痛、瘰疬等症。慢性胃肠道疾病患者最好配伍其他中药服用。

▲脾胃气虚者慎服。

方剂：

配方	夏枯草60克，大枣、白砂糖各30克。
制法	夏枯草与大枣加水煎煮，去渣，取汁，加白砂糖和水500～600毫升，以小火煎至250～300毫升。
用法	早、晚空腹分服。
功效	清热解毒，适用于急性黄疸型肝炎。

配方	夏枯草50克，鸡蛋1个，盐、芝麻油各适量。
制法	夏枯草切碎，与鸡蛋、盐一起搅拌成蛋糊，加少许水再拌匀；锅中加芝麻油烧热，放入蛋糊炒熟。
用法	每日1剂。
功效	适用于眼部不适、耳鸣、耳聋等。

枇杷叶

化痰止咳，和胃降逆

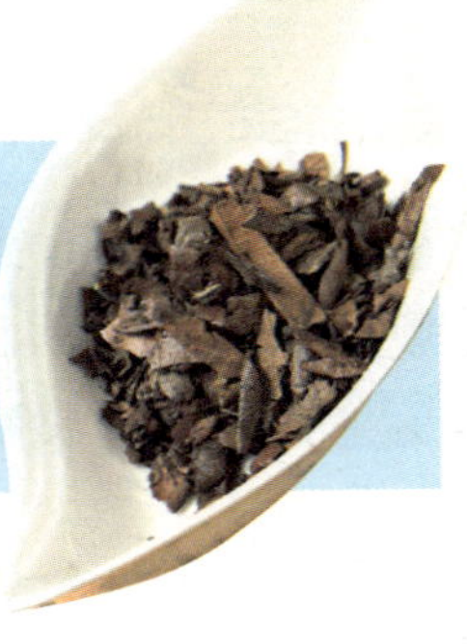

药材简介

枇杷叶别名巴叶、芦桔叶，性平，味苦，归肺、胃经。枇杷叶为蔷薇科常绿小乔木枇杷的干燥叶，全年均可采收，去除杂质后晒至七八成干时，扎成小把，再晒干。在我国大部分地区均有生产，但主要生产于广东、江苏、浙江、福建、湖北等地。内服多煎汤、熬膏或入丸、散。

推荐理由

枇杷叶具有化痰止咳、和胃降逆的作用，可用于肺热引起的咳嗽、咯痰黄稠、口苦咽干以及胃热引起的呕吐。

专家提醒

▲与麦门冬配伍有清肺、止咳、除烦的作用，多用于心烦口渴、肺热咳嗽，与贝母配伍，效果更好。

▲枇杷叶苦降，因此胃寒呕吐及风寒咳嗽者忌用。

方剂：

配方	枇杷叶15克，天花粉12克，山栀、生地黄、连翘、薄荷、玄参各10克，麦门冬、黄芪、桔梗各9克，甘草6克。
制法	将上述中药以水煎煮，取汁。
用法	每日1剂，分2次服用。
功效	清热解毒，用于痈热攻肺所致的鼻疖肿。

配方	枇杷叶100克，麦门冬20克。
制法	将上述中药加水煎煮，滤渣取汁。
用法	每日1剂，早晚各1次分服。
功效	适用于顽固性便秘。

推荐食谱和药膳方

金条如意

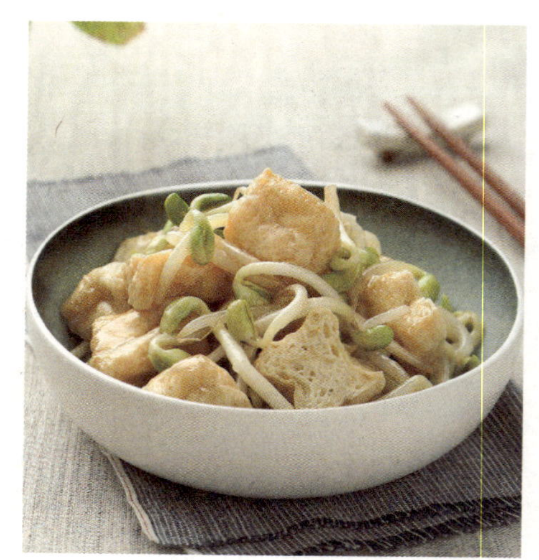

材料 黄豆芽250克，油豆腐条150克。

调料 白糖2小匙，盐、味精各少许。

做法 ① 油豆腐在沸水中浸泡后，沥去水分。

②油锅烧热，将黄豆芽下锅炒，再放入油豆腐，加盐、白糖、味精调味，待汤汁收浓，起锅装盘即可。

鸡蛋菠菜炒粉丝

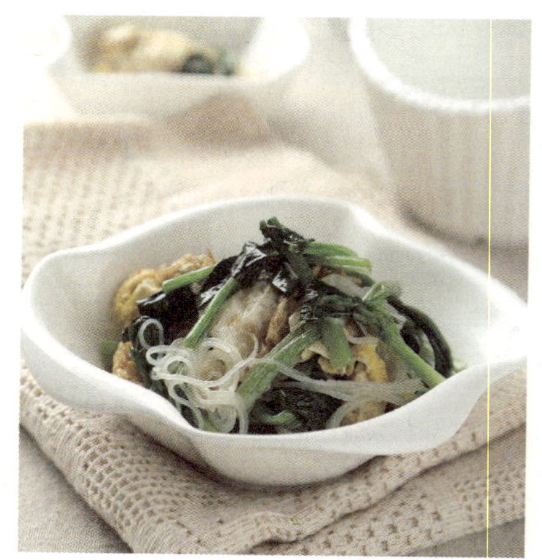

材料 菠菜150克，粉丝100克，鸡蛋2个。

调料 盐少许，酱油1小匙。

做法 ① 菠菜洗净，切段；粉丝泡发，洗净，捞起沥干；鸡蛋打散，备用。

②油锅烧热，倒入鸡蛋液，煎成蛋饼，盛出备用。

③锅底留油，放入菠菜段炒至断生，放入粉丝、蛋饼和调料一起翻炒均匀即可。

素炒菜丝

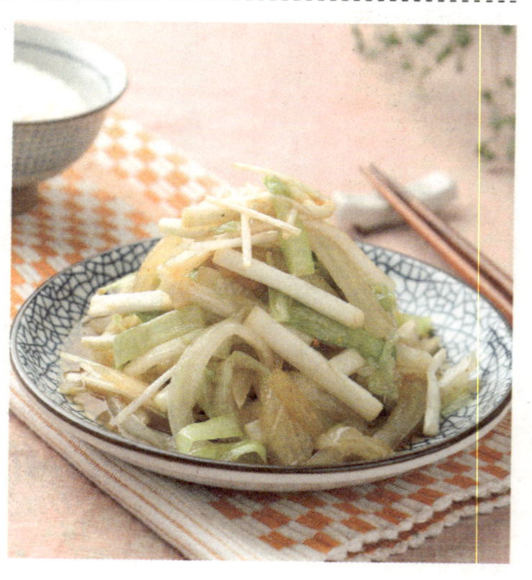

材料 白菜心丝200克，韭黄段50克，葱丝、姜片各5克。

调料 酱油、料酒、面酱各2小匙，水淀粉1小匙，盐、味精各少许。

做法 ① 白菜心丝，入沸水锅中汆烫。

②油锅烧热，加入葱丝、姜片炝锅，入面酱略炸，烹酱油，放入白菜丝煸炒。加盐、味精、料酒，以水淀粉勾芡，放入韭黄段炒匀装盘。

丹芍茅花汤

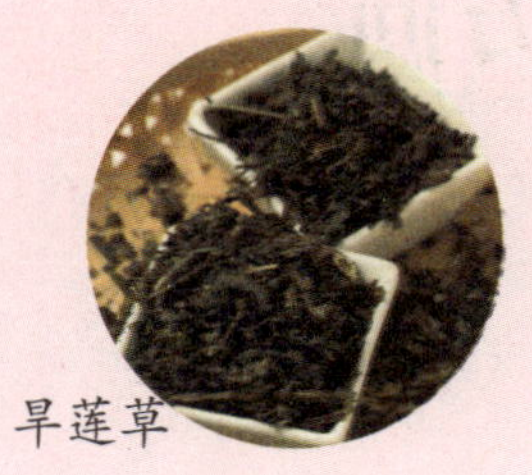
旱莲草

配方：粉丹皮、生白芍、黄芩各9克，白茅花、蚕豆花、仙鹤草、旱莲草各12克。

制法：将以上药材以水煎煮，取药汁。

用法：每日1剂，分3次服用。

功效：清热凉血，适用于治疗鼻出血。

生脉饮

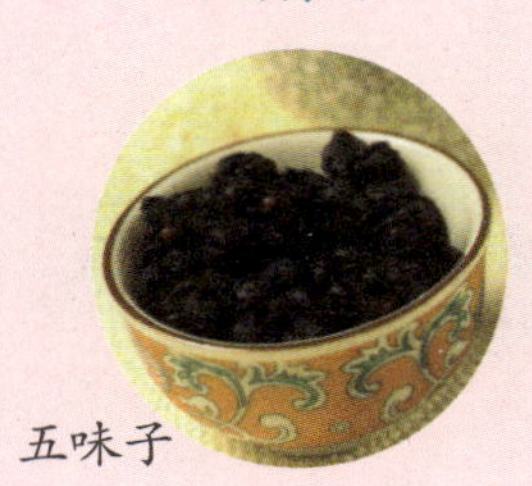
五味子

配方：党参、麦门冬各10克，五味子2克。

制法：将所有材料放入锅中，加入沸水煮沸后，闷10分钟去渣取汁饮用。

用法：温热或冰凉饮用皆可，当茶饮用，每日1剂。

功效：益气安神，滋阴润燥。

黄精粥

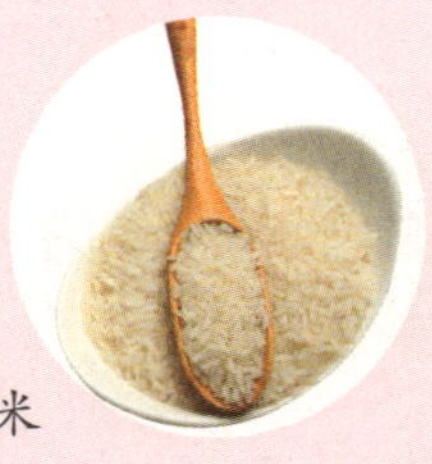
粳米

配方：黄精15克，粳米50克，红糖适量。

制法：黄精洗净，用水泡软，切细丁，与粳米一同煮粥，粥成时放入红糖。

用法：每日服2次。

功效：健脾养胃，益气活血。

鲜橘薄荷香茶

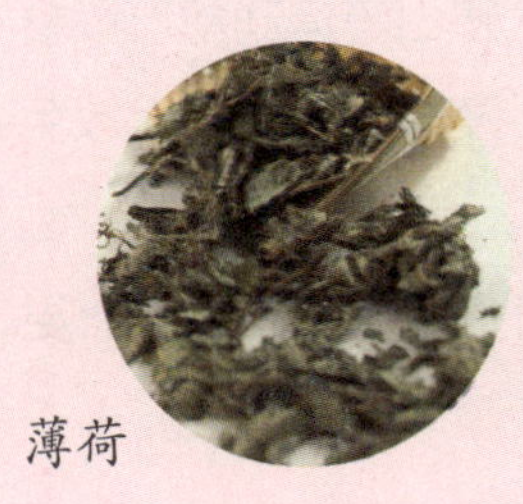
薄荷

配方：金橘3～5颗，新鲜薄荷8片，蜂蜜适量。

制法：将新鲜薄荷叶放入制冰盒，加入水制成薄荷冰块。金橘榨成汁，加入薄荷冰块、蜂蜜、适量水调拌均匀即可。

用法：代茶频饮。

功效：清热解毒，促进消化。

蜜糖金银花

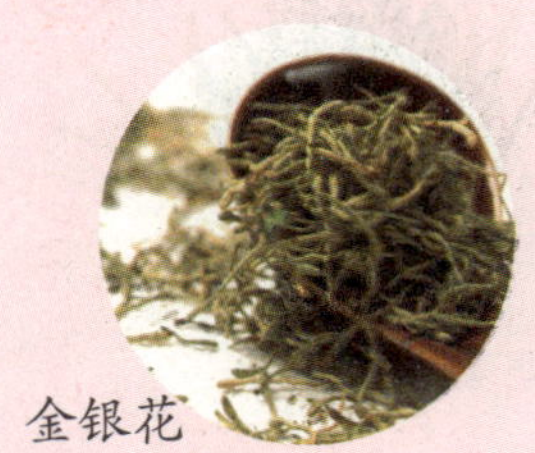
金银花

配方：蜜糖30克，金银花15克。

制法：先将金银花水煎，去渣放凉，分次加入蜜糖溶化后饮用。煎时不要太浓，一般煎成两碗银花汁，装瓶备用。

用法：每日1次，冲蜜糖饮用。

功效：清热通便。

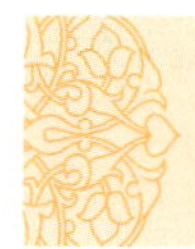

阴虚体质，滋阴润燥是方向

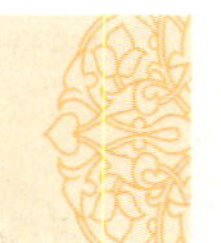

阴虚体质的特征及养生法则

阴虚体质者的特征

◎阴液亏少，以口燥咽干、手足心热等虚热表现为主要特征。

◎手足心热、口燥咽干、喜冷饮、大便干燥、舌红少津、脉细数。

◎耐冬不耐夏，不耐受暑、热、燥邪。

阴虚体质者的药食养生法则

◎阴虚体质者由于体内阴液亏损，所以饮食养生时要注意多吃水果。

◎温燥的、辛辣的、香浓的食物都伤阴，阴虚体质者应少吃。

◎消瘦的人喜欢进补，其中荔枝干、桂圆干很常用，但对阴虚消瘦的人不适合。

◎阴虚必然要补其不足，在滋补的过程中一定要遵循“滋阴潜阳”的原则。“潜阳”就是要平息阳火，这“潜”不是去火，不是泄泻，而是补益阴津，让“火”潜到“水”里去，让水制约阳火，不让它上亢。

◎阴虚的人最怕补反，若胡乱补食壮阳的食物，如人参、鹿茸等，便会令阳火过旺，耗费体内津液，从而加重口干咽痛、手足心热及心烦失眠等症状。

阴虚体质者的运动养生原则

◎阴虚体质虽然属虚，但阴虚则阳亢。阳代表功能，其运动能力要好于气虚、阳虚体质者，可以进行中等强度的体育锻炼，一般的球类、跑步、爬山等运动都可以参加。但阴虚体质的人活动量不宜太大，锻炼时要控制运动量，及时补充水分，以免运动使体液大量流失，使本来就阴液缺少的阴虚体质愈加严重。

◎阴虚体质者可常练五禽戏，活动腰肢关节、壮腰健肾、疏肝健脾、补益心肺，更可以滋阴补气。

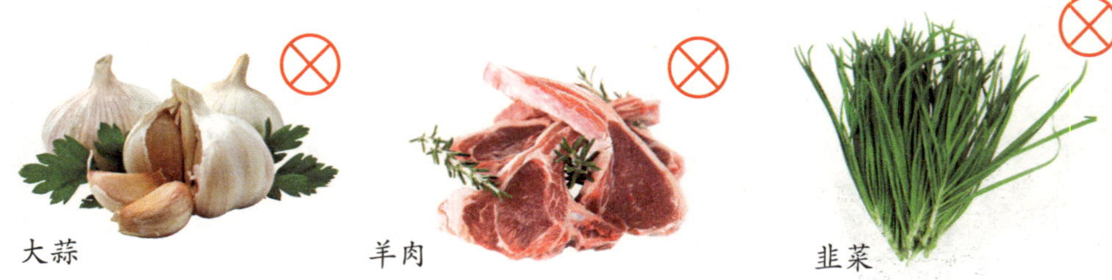

大蒜　羊肉　韭菜

三阴交

健脾和胃，调经止带

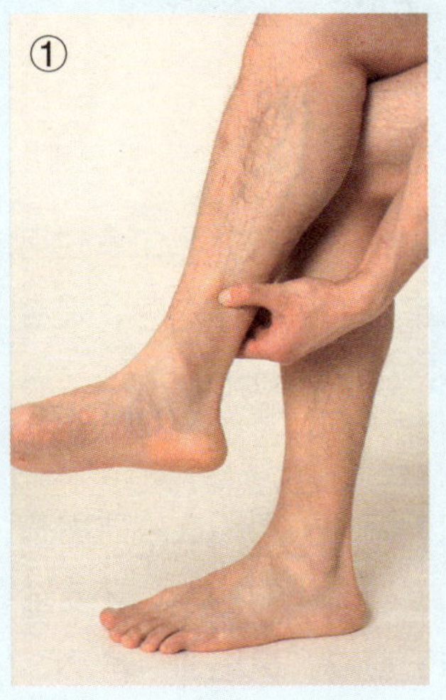

养生功效　三阴交主要用于调理腹泻、腹胀、消化不良、胃肠虚弱等胃肠道疾病及月经不调、白带异常、闭经、乳汁分泌不足、子宫下垂、遗精、阳痿、尿道炎、便秘、遗尿等泌尿生殖系统疾病。另外，还可促进睡眠、缓解腿部酸痛和下肢麻痹、提高内脏功能、调节激素分泌等。

常用疗法

◎**灸法**：艾炷灸5～9壮或艾条灸5～10分钟。

◎**按摩法**：以手指指腹或指间关节向下按压，并做圈状按摩（图①）。

标准定位　在小腿内侧，内踝尖上3寸，胫骨内侧缘后际。

穴位速取　侧坐垂足，在内踝尖直上4横指（即3寸）处，胫骨内侧面后缘，按压有酸胀感。

风池

祛风解毒，通利孔窍

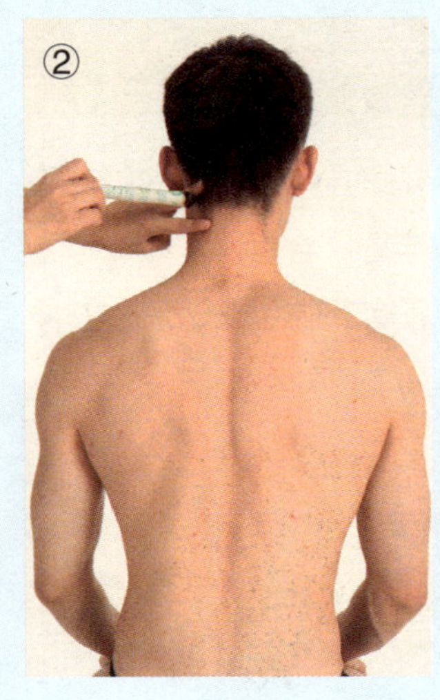

养生功效　风池是缓解感冒的特效穴位，对于由感冒引起的关节疼痛、发热、咳嗽、鼻塞、鼻渊、疲倦等症状有改善的效果。另外，还能缓解和改善失眠、颈项强痛、头痛、头晕、腰酸背痛、眼睛疲劳、落枕等。

常用疗法

◎**灸法**：温针灸3～5壮或艾条灸5～10分钟（图②）。

◎**按摩法**：自行按摩时，以双手的拇指分别抵住两边穴位，其余手指可包盖住头部，用力按压4～5次。

标准定位　在颈后区枕骨之下，胸锁乳突肌上端与斜方肌上端之间的凹陷中即为本穴。

穴位速取　坐位，在头部，枕骨下斜方肌与胸锁乳突肌之间的凹陷中，约平风府，按压有酸胀感。

适合阴虚体质者的防火食材及药材

莲藕

清热润肺，补血养血

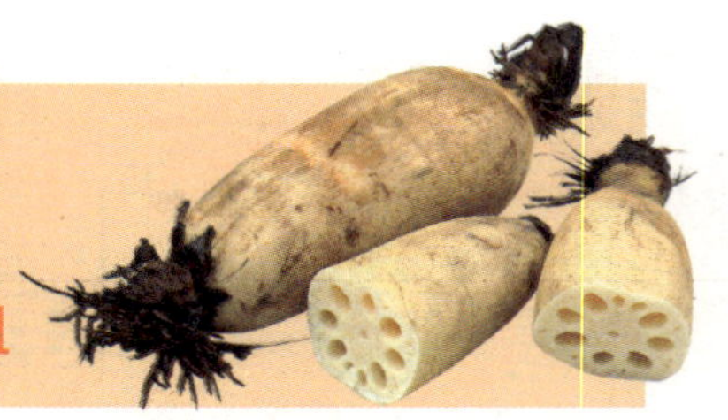

食材简介

熟莲藕味甘，性温，归肺、脾、胃经。莲藕微甜而脆，十分爽口，可生食也可做菜，而且药用价值相当高，它的叶、花、果实，无不为宝，都可滋补入药，是老幼妇孺、体弱多病者上好的滋补佳品。

推荐理由

常吃莲藕可以凉血、滋阴、清热，有助于解决流鼻血等麻烦，对阴虚体质者有很好的补益效果。同时，莲藕富含单宁酸，具有收敛性和收缩血管的功能；还富含纤维素，对辅助治疗便秘、促进身体排毒有益。尤其适用于烦渴、鼻出血、醉酒、热淋、便秘、咯血、呕血等患者食用。

营养搭配

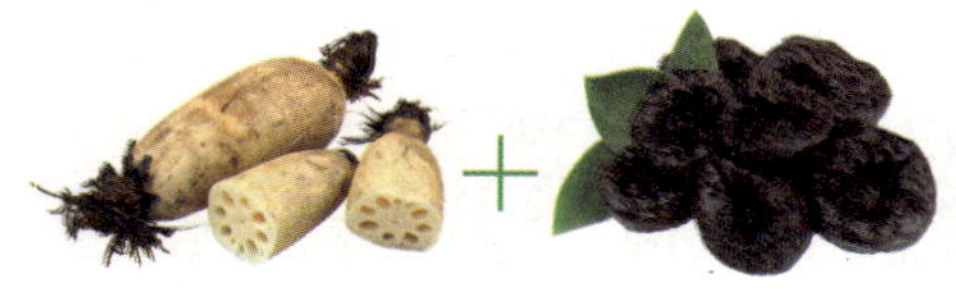

开胃消食、止泻凉血

乌梅可以开胃、帮助消化、减少腹中瘀积，与莲藕一同食用能起到开胃消食、止泻凉血的作用，对人体有益。

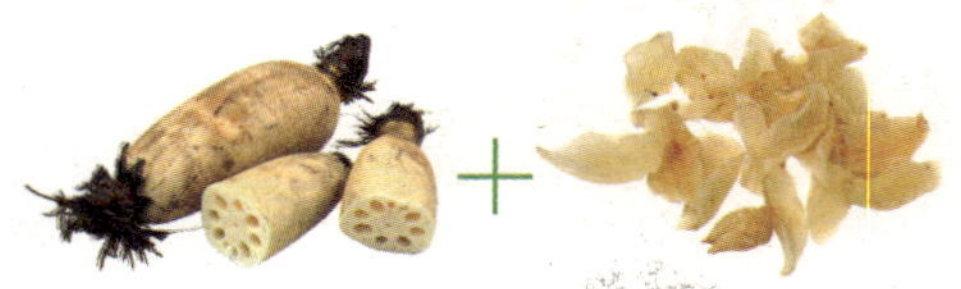

补益脏腑，清心安神

莲藕具有健脾开胃、养血生肌之功效；百合营养丰富，含有秋水仙碱等生物碱及维生素，有润肺止咳、清心安神之功效。二者同食可补益脏腑。

专家提醒

▲习惯性便秘、肝病、高血压患者宜食。

▲脾胃功能薄弱者不宜生吃莲藕。

▲胃寒疼痛、寒性痛经者忌食。

紫菜

清热利水，补肾养心

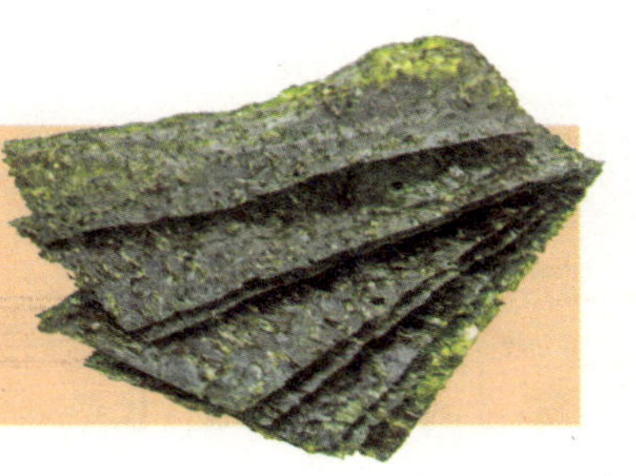

食材简介

紫菜性凉，味甘、咸，归肝、肺、胃、肾经。紫菜是生长在浅海岩礁上的一种红藻类植物，颜色有红紫、绿紫及黑紫之别，但干燥后均呈紫色，它主要生长在海湾平静的中潮带岩石上，这种紫色的海生植物虽属藻类，却可做菜吃，所以取名紫菜。

推荐理由

紫菜有清热化痰的作用。现代医学研究认为，紫菜富含胆碱、维生素和钙、铁，能增强记忆力，改善贫血症状。紫菜还富含食物纤维，可以保持肠道健康，预防肠道疾病。适宜慢性支气管炎者、咳嗽者、肺病初期者、便秘者、脑力工作者、肝功能衰退者、贫血者食用。紫菜加海带和瘦猪肉一起煮汤，具有滋阴清热、化痰散结的作用，特别适宜阴虚体质者食用。

营养搭配

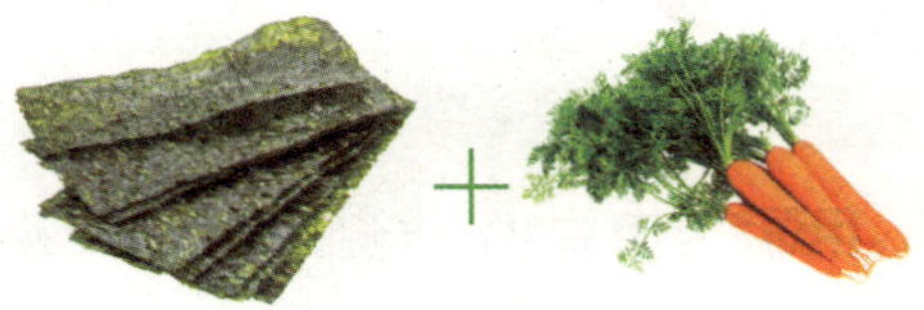

止咳化痰、排毒理气

胡萝卜与紫菜搭配食用，不仅有利于清肺热、止咳化痰，还有助于排毒解暑、理气化积。

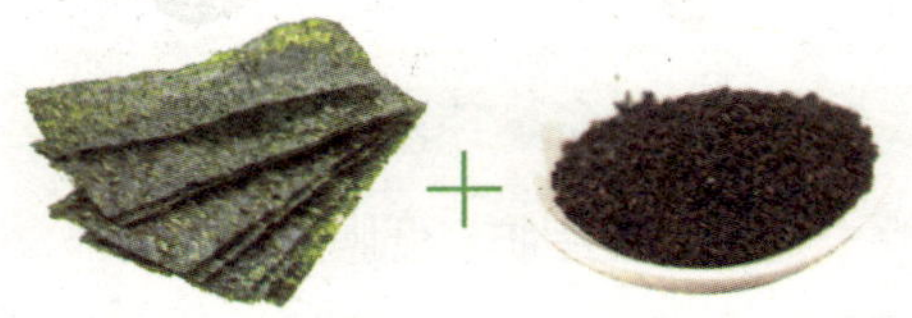

清热利尿、渗湿通淋

车前子可清热利尿、渗湿通淋，与紫菜煎汤饮服，对水肿、脚气病有较好的辅助食疗效果。

专家提醒

▲紫菜不宜与含鞣酸过多的柿子同食，以免生成不溶性结合物。

▲紫菜很容易因受潮而变质，因此储存紫菜时，须放入密封的罐子或袋子中，并且置于低温干燥处。

兔肉

滋阴凉血，解毒散热

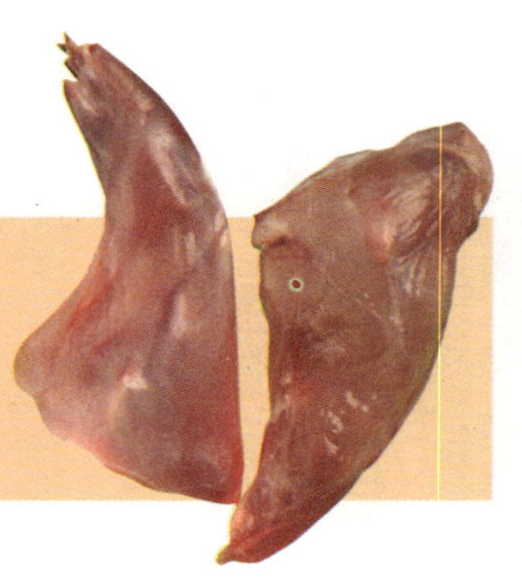

食材简介

兔肉性凉，味甘，归肝、脾、大肠经。兔肉富含营养、肉质细嫩，结缔组织少，纤维素多，容易消化吸收，为补益佳品，被赞为“美容肉”。

推荐理由

兔肉可补中益气、滋阴止咳，对秋燥引起的感冒咳喘有一定作用。适宜于阴虚失眠、热气湿痹、胃热呕吐、便血、小便失禁、便秘、动脉粥样硬化、高血压、冠心病、糖尿病等患者食用。兔肉性凉又具有滋阴的作用，对阴虚体质的人群食补效果较好。

营养搭配

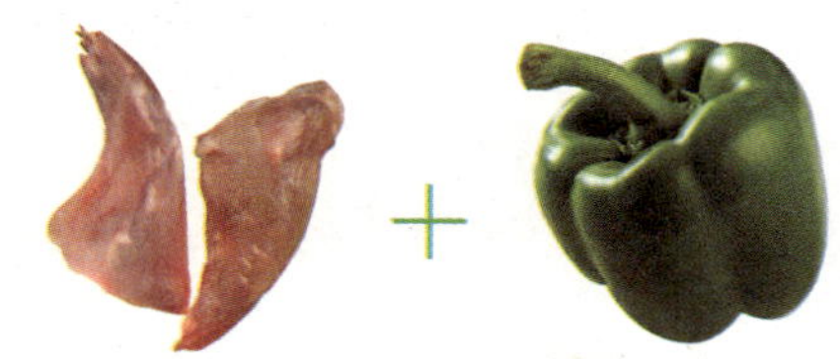

提高机体免疫力

兔肉是低脂肪、低胆固醇的营养食品，与青椒同食，可提高机体免疫力。

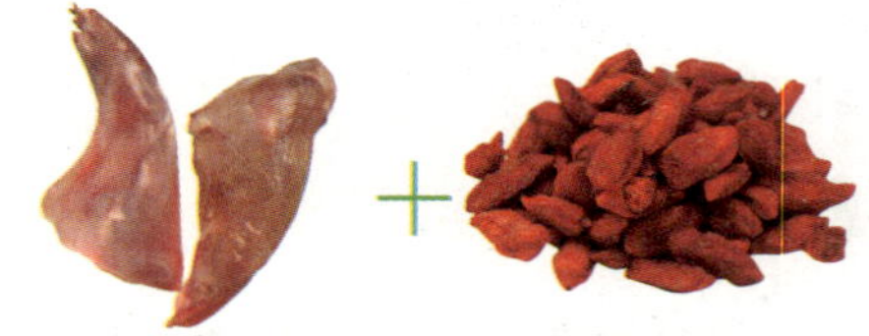

增强滋补作用

枸杞子具有滋补内脏的作用，对肾病和糖尿病都有一定的疗效，与兔肉同食能增强滋补作用。

专家提醒

▲发育期青少年宜食。

▲肝病、高血压、冠心病患者以及脾胃阳虚者忌食。

▲反复冷冻、加热的兔肉会因细胞膜的裂解与蛋白变质而产生细菌、毒素及亚硝酸类相关物，不宜食用。

▲兔肉性凉，食兔肉后，不宜马上食用大量橘子，以免影响消化吸收。

苹果

提神醒脑，润肺除烦

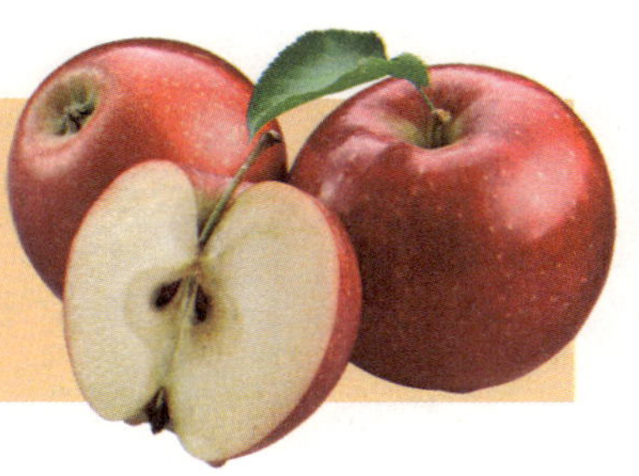

食材简介

苹果性平，味甘、酸，归脾、肺经。苹果酸甜可口，营养丰富，是日常生活中最常吃的水果之一。它的营养价值和医疗价值都很高，被称为“大夫第一药”。

推荐理由

中医学认为，苹果具有润肺、生津、止渴、除烦等功效，阴虚体质者食补效果很好。同时适用于中焦诸气不足者、消化不良者、口干咽燥者、便秘者、烦躁者。

营养搭配

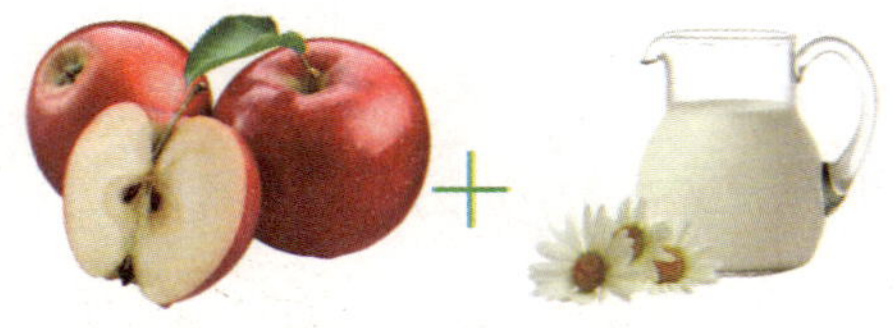

清热解渴、生津抗癌

苹果与牛奶搭配同食，可清凉解渴、生津除热，对人体健康十分有益。

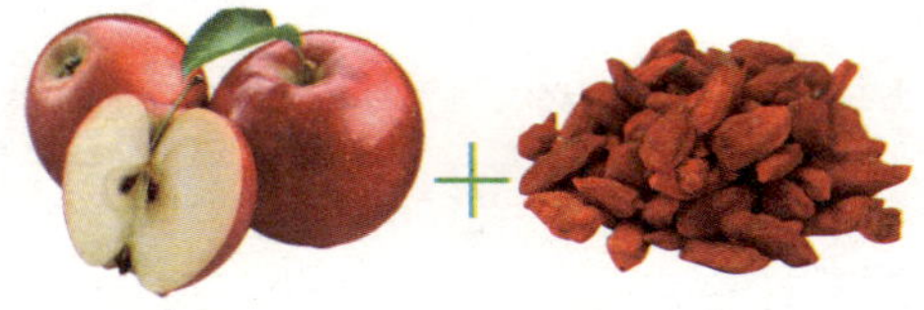

有益健康

枸杞子为滋阴润燥的保健食物，而苹果中所含的营养较高。二者一同食用，对身体更是大有裨益。

专家提醒

▲高血压、高脂血症患者以及婴幼儿、老年人、饮酒者、肥胖者宜食。

▲泌尿系统结石者、胃虚寒者、糖尿病患者忌食。

▲苹果不宜与海味同食，因为苹果中含有鞣酸，与海味同食不仅降低海味蛋白质的营养价值，还易发生腹痛、恶心、呕吐等。

▲选购苹果时，应挑选个大适中、果皮光洁、颜色艳丽、软硬适中、果皮无虫眼和损伤、肉质细密、气味芳香者。

▲苹果买回家后应由塑料袋中取出，置于阴凉通风处保存。

天门冬

养阴润燥，清肺生津

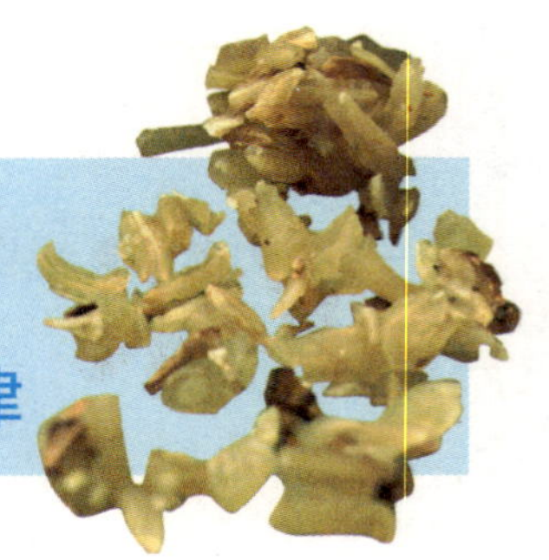

药材简介

天门冬别名天冬、大当门根，性寒，味甘、苦，归肺、肾经。天门冬属百合科多年生攀援草本植物，多生长于阴湿的山野林边、山坡草丛或丘陵地带灌木丛中，全国各地均有分布，主产于贵州、广西、甘肃、云南、安徽、河南、湖南、湖北、四川等地。药用部位为其块根，一般在秋、冬二季采挖，但以冬季采挖者质量较好。挖出后除去泥土、茎基和须根，置沸水中煮或蒸透，趁热除去外皮，洗净，干燥。

推荐理由

天门冬具有滋阴润燥、清肺降火的功效。适用于阴虚肺热引起的燥咳、干咳无痰、痰少而黏或痰中带血；用于热病后期引起的咽干口燥等；用于肾阴不足及阴虚火旺引起的潮热盗汗、消渴、遗精、便秘等；用于虚火上炎引起的咽喉肿痛等。

专家提醒

▲ 脾胃虚寒引起的腹泻或外感风寒引起的咳嗽者忌用。

▲ 食用天门冬的同时应忌食鲤鱼。

方剂：

配方	天门冬、人参、麦门冬各180克。
制法	将上述中药一同研成粉末状，过筛。
用法	用温热的米酒送服，每次9克，每日1次，10日为1个疗程。
功效	补阴养虚、美白祛斑。

配方	天门冬、茯苓、玄参、酸枣仁、生地黄各15克，丹参、当归各10克，五味子、远志各6克。
制法	将上述中药加水煎煮，滤渣取汁。
用法	温服，每日1剂。
功效	滋阴养心，适用于心悸。

麦门冬

化痰止咳，和胃降逆

药材简介

麦门冬又名沿阶草、书带草，性微寒，味甘、微苦，归心、肺、胃经。麦门冬属百合科多年生草本植物，主产于浙江、四川、江苏等地，尤以浙江杭州一带所产品质最佳，亦称“杭麦门冬”。药用部位为麦门冬的块根，一般在夏季采挖，反复暴晒，七八成干时，除去须根，干燥。传统用法多为“去心”后入药。清养肺胃之阴多去心用，滋阴清心多连心用。

推荐理由

麦门冬具有养阴生津、润肺清心的功效，它可用于肺阴不足，带有燥热的干咳痰黏、劳热咳嗽等；还适用于胃阴虚或热伤胃阴，口渴咽干，大便燥结，心阴虚及温病热邪扰及心营，心烦不眠，舌绛而干等。有助于益胃生津，润燥，养阴清心，除烦安神。

专家提醒

▲麦门冬可能会引起过敏，表现为恶心、呕吐、心慌、烦躁、全身红斑、瘙痒。

▲脾胃虚寒泄泻、胃有痰饮湿浊及风寒咳嗽者忌服。

方剂：

配方	麦门冬、党参各12克，酸枣仁、柏子仁各9克，五味子6克。
制法	将上述中药加水煎煮，滤渣取汁。
用法	每日1剂，分2次服用。
功效	清热除烦，适用于烦热失眠。

配方	麦门冬6克，炒枣仁10克，远志3克。
制法	将上述中药加水煎煮，滤渣取汁。
用法	晚上睡前顿服。
功效	适用于虚烦、失眠等。

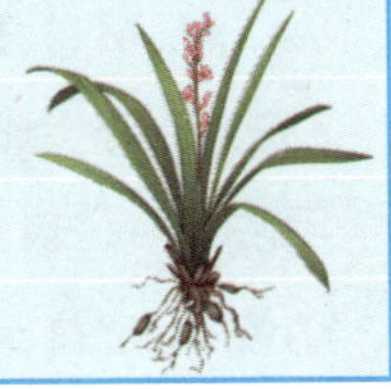

石斛

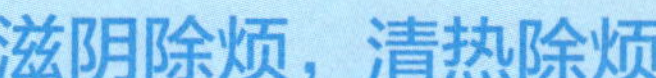

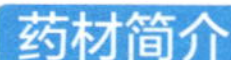

石斛别名吊兰、金钗，性微寒，味甘，归肺、胃经。石斛为兰科多年生常绿草本植物金钗石斛、铁皮石斛、环草石斛、马鞭石斛、黄草石斛等同属多种植物的茎，主产于四川、云南、贵州、广西、广东、湖北等地。

推荐理由

石斛具有滋阴清热的作用，用于阴伤津亏引起的口干舌燥、烦渴汗出、食少干呕、大便秘结等；或用于阴虚内热引起的虚热不退、余热不清等；还可用于肝肾阴虚引起的头晕眼花、视物不清等。

专家提醒

▲ 石斛与贝母配伍，可加强滋阴除烦、清热化痰、泄热的作用。

▲ 脾胃虚寒热病早期阴未伤、湿温病未化燥者忌服。

方剂：

配方	石斛、秦艽、枸杞子、制何首乌、黄精各10克，生地黄12～15克，紫草6克。
制法	将上述所有中药放入砂锅中加水浸泡30分钟，然后加热煎煮30分钟，倒出药汁，继续在锅中加水，煎煮20～30分钟后滤渣取汁，将2次煎得的药汁混合。
用法	早晚各1次，每日1剂。
功效	解毒、补益肝肾。

配方	茵陈、仙鹤草、半枝莲、生地黄、麦门冬各20～25克，石斛、紫草、银柴胡、黄芩、蜂房、制胆星、五灵脂、干蟾皮各10克，枳实、知母各2克。
制法	将上述中药加水煎煮，滤渣取汁。
用法	每日1剂。
功效	清热养阴、散结解毒。

玉竹

养阴润燥，生津止渴

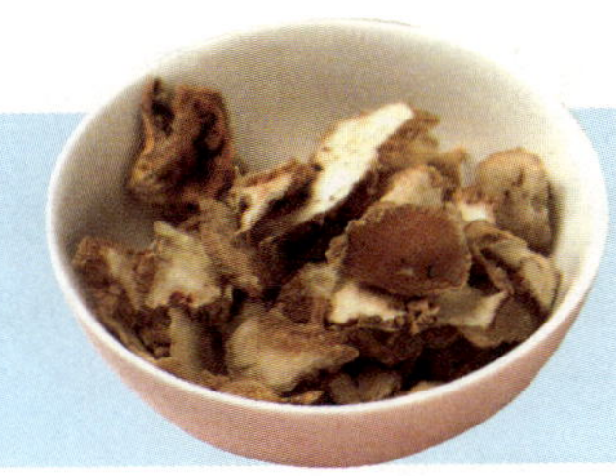

药材简介

玉竹别名地管子、铃铛菜。性平、微寒，味甘，归肺、胃、心经，为百合科多年生草本植物。

推荐理由

玉竹具有养阴润燥、生津止渴、和气清心之功效。由于玉竹具有清润、滋养的特性，除善用于改善肺胃阴虚燥热的咳嗽痰稠、肺胃烦渴之症外，还多用于缓解阴虚兼感风热外邪的咳嗽之证，如肺燥咳嗽者、咽干痰稠者、肺胃燥热者、津伤口渴者，阴虚胃弱者、食欲不振者及气阴两虚者、大便秘结者。中医常选用一些清热而不伤阴的中药来辅助治疗消渴病（糖尿病），玉竹就是其中之一。

专家提醒

脾胃虚寒者慎食玉竹。

方剂：

配方	玉竹、麦门冬、五味子、赤芍、元胡、玄参各10克，人参、丹参各30克，生地黄20克。
制法	将上药以水煎煮，取汁。
用法	每日1剂，分2次服用。
功效	益气养阴、活血降糖，适用于糖尿病合并急性心肌梗死。

配方	玉竹9克，枸杞子、杜仲、麦门冬、怀山、山茱萸、菟丝子、牛膝各12克，熟地黄10克。
制法	将上述中药加水煎煮，滤渣取汁。
用法	温服。
功效	适用于肾精亏损型甲状腺功能减退。

推荐食谱和药膳方

莲子猪蹄汤

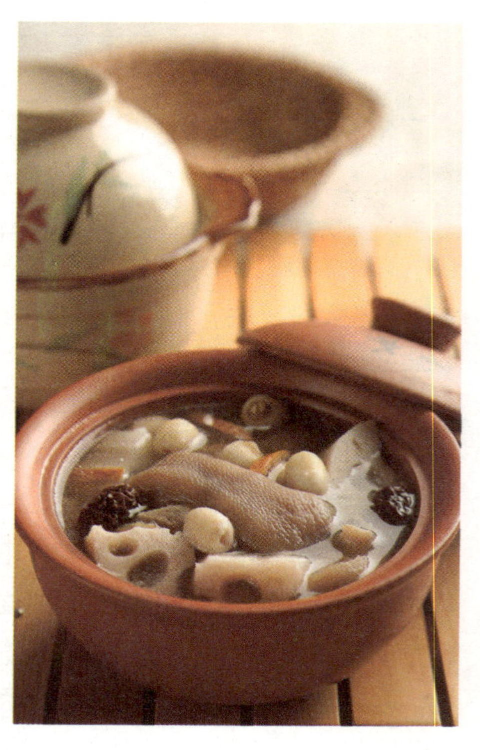

材料 猪蹄、藕各400克，莲子20颗， 大枣12颗，陈皮10克，姜片适量。

调料 盐适量。

做法 ① 莲子、陈皮洗净；大枣洗净，去核；藕洗净，切小块；猪蹄洗净，切块；备好其他食材。

② 砂锅加水，大火烧开，放入藕块、猪蹄块、大枣、莲子、陈皮、姜片，烧开后撇去浮沫。

③ 改用中小火继续煨至猪蹄块熟烂，加盐调味即可。

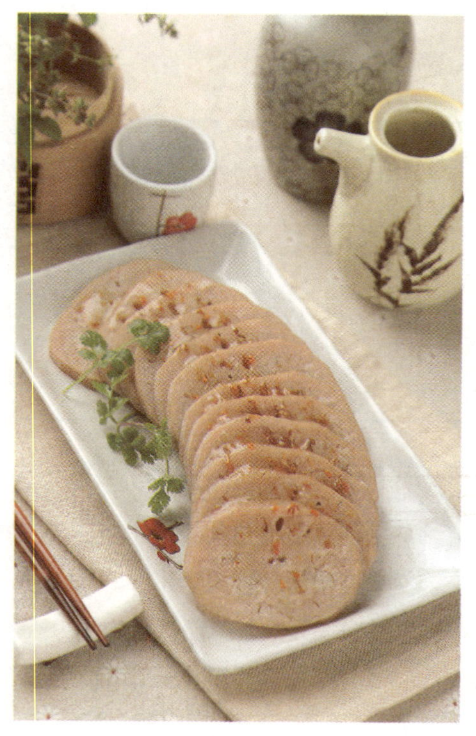

桂花糯米藕

材料 莲藕1节，糯米100克。

调料 红糖4小匙，糖桂花2大匙。

做法 ① 糯米提前浸泡12小时左右；莲藕洗净后去皮，切掉两端，用来塞入糯米。

② 先用筷子通一下莲藕的空洞，然后塞入糯米，同时用筷子压实，放满为止，用牙签将切下来的莲藕的两端重新固定好。

③ 在高压锅中，倒入红糖和水，将塞好糯米的莲藕放入红糖水中，莲藕需要完全浸入水中，煲30分钟，出锅。

④ 将莲藕放凉后切片、摆盘，然后淋入糖桂花即可。

麦门冬汤

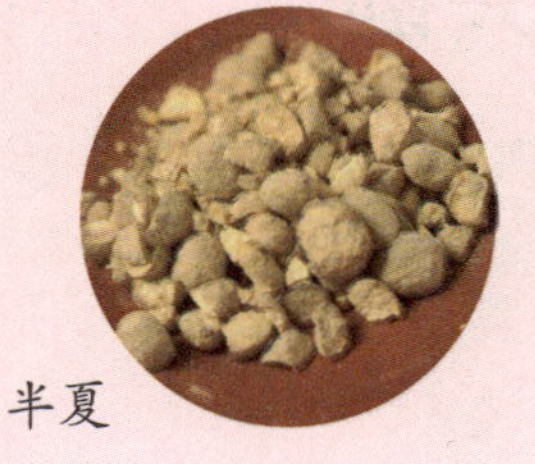
半夏

配方：麦门冬70克，半夏3克，人参6克，甘草6克，粳米5克，大枣4个。

制法：以上六味用1200毫升水煮药汁600毫升。

用法：药汁分3次温服。（注：半夏有毒，食用前请遵医嘱）

功效：清养肺胃，降逆下气。主治虚热肺痿，胃阴不足证。

滋阴降火方

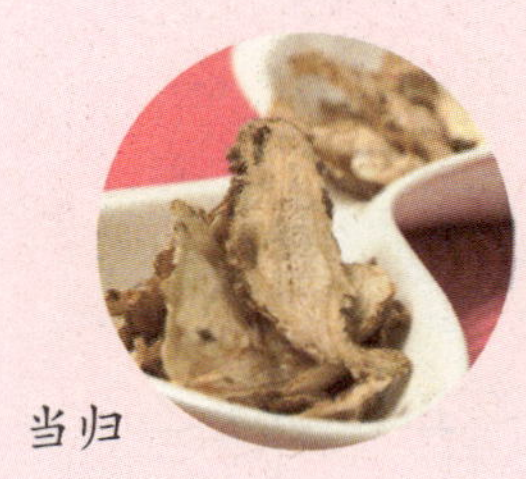
当归

配方：熟地黄、当归、巴戟天各10克，淮山、山茱萸、肉苁蓉各9克，五味子、麦门冬、菊花、枸杞子各6克。

制法：将上述中药以水煎煮，取药汁。

用法：每日1剂，分2次服用。

功效：滋阴降火。

菊楂陈皮茶

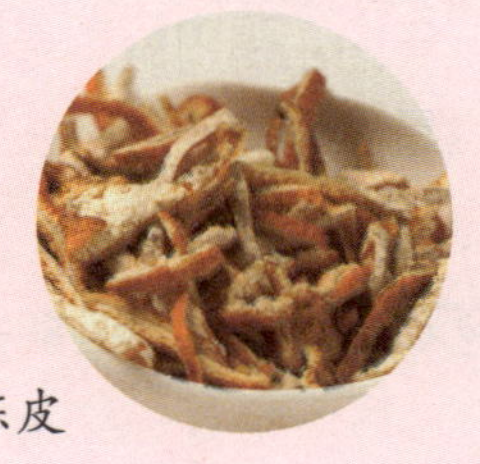
陈皮

配方：山楂10克，白菊花、陈皮各5克。

制法：1.将山楂、白菊花、陈皮洗净。

2.把洗净的茶材放入杯中，用沸水冲泡，闷泡5分钟左右即可。

用法：代茶频饮。

功效：健脾开胃，活血理气。

苹果肉桂茶

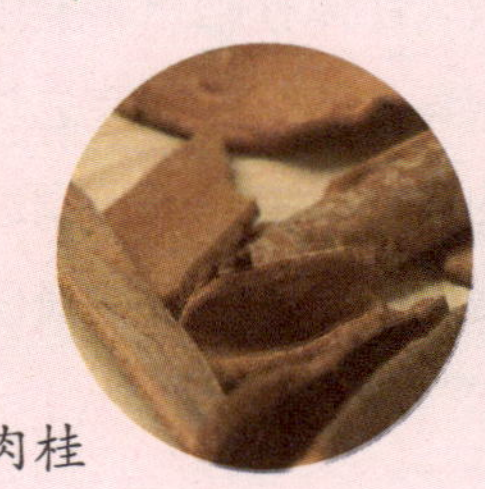
肉桂

配方：苹果30克，苹果汁100毫升，红茶包1个，肉桂粉少许，蜂蜜适量。

制法：1.将苹果洗净，去皮，切成薄片放入杯中。

2.锅中加200毫升水，倒入苹果汁，煮沸。

3.在盛有苹果片的杯中放入红茶包，倒入煮沸的苹果汁，闷泡5分钟。

4.加入蜂蜜及肉桂粉搅拌均匀即可。

用法：每日1剂，代茶温饮。

功效：补气活血，排毒养颜。

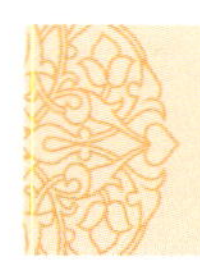

阳虚体质，补肾健脾是关键

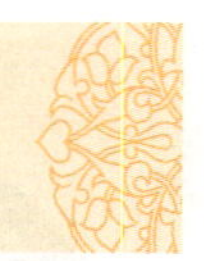

阳虚体质的特征及养生法则

阳虚体质者的特征

◎ 常见尿多、尿频、色白。

◎ 阳虚体质者还会经常腹泻，一吃凉东西就会拉肚子。

◎ 进入中年后，阳虚体质者会较早出现性欲减退、性冷淡。

◎ 阳虚体质者一感冒就会流清鼻涕，吐痰吐的是清稀白痰。

阳虚体质者的药食养生法则

◎ 阳虚体质者的养生原则是保养阳气，尽量减少阳气的损耗。

◎ 宜温补忌清补：宜食热量较高而富有营养的食物，少吃或不吃生冷、冰冻之品。

◎ 阳虚体质者可适当多食温热之性的水果和食物，以补充体内不足的阳气：干果中最典型的就是核桃，可以温肾阳，最适合腰膝酸软、夜尿多者食用；蔬菜类包含韭菜、辣椒、南瓜、胡萝卜、山药、黄豆芽等；肉食类中羊肉、牛肉、鸡肉等都是偏温性的，可以适当多食用；调料中的花椒、小茴香、桂皮等也是温性的，可以在炖肉的时候适当添加，对补充阳气有好处。

◎ 阳虚体质者秋冬季可常常喝些山药板栗大枣糯米粥，不仅暖身暖胃，还能补阳气。

◎ 阳虚体质者阳气不足，畏寒怕冷，所以中药养生原则应以“温补阳气”为重点，温阳要佐以益阴。补阳之药，药性多温燥，容易损伤人体阴液，所以补阳方中要佐以益阴之品，温阳应以温肾阳为主。只有肾阳旺了，才能温煦其他的脏腑，使之功能旺盛。同时，还要兼顾脾胃，脾为后天之本，也就是所谓的后天以济先天。调理阳虚不可心急，不能强补，要慢慢来，如同慢火煮汤一样，缓缓调治才能取得最佳效果。

阳虚体质者的运动养生原则

◎ 阳虚体质者因为元阳不固、虚阳上扰，致使心神根基不牢。因此，阳虚体质者宜进行腹式呼吸，使气沉丹田，令阳气下潜，气息深沉缓慢，有利于稳定心神。

◎ 可每天花十几分钟练习一些静神而动形养生操，例如太极拳、八段锦等，以吐故纳新，调理脏腑功能，缓解疲劳。

百会

升阳固脱，醒脑开窍

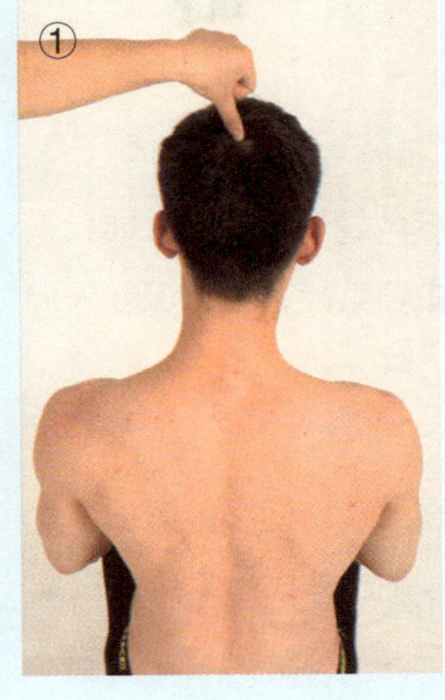

养生功效 百会的应用范围很广，甚至能缓解精神所引起的身体不适。另外，还可以使头脑清醒，具有提神作用，对眼睛疲劳、鼻塞所引起的头痛、耳鸣等有不错的疗效。

常用疗法

◎ **灸法**：直接灸3～7壮或艾条灸5～10分钟。

◎ **按摩法**：用大拇指做圈状按揉，有酸胀、刺痛的感觉。每次揉按1～3分钟（图①）。

标准定位 在头部，前发际正中直上5寸。

穴位速取 1.正坐或仰卧位，在头部，两耳尖连线中点与眉间的中心线交会的凹陷处，按压有疼痛感。

2.在头部，前后发际连线中点，在向上量1横指处，按压有凹陷。

3.在头部，从前发际向后推至一凹陷处。

神阙

培元固本，回阳救逆

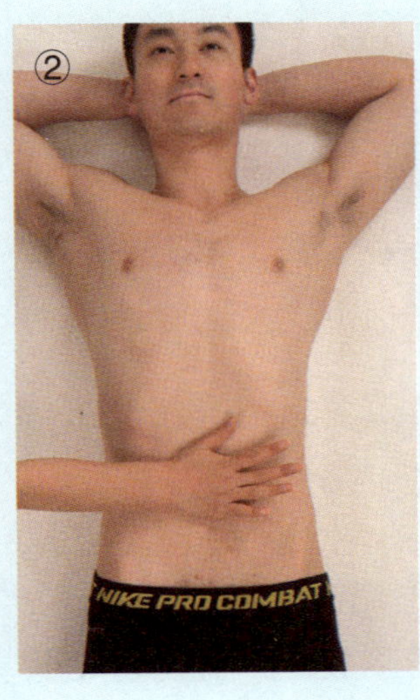

养生功效 因神阙位于腹之中部，下焦之枢纽，又邻近胃与大小肠，所以该穴能健脾胃、理肠止泻。经常刺激本穴可以起到缓解腹部疼痛的作用。当腹痛、腹泻时，可以手掌轻轻按摩神阙，或者先以热毛巾热敷，然后再予以按摩。本穴还可用于脑卒中虚脱、四肢厥冷、晕厥、急性脑血管病、痛风、小儿惊风、绕脐腹痛、腹胀、腹泻、脱肛、便秘、小便不禁等症。

常用疗法

◎ **灸法**：艾炷灸3～7壮或艾条灸5～15分钟。

◎ **按摩法**：以手掌轻轻按摩，不可用力指压（图②）。

标准定位 在腹中部，脐中央。

穴位速取 仰卧位，在腹中部，肚脐中央。

【适合阳虚体质者的防火食材及药材】

韭菜

行气活血，补肾助阳

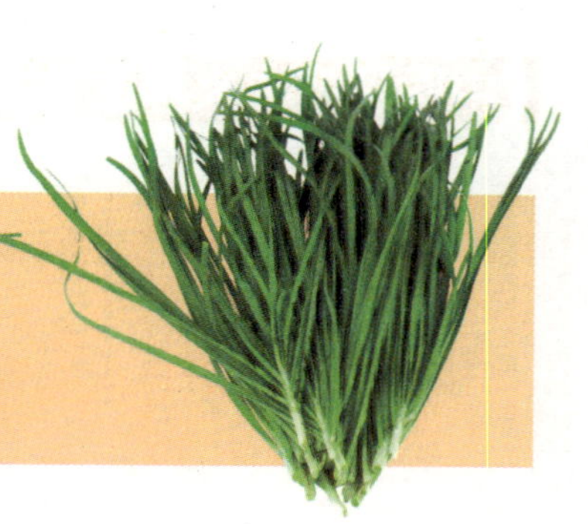

食材简介

韭菜性温，味甘、辛，归肾、肝经，别名起阳草，其颜色碧绿、味道浓郁，无论用于制作荤菜还是素菜，都十分提味，是包饺子做馅的主要菜品之一，深受人们的喜爱。

推荐理由

韭菜具有补肾壮阳的作用。适合阳痿、早泄、遗精、遗尿、小便频数清长、女子白带增多、腰膝冷痛、脾胃虚寒、虚寒久痢、腹中冷痛等阳虚体质者食用，以增补体内的阳气，平衡阴阳，预防上火。

营养搭配

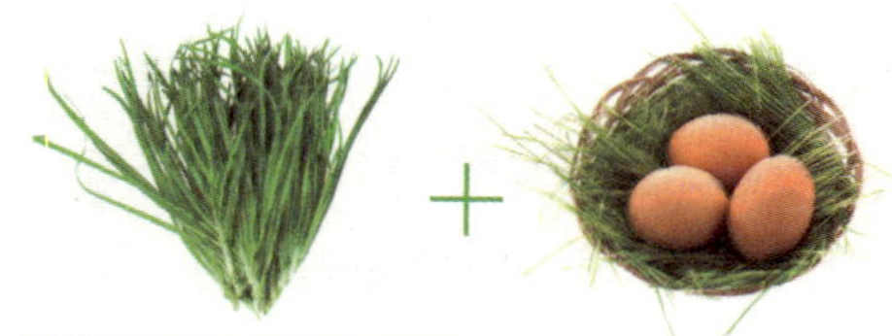

补肾壮阳、行气止痛

韭菜能温中、下气、补虚、调和脏腑、益阳，与鸡蛋搭配同炒，相得益彰，可以起到补肾、行气、止痛等作用。

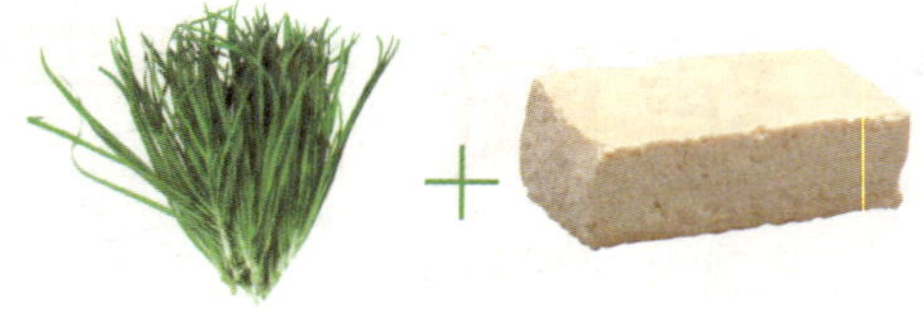

增强性功能、清热消肿

韭菜与豆腐营养都很丰富，二者搭配同食既可增强体力、提高性功能，又能清热散瘀、消肿利尿，对阳痿早泄、遗精遗尿、阳气不足、大便干燥有辅助食疗效果。

专家提醒

▲阳气衰弱的男性、寒性体质者宜食。

▲眼疾患者、体质偏热者忌食。

▲韭菜在室温下容易变黄、腐烂，所以应用纸巾包好放入塑料袋里，再置于冰箱低温保鲜。一般可保存3天左右。

羊肉

益气补虚，温中暖下

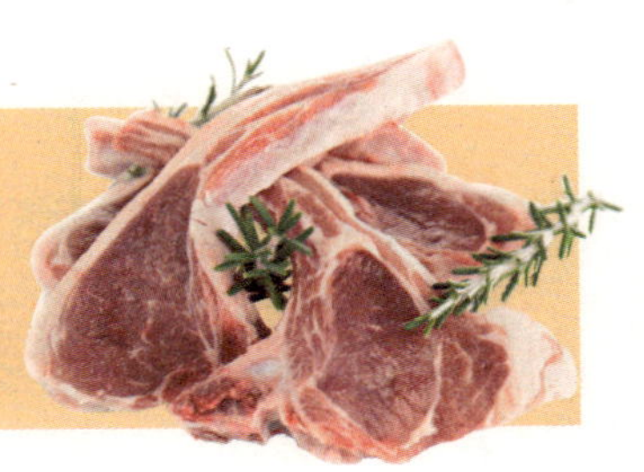

食材简介

羊肉性温，味甘，归脾、肾经。羊肉性温热，有补气滋阴、暖中补虚、开胃健脾的作用，它比猪肉和牛肉的肉质要细嫩，且脂肪含量要少。尤其是冬季食用，可起到进补和防寒的双重功效。

推荐理由

羊肉具有暖中补虚、开胃健体、滋补肾气、养肝明目、健脾益胃、补肺助气等功效。因此，常吃羊肉可以祛湿气、避寒冷、暖心胃、补元阳，对补充阳气、提高人的身体素质及抗病能力有益。

营养搭配

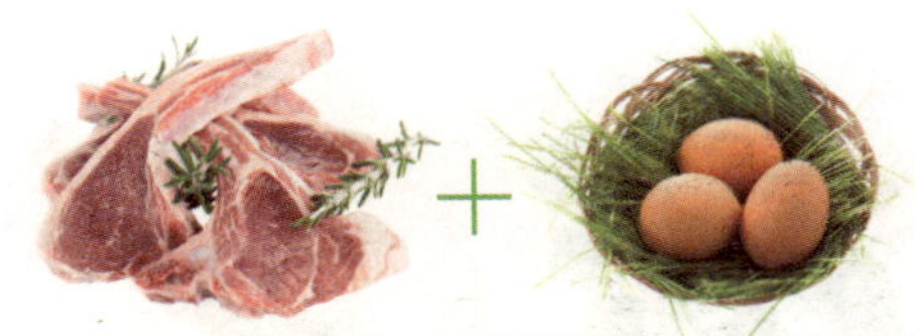

促进新陈代谢、延缓衰老

羊肉与鸡蛋搭配食用，不但能滋养机体，还能促进新陈代谢、延缓衰老，对营养不良、久病体虚等患者尤为适用，身体健康者也可常食以强身健体。

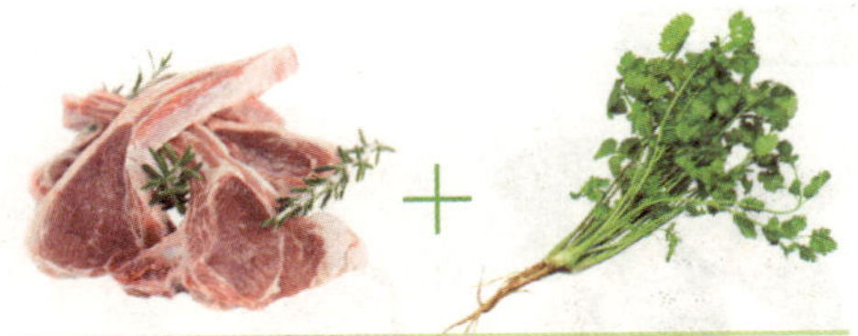

改善体虚、扶助阳气

羊肉营养丰富，具有益气补血、固肾壮阳等功效；香菜具有消食下气、壮阳助兴等功效。二者搭配食用，可改善身体虚弱、阳气不足等症。

专家提醒

▲胃寒、肾虚阳衰患者以及骨质疏松、腰膝酸软患者宜食。

▲感冒、牙痛患者忌食。

▲挑选羊肉时以肉色鲜红、带光泽者为佳。新鲜的羊肉脂肪洁白或乳白；弹性好，指压后凹陷能立即恢复，不黏手；肉质纤维细软，少有脂肪夹杂，有羊肉的膻气。

▲羊肉以现购现烹为宜，如暂时吃不了的，用少许盐腌渍2天，可保存10天左右。

桂圆

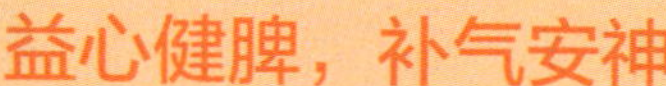

益心健脾，补气安神

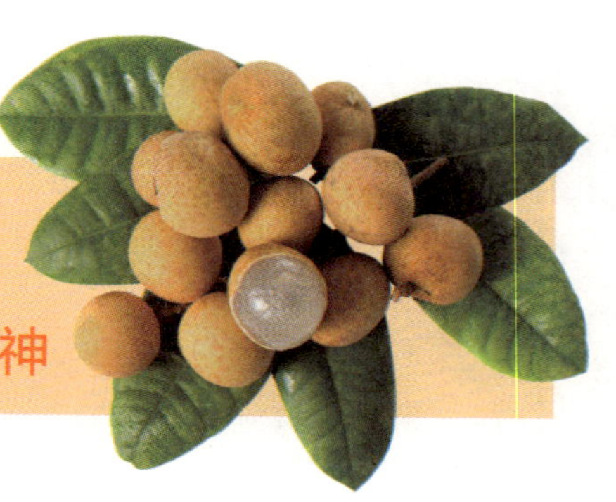

食材简介

桂圆又叫龙眼，性温，味甘，归心、脾经。桂圆有一个常见的名字叫龙眼，因其种子圆墨光泽，种脐突起呈白色，看似传说中“龙”的眼睛，所以得名。桂圆干是桂圆的成熟果实的干品。

推荐理由

性温的桂圆具有滋补强体、提高机体适应能力的作用，阳虚体质者常食，不仅能增强体质，预防上火，还能扩张冠状动脉，增加冠状动脉血流量，减轻心肌缺血症状。桂圆有壮阳益气、补益心脾、养血安神、润肤美容等多种功效，非常适合阳虚体质者食用，但不可多食，把虚的那部分阳气补上来即可，以免上火。

营养搭配

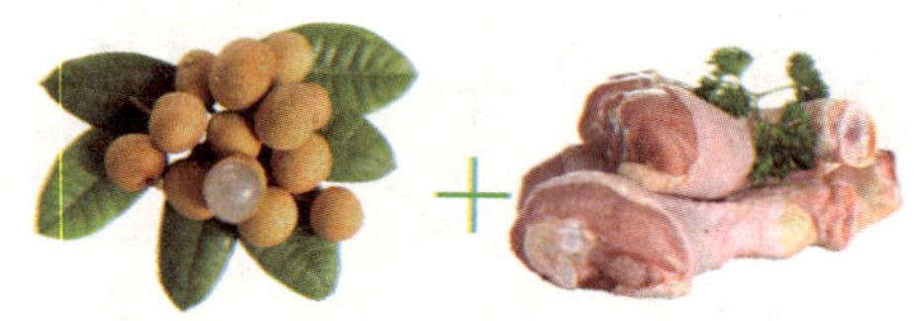

补益心脾、养血安神

桂圆与鸡肉搭配食用，营养丰富，不仅能补益心脾、养血安神，还可强身健体。

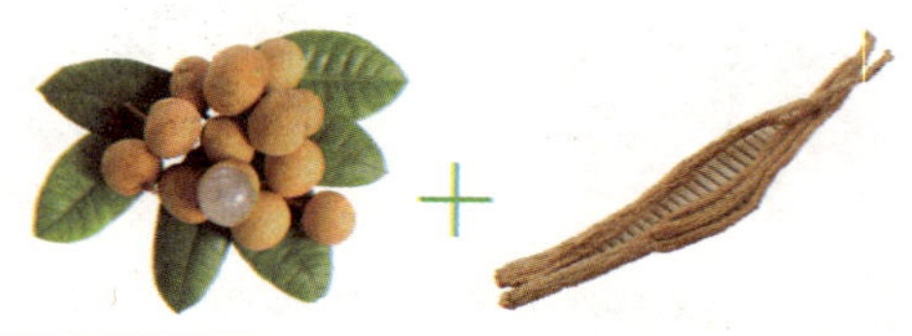

强身健体

桂圆、人参都具有滋养强壮的作用，二者做成饮品饮用可强身健体，对健康有益。

专家提醒

▲脑力劳动者以及神经衰弱、贫血、高血压、高脂血症患者宜食。

▲选购桂圆时，以新鲜、果肉厚实、成熟度适中者为佳。

▲桂圆干易于保存，用密封罐存放，再用塑料袋封好口，放在阴凉处即可。

益智仁

温脾暖肾，固气涩精

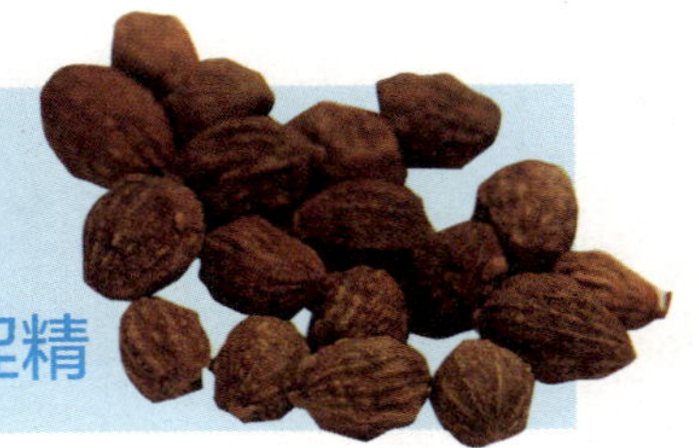

药材简介

益智仁别名益智子，性温，味辛，归心、脾、肾经。益智仁为姜科多年生草本植物益智的成熟果实，一般在夏秋二季果实由绿变红时采收，主产于海南、广东、广西等地。

推荐理由

益智仁具有温脾暖肾、固气涩精的作用，阳虚体质者食用可平衡阴阳，预防上火。一般用于肾气虚寒引起的遗精滑泄、尿频遗尿等；也可用于脾胃虚寒引起的腹中冷痛、腹胀腹泻、小儿流涎不止等。用益智仁加糯米熬粥非常适用于女性更年期综合征以及老年人脾肾阳虚、腹中冷痛、尿频遗尿等。

专家提醒

▲ 可与党参配伍，补脾固摄的作用更强。

▲ 此药材燥热，阴虚火旺者，热证尿频、多涎者、遗精等禁用。

方剂：

配方	益智仁、乌药、枸杞子、菟丝子、五味子、覆盆子、车前子、炙龟板各12克。
制法	将上述中药以水煎煮，取汁。
用法	每日1剂，分2次服用。
功效	本方能补益肾气，适用于阴阳两虚所致的不孕症。

配方	益智仁、白术、金樱子、桑螵蛸各10克，黄芪、覆盆子各15克，党参20克。
制法	将上述中药以水煎煮，取汁。
用法	每日1剂，分2次服用。
功效	适用于儿童遗尿。

补骨脂

补肾助阳，纳气平喘

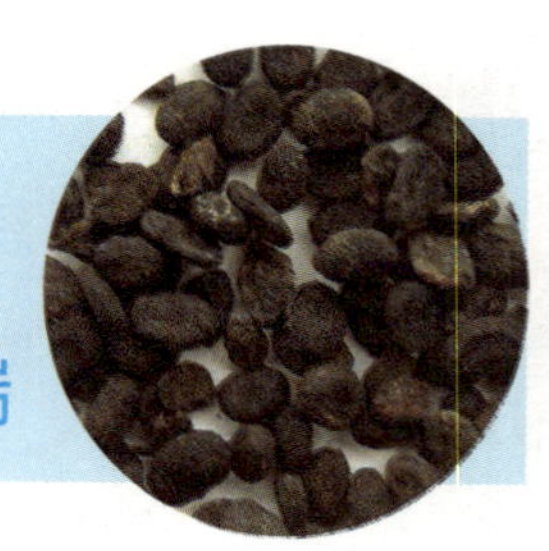

药材简介

补骨脂别名胡韭子、婆固脂、破故纸，性温，味辛、苦，归肾、脾、心包经。补骨脂为豆科植物补骨脂的果实。秋季果实成熟时，采取果穗，晒干，打下果实，除去杂质。《本草纲目》提到：“（补骨脂）治肾泄，通命门，暖丹田，敛精神。”

推荐理由

补骨脂具有补肾助阳、纳气平喘的作用，阴虚体质者服用，可补阳气，防虚火。补骨脂可用于肾阳虚引起的腰膝冷痛、重坠、阳痿遗精、尿频等；还可用于脾肾阳虚引起的腹胀、肠鸣、腹泻及肾不纳气引起的虚喘等；还能外用于白癜风。

专家提醒

与桑寄生配伍可加强温肾助阳、强筋健骨、祛风除湿的作用。

方剂：

配方	补骨脂、红花各10克，防己、当归、柴胡、香附、白芍各15克，蒺藜45克，川芎20克。
制法	将上述中药加水煎煮，滤渣取汁。
用法	每日1剂，分2次服用，10日为1个疗程。
功效	疏肝解郁、益气养血。

配方	补骨脂、桑寄生、蒺藜、丹参、制何首乌各25克。
制法	将上述所有中药放入砂锅中加水浸泡30分钟，然后加热煎煮30分钟，倒出药汁，继续在锅中加水，煎煮20分钟后滤渣取汁，将2次煎得的药汁混合。
用法	每日1剂，分2次服用，7日为1个疗程。
功效	活血化瘀、祛风通络，适用于白癜风。

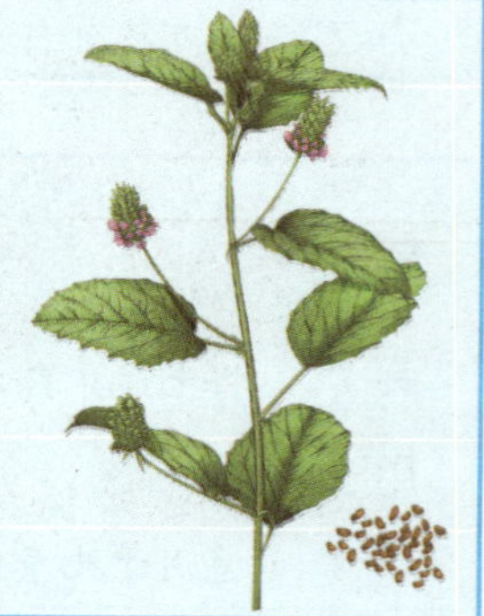

推荐食谱和药膳方

香韭炒年糕

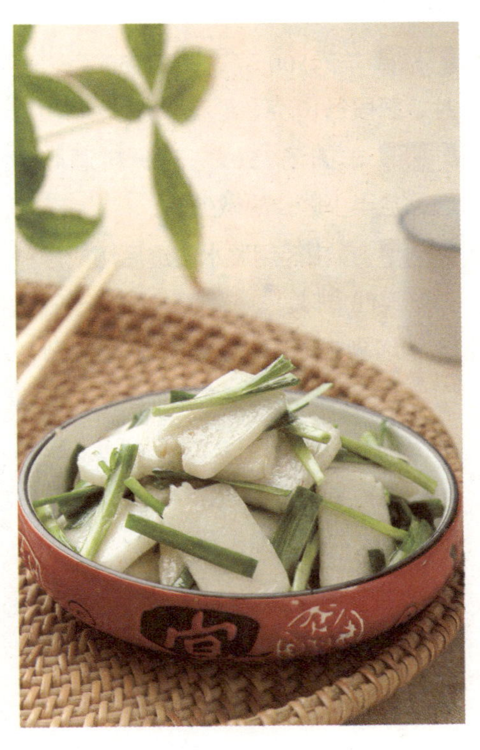

材料 鲜嫩韭菜150克，年糕250克。

调料 料酒2小匙，胡椒粉1小匙，盐、味精各少许。

做法 ①将年糕稍蒸，切适当厚片；韭菜择洗干净，切成3厘米长的段。

②油锅烧热，下入韭菜段稍炒。

③烹入料酒，放入年糕片及胡椒粉、盐、味精，炒匀装盘即可。

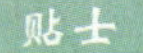

韭菜可补阳气，有“壮阳草”之称。这道菜非常适合阳虚体质者食用。

鸡蛋韭菜香干木耳

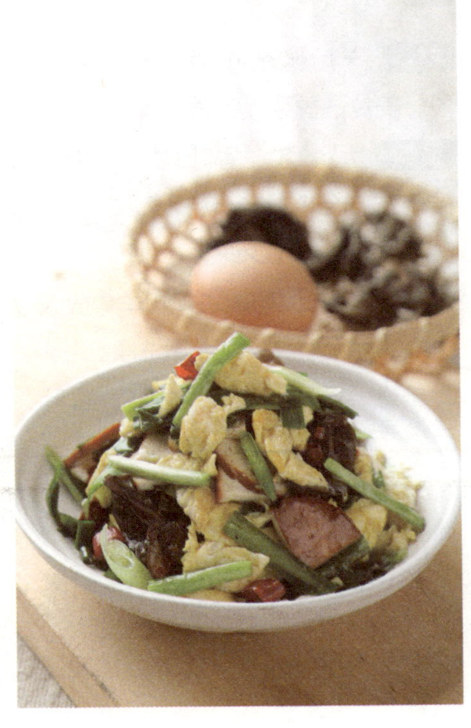

材料 鸡蛋1个，韭菜200克，香干150克，黑木耳50克，蒜苗100克，干辣椒30克。

调料 盐1小匙，鸡精少许。

做法 ①韭菜、蒜苗分别洗净，切段；香干洗净，切片；干辣椒洗净，切圈；黑木耳泡发，洗净，撕小块。

②鸡蛋打入碗中，加少许盐打散。油锅烧热，倒入鸡蛋液，炒散成小块蛋花，盛出。

③锅底留油，放入干辣椒圈炒香，入剩余所有材料一起翻炒。

④调入盐和鸡精翻炒入味，起锅装盘即可。

山药羊肉煲

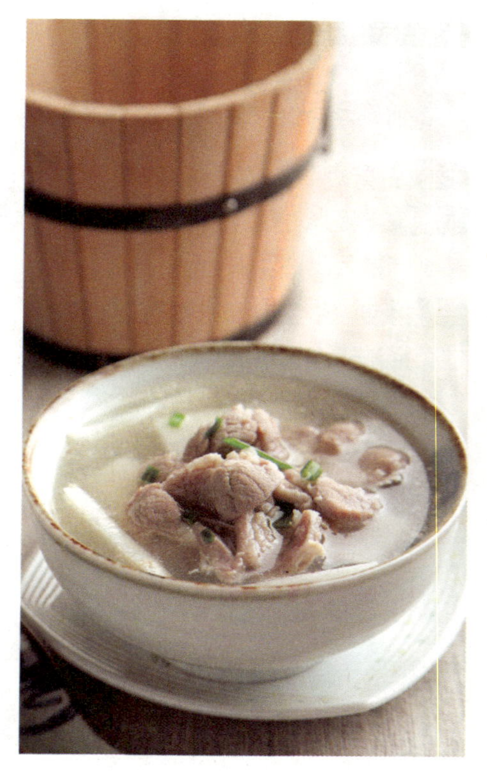

材料 羊肉500 克，山药150 克，姜片、葱段各10 克，葱花少许。

调料 羊肉汤750 毫升，料酒4 小匙，盐半小匙，胡椒少许。

做法 ① 山药用温水浸透后切成片；备好其他食材。

② 羊肉剔去筋膜、洗净，略划几刀，切片，放入沸水中烫去血水。

③ 羊肉片放入锅中，加羊肉汤，放入山药片、姜片、葱段、胡椒、盐、料酒，大火煮沸，撇去浮沫。

④ 转小火炖至羊肉片熟烂，原汤中葱段、姜片拣去不用，撒葱花即可。

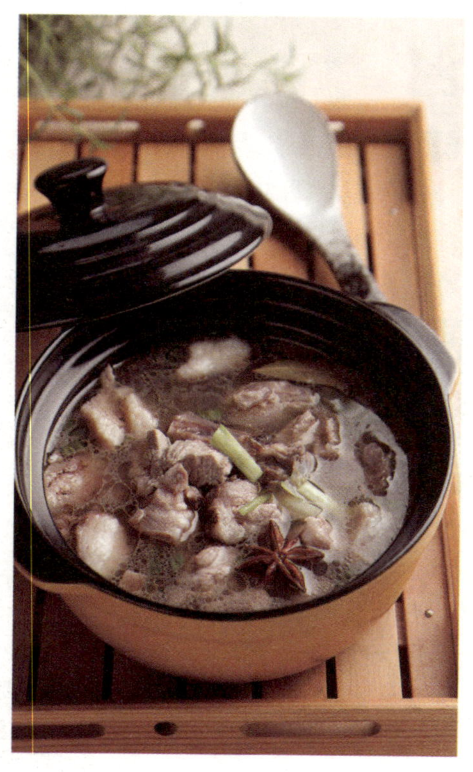

羊骨羊肉煲

材料 羊后腿肉300克，羊骨3根，葱段、姜片、香菜段各适量。

调料 大料2粒，香叶3片，白醋、白糖、生抽各1小匙，料酒、桂皮各适量，盐、胡椒粉少许。

做法 ① 羊肉切成块，和羊骨放入冷水中，大火煮沸去血沫后洗净。

② 羊骨、葱段、姜片、大料、香叶、桂皮、生抽、白醋入沸水锅中慢熬。

③ 油锅烧热，爆香姜片，放羊肉块翻炒，入白醋、生抽、料酒。

④ 倒入羊骨汤，大火烧开，熬煮1个小时，出锅前加入盐、白糖、胡椒粉调味，撒上香菜段即可。

竹节菜粥

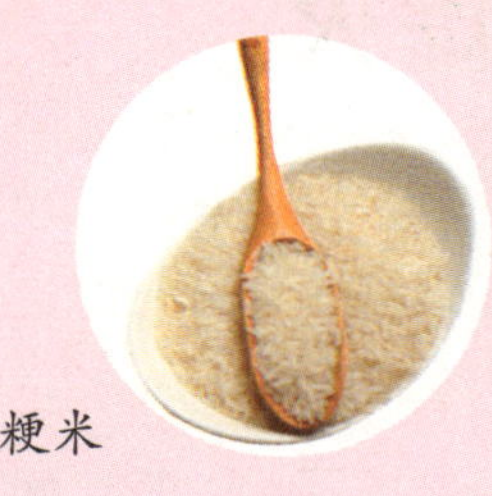
粳米

配方：竹节菜（干品）50克，粳米100克。

制法：竹节菜加水煎汤，去渣后入粳米，再加水煮成粥即可。

用法：代餐食用。

功效：清热解毒，益气健胃。

附片羊肉汤

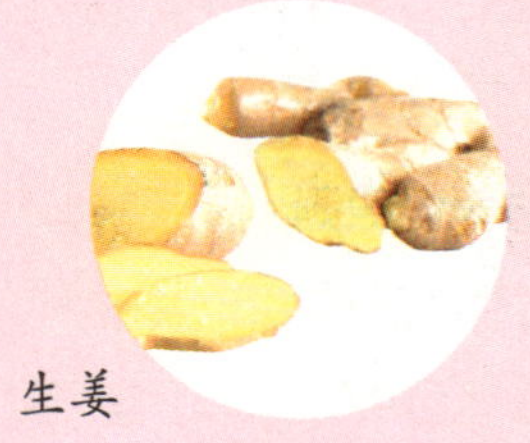
生姜

配方：制附片30克，带骨羊肉2000克，生姜、葱段各50克，胡椒5克，盐6克。

制法：将制附片装入纱布袋，扎口；羊肉洗净，入沸水锅内，加姜、葱段各25克，汆至淡红色，捞出，剔去骨，将肉切块，再放清水中漂去白水；骨头拍破，余姜洗净拍破，葱洗净捆缠成束；砂锅注入清水，置于火上，下姜、葱、胡椒、羊肉块、羊骨、附片，烧沸30分钟后，小火炖至羊肉熟烂，加适量盐调味即可。

用法：佐餐食用。（注：制附片有毒，食用前请遵医嘱）

功效：益气温中，健脾和胃。

山药桂圆炖兔肉

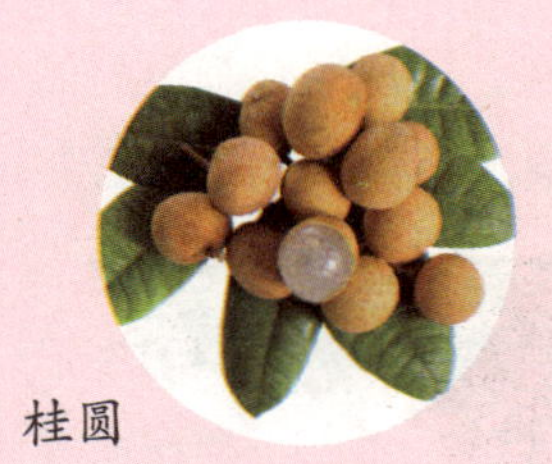
桂圆

配方：兔肉400克，猪瘦肉块150克，山药50克，桂圆15克，姜3克，盐少许。

制法：1.将兔肉置于沸水中烫一下，洗净、切块。

2 .将切好的兔肉块、猪瘦肉块和山药、桂圆、姜片放进锅内，加入冷水，加盖炖3个小时，加盐调味即可。

用法：佐餐食用。

功效：补气助阳。

核桃茶

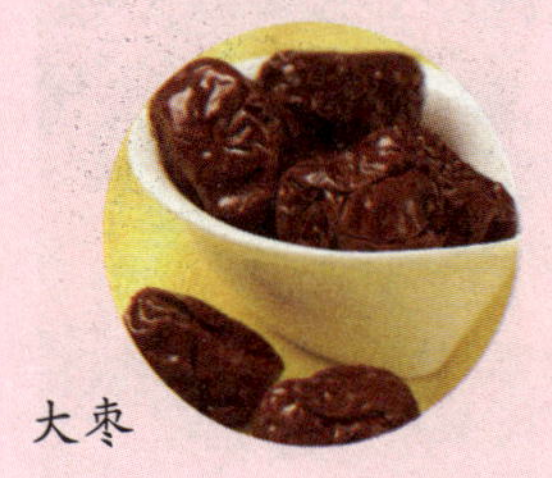
大枣

配方：红茶、核桃仁、大枣、桂圆肉各3克。

制法：将所有材料置砂锅中，加入适量水，煎沸20分钟，滤渣取汁。

用法：代茶温饮，每日1～2剂。

功效：此茶具有补肾阳，益血气，通经络的功效，适用于因阳虚引起的手足不温、性功能低下等病症。

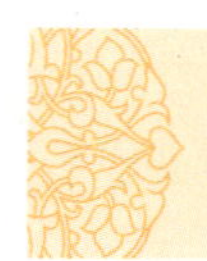

气虚体质，补养元气助消虚火

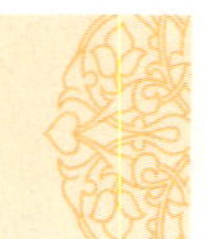

气虚体质的特征及养生法则

气虚体质者的特征

◎ 既怕冷又怕热还害怕风吹，身体免疫能力明显低于其他人。

◎ 气虚体质的人往往少语懒言、声音低微、常出虚汗，还常伴有食少腹胀、大便溏泻、心悸怔忡、精神疲惫、腰膝酸软等症。

气虚体质者的药食养生法则

◎ 气虚体质者的膳食原则是“益气健脾”，所以气虚体质者在饮食上要多吃益气健脾的食物，多吃性平、味甘或者甘温的食物，多吃营养丰富同时又容易消化的食物，如小米、扁豆、胡萝卜、牛肉等。

◎ 人体之气的生成和脾、肺、肾三脏的关系密切，所以气虚体质者也要围绕脾气虚、肺气虚和肾气虚来展开对症保养。

◎ 气虚体质者一身之气不足、气息低弱、脏腑功能状态低下，所以养生原则应以“补气”为重点，应该服用具有补气作用的中药进行调理。

气虚体质者的运动养生原则

◎ 气虚体质者的体育锻炼可以多样化，在所有的体育项目中以散步、游泳最为适合。

◎ 避免在寒冷的地方锻炼。运动后，由于呼吸次数和深度的增加，会加重水分和热量的流失，在寒冷干燥的地方这种情况尤其严重，甚至可导致气道黏膜渗透压增加，气道内冷却诱发支气管痉挛。

◎ 切忌活动量过大。气虚体质者在运动时如果运动量过大，容易使心肺负荷加重，导致心率过快，对身体健康不利。

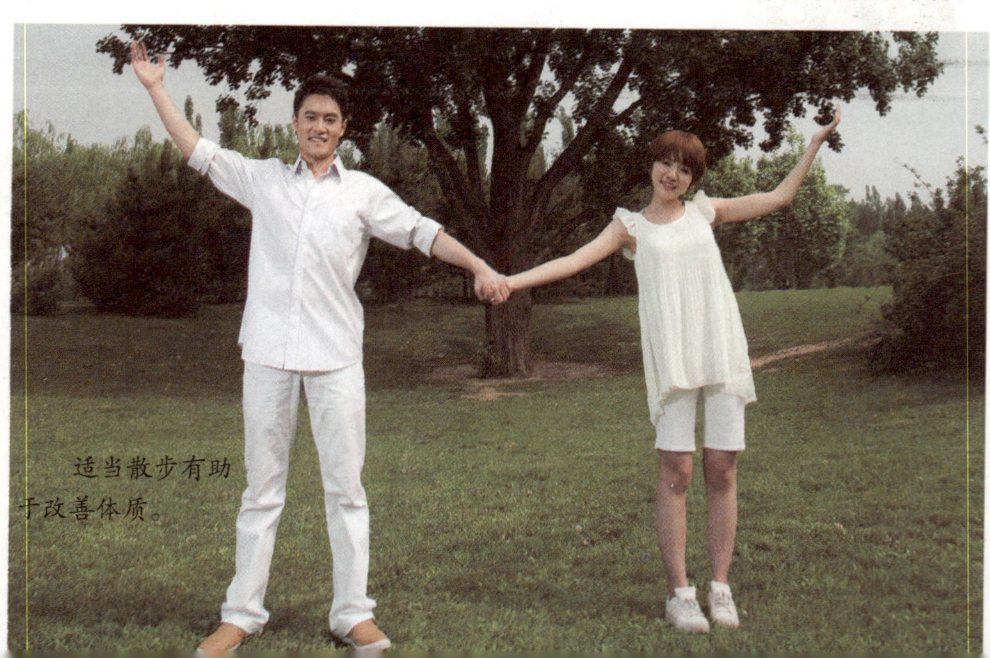

适当散步有助于改善体质。

气海

补气益肾，涩精固本

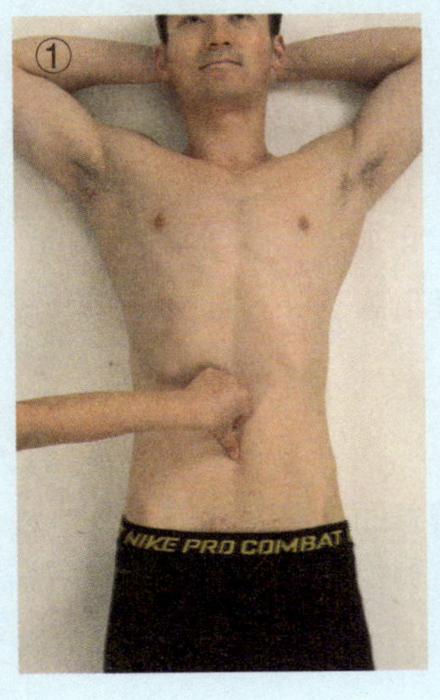

养生功效 气海主要用于调理和改善泌尿生殖系统方面的疾病，如子宫肌瘤、月经失调、痛经、不孕症、胸闷、腹胀、尿频、阳痿、早泄等。对神经衰弱、精神紧张也有一定的疗效。气海俗称丹田，常常指压气海，能使男性精力旺盛，活力充沛。

常用疗法

◎ **灸法**：艾炷灸3～7壮或艾条灸5～15分钟。

◎ **按摩法**：以手指指腹或指间关节向下按压，并做圈状按摩（图①）。

标准定位 在下腹部，前正中线上，在脐中下1.5寸。

穴位速取 仰卧位，先取关元，在关元与肚脐连线的中点处，按压有明显的酸胀感。

关元

培元固本，补益下焦

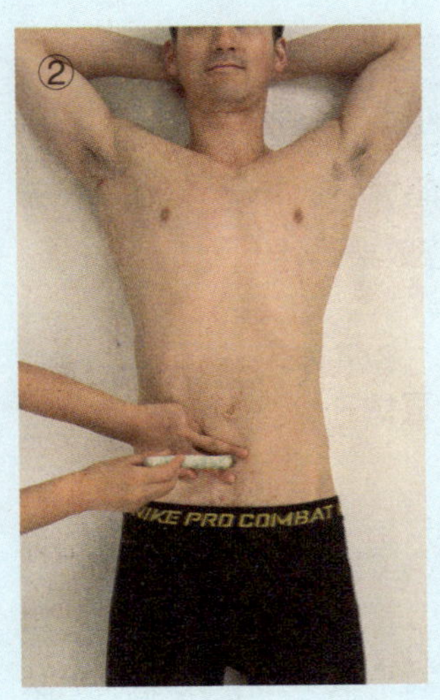

养生功效 多用于调理和改善泌尿生殖系统疾病，对阳痿、早泄、尿频、月经失调、痛经、遗精、功能性子宫出血、子宫脱垂、失眠等疗效显著。

常用疗法

◎ **灸法**：艾炷灸3～7壮或艾条灸10～15分钟（图②）。

◎ **按摩法**：以手指指腹或指间关节向下按压，并做圈状按摩。

标准定位 在下腹部，前正中线上，肚脐下方3寸（4横指宽）。

穴位速取 1.仰卧位，将耻骨联合上缘的中点和肚脐连线5等份，由下向上2/5处。

2.仰卧位，从肚脐向下量3寸处，按压有酸胀感。

山药

补脾养胃，生津益肺

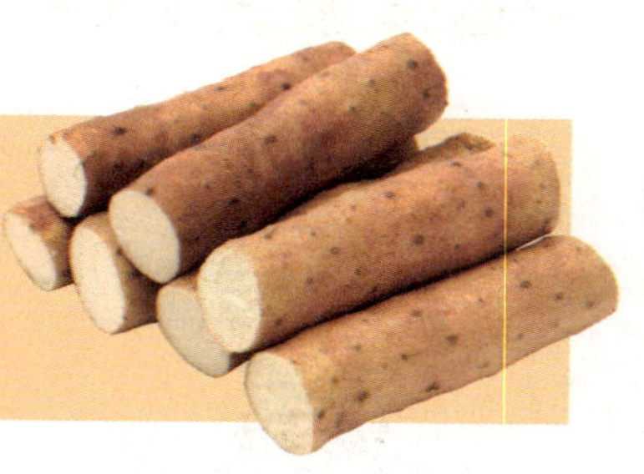

食材简介

山药性平，味甘，归脾、肺、肾经。山药在全国的分布很广，以河南焦作的山药质量最佳。山药因其营养丰富，自古以来就被视为物美价廉的补虚佳品。既可做主粮，又可做蔬菜，还可以制成糖葫芦之类的小吃。

推荐理由

山药富含多种氨基酸，补而不滞，不热不燥，能补脾气而益胃阴，防胃火，为补气佳品。对气虚体质或久病气虚者最为有益，宜常食之。

营养搭配

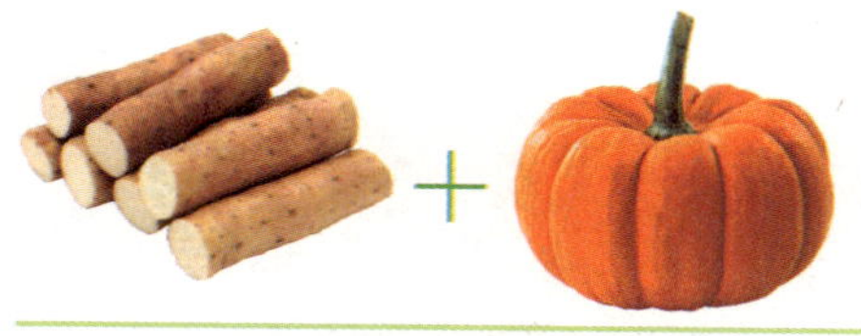

提神补气、滋补全身

山药是比较好的补气食物；南瓜为高纤维食品，有强大和全面的保健功效。二者同食，可提神补气，为滋补佳品。

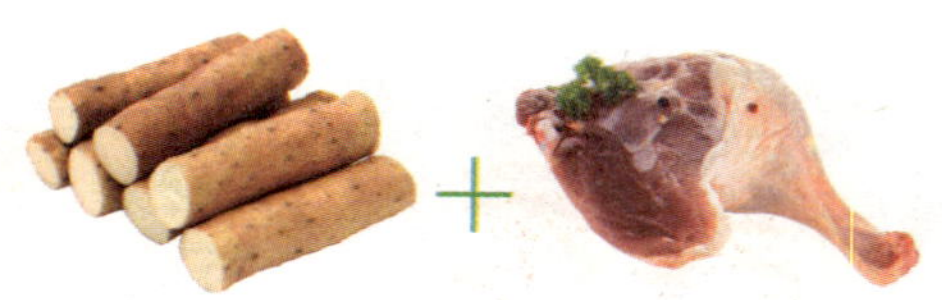

滋阴养胃、清肺利尿

山药与鸭肉搭配食用，不仅可滋阴养胃、清肺利尿、消肿补血，还能健脾止渴、固肾益精、养阴生津、清热凉血，辅助食疗效果颇佳。

专家提醒

▲更年期女性、骨质疏松者以及胆固醇偏高、糖尿病患者宜食。

▲肾功能不全者、便秘者忌食。

▲购买山药时，以表皮无伤痕、无异常斑点，颜色均匀、有光泽且形状完整的为佳。

▲切山药最好用竹刀或塑料刀。没用完的生山药可先在酒中浸一下，用吹风机吹干，再用餐巾纸包好，外围包几层报纸，放在阴凉处存放即可。

葡萄

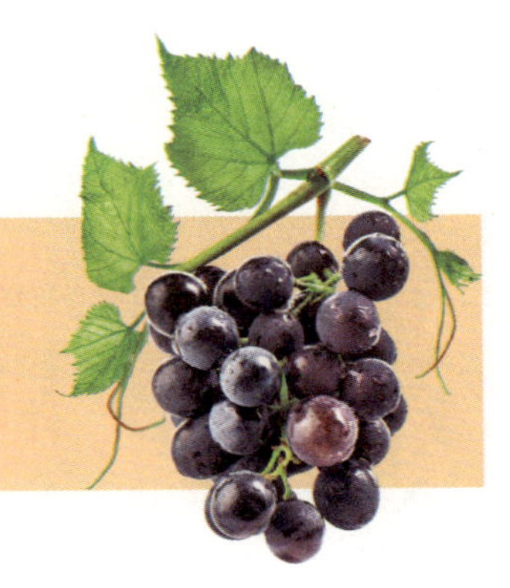

延缓衰老，健脾益胃

食材简介

葡萄性平，味甘酸，入脾、肺、肾经。葡萄皮薄而汁多，酸甜味美，营养丰富，有“晶明珠”之称。葡萄原产西亚，据说是汉朝张骞出使西域时，由中亚经丝绸之路带入我国的，已有两千多年的悠久历史。

推荐理由

李时珍在《本草纲目》中说：葡萄可逐水利尿、益气补血、补脑安神、除烦明目、解渴。中医学认为，葡萄能补气血、强筋骨、益肝阴、利小便、除烦解渴，还可以预防“秋燥”、上火，很适合燥热耗气伤阴的天气食用。葡萄籽中的花青素有助于减少体内多余的自由基，抗氧化能力是维生素E的50倍，维生素C的20倍，具有延缓衰老和增强人体免疫力的作用。

营养搭配

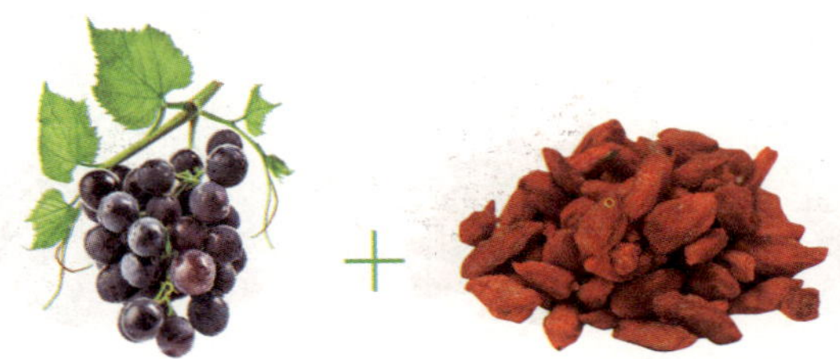

补血养血

枸杞子含天然多糖、维生素B_1、维生素B_2、维生素E、胡萝卜素，葡萄含维生素C与铁。二者拌汁后饮用，营养、口味俱佳。

专家提醒

▲ 肝病、肾炎、高血压、贫血、水肿患者以及儿童、孕妇宜食。

▲ 新鲜且成熟适度的葡萄果粒饱满，大小均匀，青子和瘪子较少。优质葡萄果浆多而浓，味甜，并有玫瑰香或草莓香。

▲ 葡萄的保存依品种不同而不同，一般是放进保鲜袋中再置于冰箱冷藏，可保存3～5天。

牛肉

补中益气，滋养脾胃

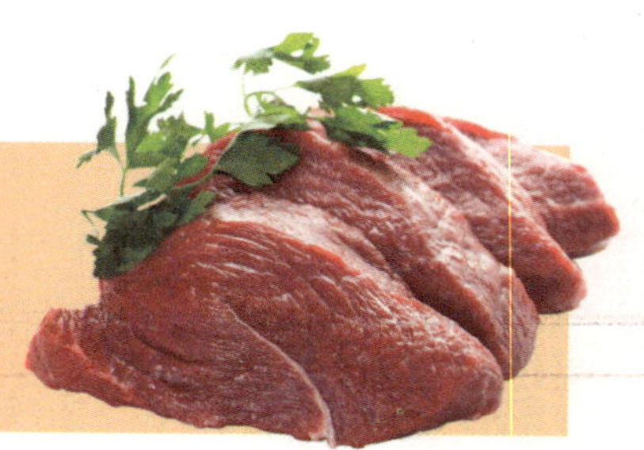

食材简介

牛肉性平，味甘，归脾、胃经。牛有黄牛、水牛、牦牛等种类，平时食用的牛肉主要是黄牛肉。牛肉是我国第二大肉类食品，仅次于猪肉，其蛋白质含量高，而脂肪含量低，味道鲜美，享有“肉中骄子”的美称。

推荐理由

《本草纲目》中指出，牛肉能“安中益气，养脾胃，补虚健体，强筋骨，消水肿，除湿气”。中医学认为，牛肉能滋养脾胃，增强体质，预防上火。牛肉的营养价值很高，古有“牛肉补气，功同黄芪”之说。尤其是寒冬时节，多食牛肉可暖胃，是补益佳品。适用于中气不足、气血两亏、体弱消瘦、颜面苍白、气短乏力、脾虚纳呆等患者食用。气虚者即使稍微多吃一些也不会引起上火。

营养搭配

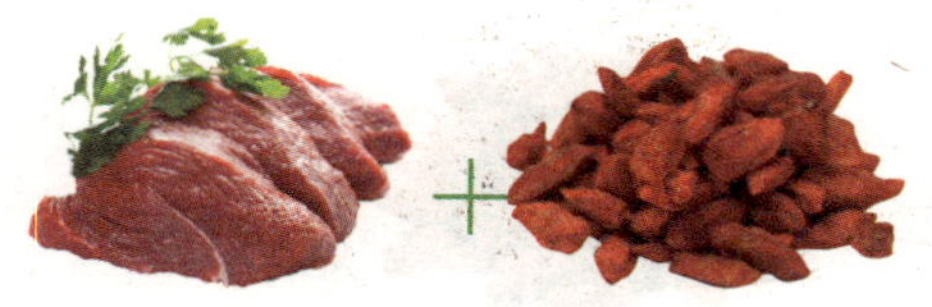

养血补气、和胃益肝

牛肉与枸杞子同食，既可养血补气、和胃益肝，又对体弱多病及劳伤者有辅助食疗效果。

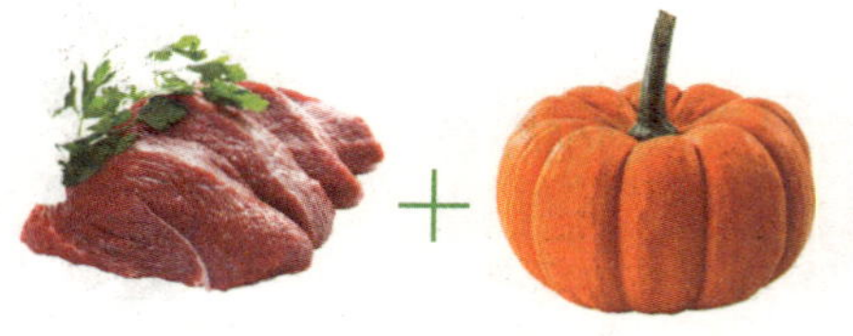

补脾益气、排毒止痛

牛肉具有止渴、强筋骨、补脾胃、益气血的功效。与南瓜同食，可补脾益气、排毒止痛。

专家提醒

▲神经衰弱、头痛患者以及血虚、贫血者宜食。

▲皮肤病、肝病、肾病患者应慎食牛肉。

▲挑选牛肉时，要选表面有光泽、肉质略紧且富有弹性的。新鲜牛肉肉质较为坚实，并呈大理石纹状，肌肉呈棕红色，脂肪多为淡黄色，也有深黄色，筋为白色。

大枣

补虚益气，养血安神

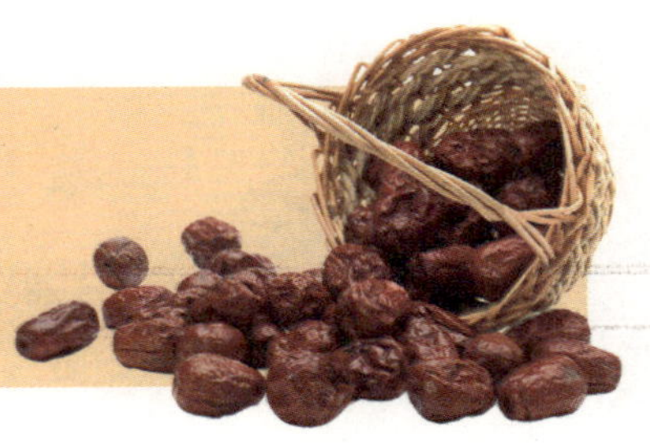

食材简介

大枣又名红枣，性温，味甘，归脾、胃、心经。大枣是补气养血的圣品，能使血中含氧量增强、滋养全身细胞，是一种药效缓和的强壮剂，自古以来就被列为“五果”（桃、李、梅、杏、枣）之一。大枣最突出的特点是维生素含量高。

推荐理由

大枣具有补益脾胃、保护肝脏、养血安神、缓和药效之功效，常食可增强抵抗力，预防上火，特别适合脾胃气虚者、春困乏力者、肝血不足者、失眠多梦者食用。现代的药理学则发现，大枣含有蛋白质、脂肪、糖类、有机酸、维生素A、维生素C、多种微量钙以及氨基酸等丰富的营养成份，能提高人体免疫力，降低血清胆固醇，保护肝脏，对病后体虚、产后贫血的人有很好的滋补作用。

营养搭配

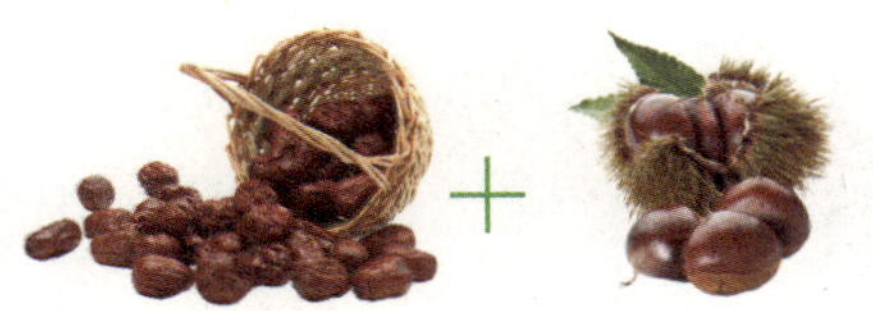

健脾安神、强筋补血

大枣与板栗搭配食用，既可补血生津、健脾安神，又可益气养胃、强筋活血、消肿止血。

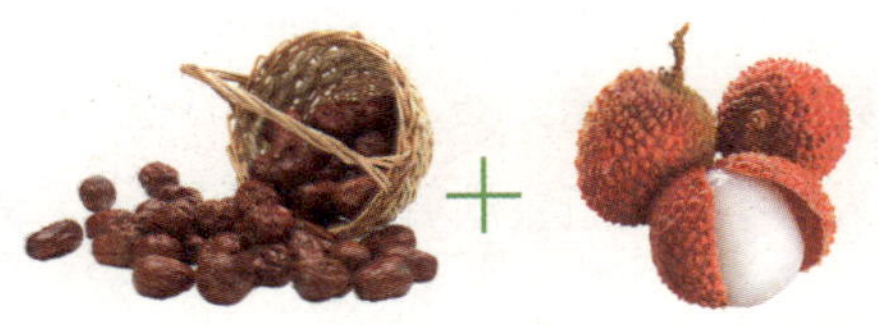

健脾止泻、养肝解毒

大枣与荔枝搭配食用，可散滞气、消腹胀、养肝、解毒、止泻，对脾虚泄泻者尤为适用。

专家提醒

▲气血不足、贫血、抵抗力低、体弱者宜食。

▲腹胀、胃胀者以及糖尿病患者忌食。

▲选购大枣时，以表面有光泽，外表呈紫红色，有浅浅的、极少的皱纹者为优质。

▲大枣易生霉，可用塑料袋密封，置于阴凉通风处保存。

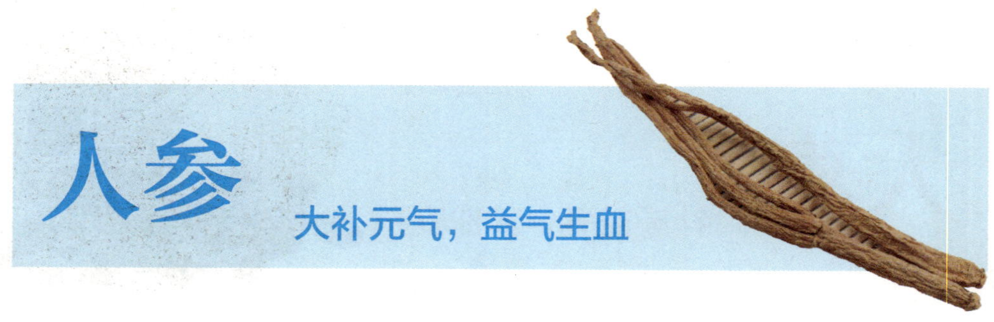

人参

大补元气，益气生血

药材简介

人参性温，味甘、微苦，入脾、肺、心经。人参为五加科植物人参的根，因其根部肥大，形若人的头、手、足，故而称为人参。人参喜欢阴凉、湿润的气候，主产于吉林、辽宁、黑龙江等地，适宜秋季采挖。鲜参洗净后干燥者称“生晒参”；蒸制后干燥者称“红参”；汆烫浸糖后干燥者称“糖参”或“白参”；加工断下的细根称“参须”。

推荐理由

人参具有大补元气、益气生血、益气固脱、益气养心、生津止渴的功效。简单来说，怕冷的人宜吃红参，易上火怕热的人也宜吃白参。气虚患者，即常自汗、乏力、易感冒者可以进补人参。但是因为人参是大补之物，所以每次要小剂量服用。

专家提醒

▲人参不宜与白萝卜、浓茶同服。

▲晚间不宜服用人参。

▲人参不宜用五金炊具烹制。

方剂：

配方	人参5克，银耳15克。
制法	人参切片，用小火熬煮2小时，银耳泡发，与人参一起熬煮1小时即可。
用法	每日服用1次。
功效	适用于气血不足、胸闷等。

配方	人参10克，白酒500毫升。
制法	人参放入酒瓶内，慢慢淋入白酒，注满酒，盖好，浸泡10日。
用法	随意饮用，每次不宜过量。
功效	具有补中益气、滋补强壮、延年益寿的功效。

香附

疏肝理气，调经止痛

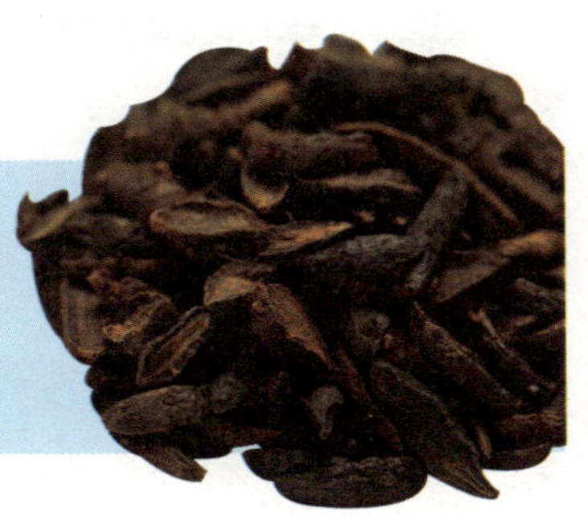

药材简介

香附别名莎草、香附子、雷公头。性平，味辛、微苦、微甘，归肝、脾、三焦经。香附为莎草科植物莎草的根茎。一般在秋季采挖，洗净，燎去毛须，置于沸水中略煮或蒸透，晒干，或燎后直接晒干；或用米醋拌香附片，浸润至透，用小火炒干，放凉，即为醋香附。醋香附止痛效力更强。

推荐理由

香附具有疏肝理气、调经止痛的功效。常用于肝郁气滞引起的胸、胁、腹胀痛等或肝气郁结引起的乳房胀痛、月经不调、闭经；还可用于寒滞肝脉引起的疝气疼痛、痛引少腹等。适宜气虚者日常进补。香附与柴胡配伍，可加强其理气解郁的作用，多用于治胸胁胀痛、肝气郁结所致的月经不调、痛经等。气虚体质者服用香附效果很好又不会导致上火。

专家提醒

气虚无滞、阴虚或血热者忌用。

方剂：

配方	香附、杏仁、木贼各10克，薏苡仁20克，麻黄12克，炮山甲（代）、炙甘草各6克。
制法	将上述中药加水煎煮，滤渣取汁。
用法	每日1剂，分2次服用。
功效	祛风除湿、清热疏肝，适用于扁平疣。

配方	香附30克。
制法	香附加水300毫升，煎至200毫升，1剂煎2次，然后将2次煎的药液和匀。
用法	每日1剂，分3次顿服。
功效	行气解郁、化滞止痛，适用于急性膀胱炎。

推荐食谱和药膳方

山药炒肉片

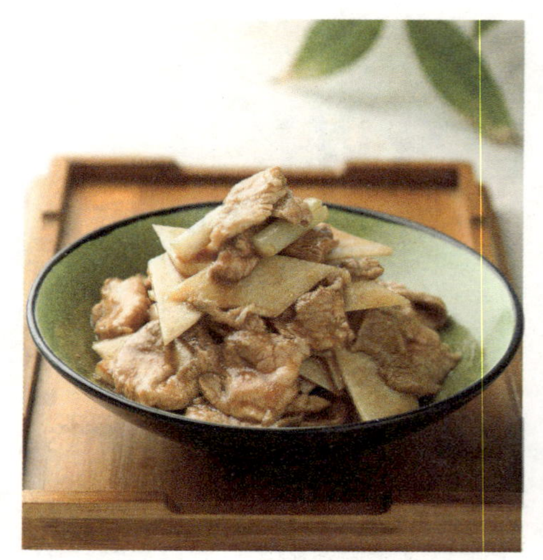

材料 山药片500克，猪瘦肉100克，鸡蛋1个，葱片、姜片各适量。

调料 肉汤、水淀粉各2大匙，酱油1大匙，料酒、盐、味精各少许。

做法 ① 猪瘦肉切片，加盐、料酒、鸡蛋液、水淀粉拌匀上浆。

② 油锅烧热，放葱片、姜片炒香，入猪瘦肉片炒至变色，加入剩余调料，放入山药片迅速翻炒均匀，盛盘即可。

山药杞子元肉炖腩排

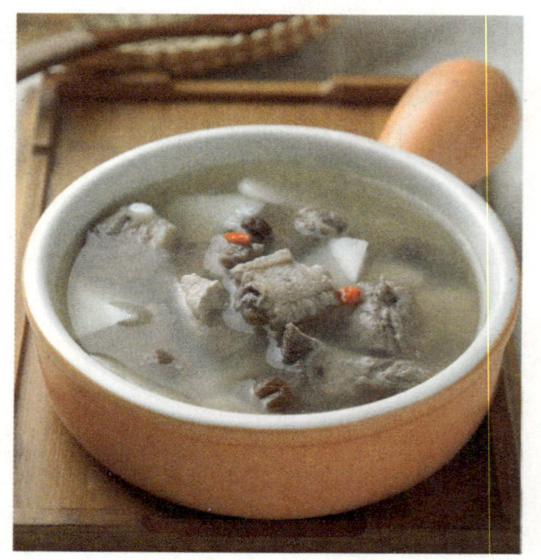

材料 腩排300克，山药片150克，桂圆肉40克，枸杞子20克，姜1片。

调料 料酒2大匙，盐适量。

做法 ① 腩排切长方块，入沸水中汆烫3分钟捞出，洗净，备用。

② 桂圆肉、枸杞子泡软，备用。

③ 所有材料放入煲锅中，倒入1200毫升热水，加入调料，移入蒸锅中隔水蒸炖2小时即可。

胡萝卜牛腩汤

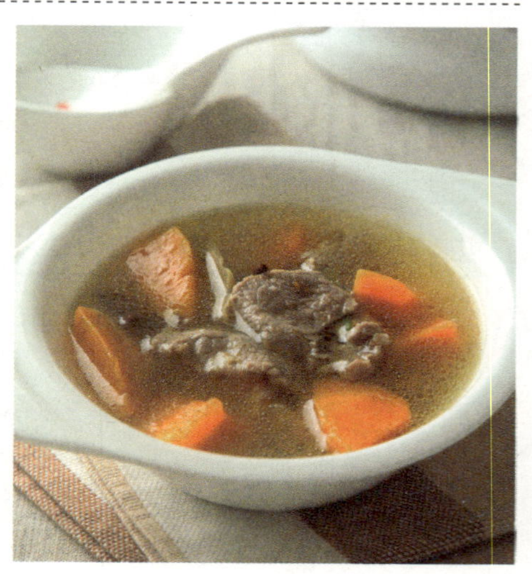

材料 胡萝卜块300克，牛腩20克，葱段、姜片各少许。

调料 大料3粒，盐、料酒各适量。

做法 ① 牛腩洗净后切薄片。

② 油锅烧热，炒香葱段、姜片，下牛腩片翻炒至快熟时烹入料酒，加清水煮沸。撇去浮沫，加大料，改小火将牛腩炖熟。

③ 拣去葱段、姜片、大料，放入胡萝卜块，用盐调味，继续炖至牛腩熟烂即可。

补中益气汤

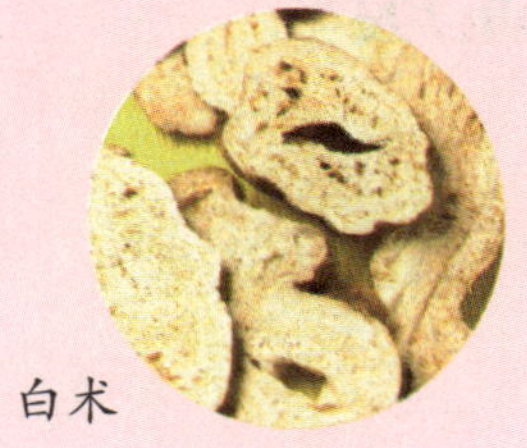
白术

配方：人参、黄芪、炙甘草各15克，白术、当归各10克，陈皮、升麻各6克，柴胡12克，生姜9片，大枣6个。

制法：将上述药材水煎取汁。

用法：每日2次。

功效：此方用于脾胃气虚、少气懒言、大便稀溏者。

黄芪人参益气粥

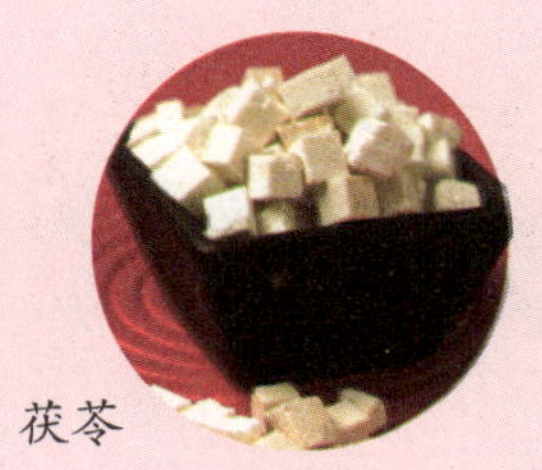
茯苓

配方：黄芪30克，人参10克，茯苓、桑白皮各15克，生姜6克，大枣5个，小米40克。

制法：1.将黄芪、人参、茯苓、桑白皮、生姜加适量水煎汤，煎好后去渣取汁。

2.药汁和小米、大枣一同放入锅中煮成粥即可。

用法：代餐食用。

功效：补气强身，延年益寿。

补虚止汗茶

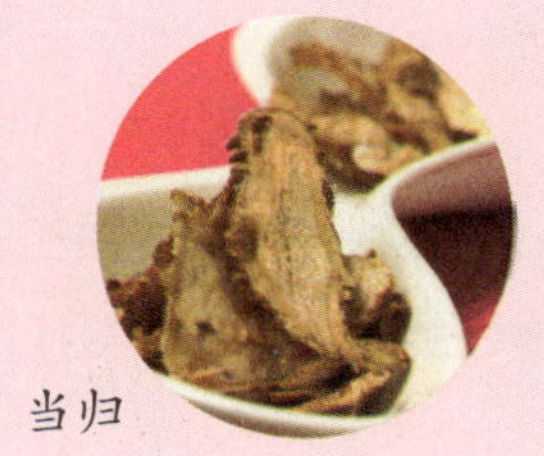
当归

配方：生黄芪20克，生地黄15克，当归12克，黄芩、黑豆衣、瘪桃干各9克。

制法：将上述茶材水煎取汁或用沸水冲泡，盖闷10～15分钟去渣取汁备用。

用法：代茶饮用，每日1剂。

功效：此茶具有补气滋阴的功效，适用于自汗、盗汗等证，补气的同时也不会上火。

参苓红花茶

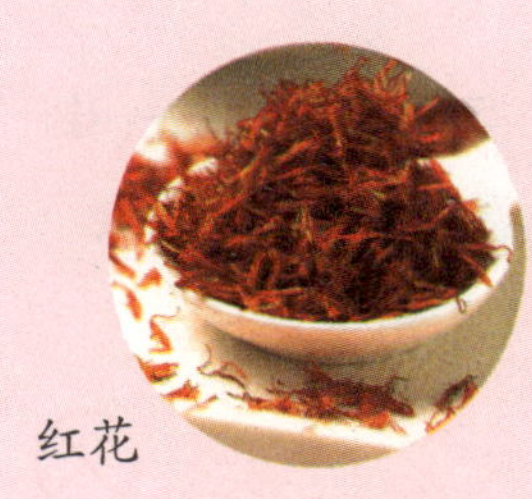
红花

配方：党参、茯苓、红花各6克。

制法：将诸茶材置于砂锅中，加水适量，煎沸20分钟。

用法：代茶温饮，每日1剂。

功效：此茶对气虚体质者非常适宜，不但不会引起上火，还有补益气血的功效。

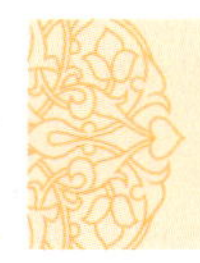
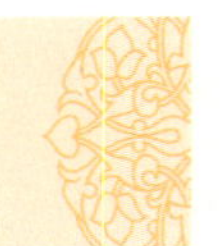

痰湿体质，通气血、祛湿痰

痰湿体质的特征及养生法则

痰湿体质者的特征

◎大多体形肥胖、腹部肥满松软，面部皮肤油脂较多、多汗且黏，并伴有胸闷、痰多、口黏腻或甜。

◎喜食肥甘，苔腻、脉滑；性格偏温和、稳重；易患高血压、糖尿病等疾病。

痰湿体质者的药食养生法则

◎饮食结构不合理、高能量食物摄入过多是形成痰湿体质的重要原因之一。所以，痰湿体质者要以低脂肪、低糖、低热量、膳食纤维食品为主。

◎在食疗上首先要戒烟禁酒，不要吃宵夜，一定要吃早点。痰湿体质者忌暴饮暴食和进食速度过快，忌过饱食。

◎中医学理论认为，黏的东西是可以补脾、补气的。但对痰湿体质者来说，有些甜黏的食物却不能吃，因为它不但不补脾，还会影响脾的消化功能。

◎痰湿体质者要少吃酸性寒凉的东西，如绿豆、乌梅、西瓜、冷饮等。

◎痰湿体质者多发咳嗽、哮喘、痰多、头晕、肠胃不适、呕吐等症状，易生慢性支气管炎、支气管哮喘、肺气肿、动脉粥样硬化、慢性胃炎、慢性肠炎、肥胖症等疾患。因此，痰湿体质者可通过温燥化痰药物进行调养。

痰湿体质者的运动养生原则

◎生活方式的改变而影响体内废物排泄是形成痰湿体质的一个重要原因之一。而运动能促进代谢废物的排泄，故痰湿体质者应当多进行体育锻炼。

◎痰湿体质者与高血压、高脂血症、冠心病的发生具有明显的相关性，因此一切针对这些疾病患者的体育健身方法都适合痰湿体质者，如散步、慢跑、球类、游泳、武术、八段锦、五禽戏以及各种舞蹈等均可选择。

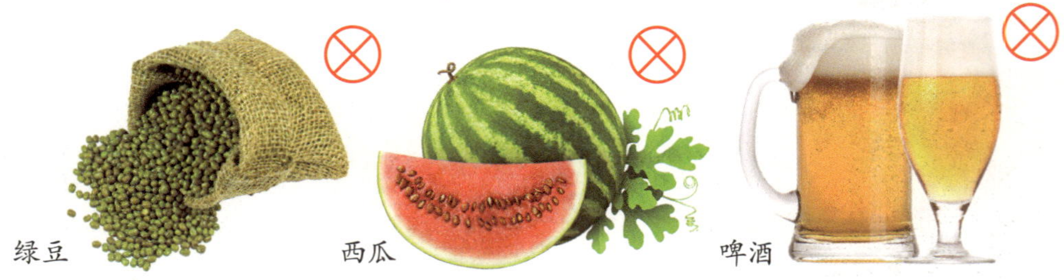

绿豆　　西瓜　　啤酒

阴陵泉

健脾理气，通经活络

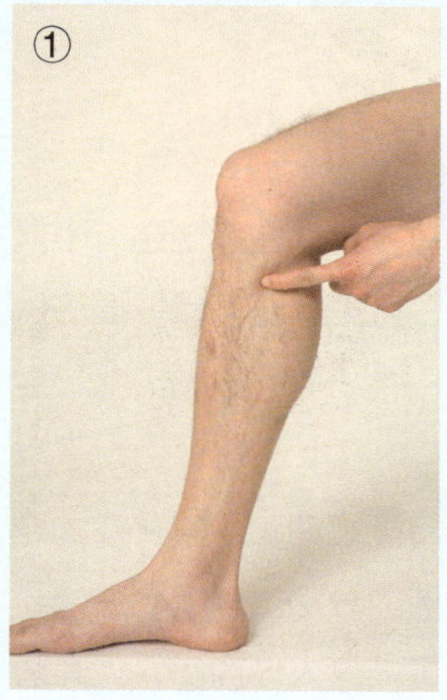

养生功效　健脾理气，通经活络。可改善足部、生殖系统、泌尿系统疾病，并改善小便困难、腹胀、膝痛等。此外，还可用于白带异常、月经失调等妇科疾病，以及更年期综合征、阳痿及尿路感染、腹痛、食欲不振等。

常用疗法

◎ **灸法**：艾炷灸5～9壮或艾条灸5～10分钟。

◎ **按摩法**：以手指指腹或指间关节向下按压，并做圈状按摩（图①）。

标准定位　在小腿内侧，胫骨内侧髁下缘与胫骨内侧缘之间的凹陷中。

穴位速取　1.侧坐屈膝，在膝部内侧，胫骨内侧髁后下方，约与胫骨粗隆下缘齐平处，按压有酸胀感。

2.侧坐屈膝，用拇指沿小腿内侧骨内缘由下往上推，至拇指到膝关节下时，在胫骨向内上弯曲处可触及一凹陷处。

天枢

调中和胃，理气健脾

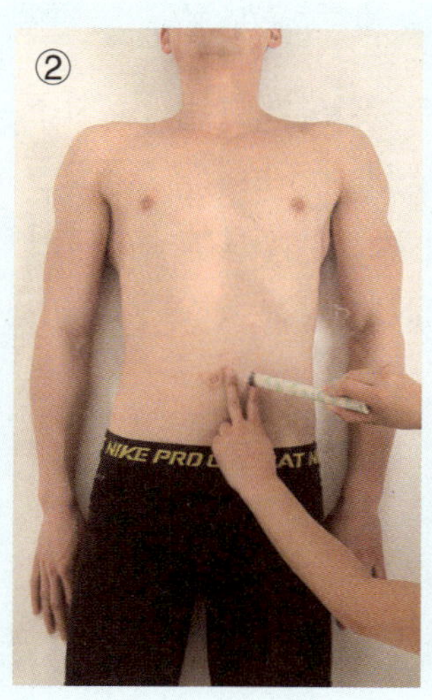

养生功效　调中和胃，理气健脾。天枢是调理和改善大肠疾病的重要穴位，可以促进肠胃蠕动，用于消化系统相关疾病，改善中暑、痛经、月经紊乱等。此外，按摩本穴还可瘦腰、减少小腹赘肉，起到瘦身效果。

常用疗法

◎ **灸法**：艾炷灸3～5壮或艾条灸15～30分钟（图②）。

◎ **按摩法**：以手指指腹或指间关节向下按压，并做圈状按摩。

标准定位　在腹部，横平脐中，前正中线旁开2寸。

穴位速取　1.坐位或仰卧位，在腹部，横平脐中，前正中线旁开2寸，按之有酸胀感。

2.坐位或仰卧位，在肚脐旁开约2横指处，按压有酸胀感。

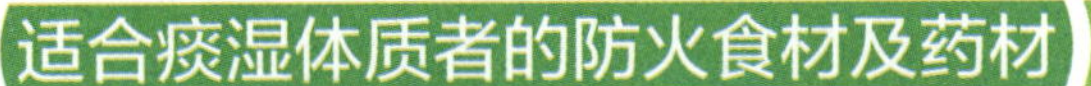

白萝卜

祛寒保暖，止咳化痰

食材简介

白萝卜性凉，味甘、辛，归肺、胃经。我国是萝卜的故乡，早在《诗经》中就有关于萝卜的记载。俗语说“萝卜上了街，药店不用开。”可见，萝卜是地道的保健食品，食用、药用两相宜。

推荐理由

白萝卜为食疗佳品，具有促进消化、增强食欲、加快胃肠蠕动和止咳化痰的作用。白萝卜中含有较多的水分，食用后可以增加口腔中唾液的分泌量，起到生津止渴的作用。白萝卜中含有的芥子油不仅可帮助消化，而且可减少人体内热，具有清热化痰的作用。白萝卜非常适合痰湿体质者食用。

营养搭配

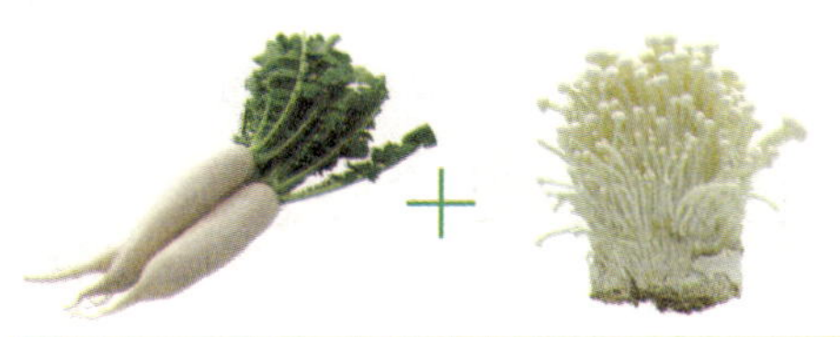

提高记忆力、调节心血管

白萝卜可清肺化痰、顺气消食，金针菇则具有降低胆固醇、健胃益气、益智补脑的功效。二者搭配食用，对消化不良、记忆力低下及心脑血管等疾病有一定的辅助食疗作用。

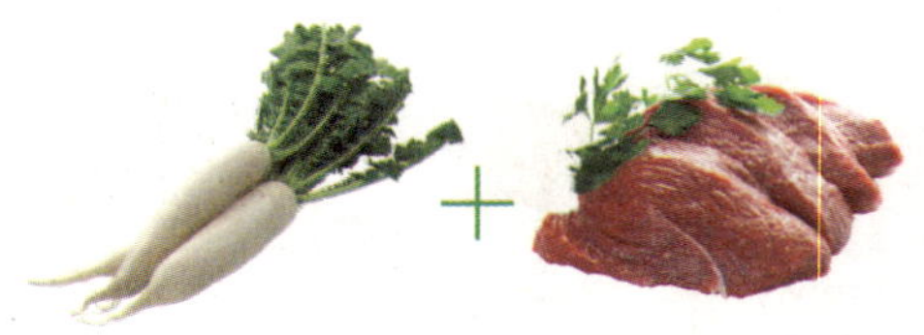

调和五脏、补气养血

白萝卜与牛肉搭配食用，可补五脏、益气血，对消化不良、营养不良、消渴、虚损羸瘦、腰膝酸软等病证有比较好的缓解与改善效果。

专家提醒

▲大便不畅、十二指肠溃疡、支气管炎、肺炎、痢疾患者宜食。

▲先兆流产、子宫脱垂者忌食。

▲选购白萝卜时，以叶片新鲜不枯萎、外表洁净光滑无裂痕、无须根者为佳。

海带

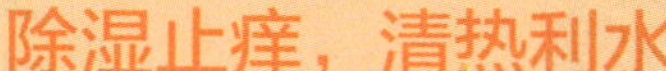

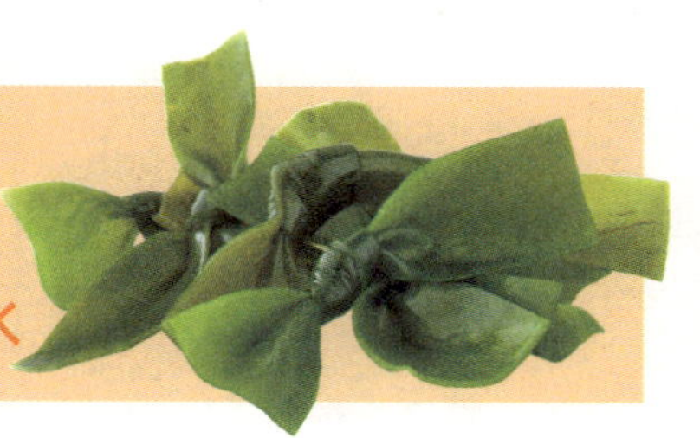

食材简介

海带别名昆布、海带菜、江白菜、海带草、海草等，性寒，味咸，归肺经。海带主要是自然生长，也有人工养殖，多以干制品行销于市，素有“长寿菜”“海上之蔬”“含碘冠军”的美誉。

推荐理由

我们日常生活中常吃的海带，具有除湿止痒、清热利水的功效，它是痰湿体质者食用的佳品。海带中含有大量的甘露醇，而甘露醇具有利尿消肿的作用，可防治肾功能衰竭、老年性水肿、药物中毒等病症。同时，甘露醇与碘、钾、烟酸等元素协同作用，对防治动脉硬化、高血压、慢性气管炎、水肿等疾病有较好的效果。

营养搭配

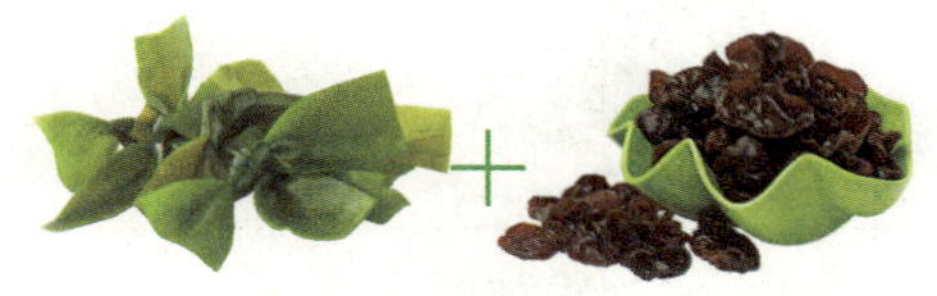

清热解毒、补气生津

海带含有碘，可缓解碘缺乏而引起的病症；豆腐营养丰富，与海带同食有清热解毒、补气生津作用。

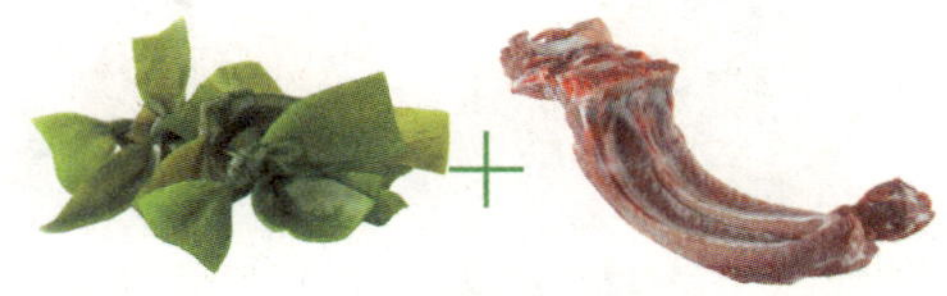

增强人体机能、止痒

海带与排骨搭配食用，不仅营养丰富，而且还能增强人体机能，对皮肤瘙痒有一定的缓解作用。

专家提醒

▲乳腺增生且伴有肥胖、内分泌失调者宜食。

▲甲亢患者、脾胃虚寒者忌食。

▲选购海带要注意三点：一是海带上要有“白霜”；二是叶宽厚、色浓绿、紫中微黄、无枯黄叶；三是手感不黏。

▲针对全球海洋污染的现状，最好将海带放于清水中浸泡2小时以后再烹调。

梨

清心润肺，养阴清热

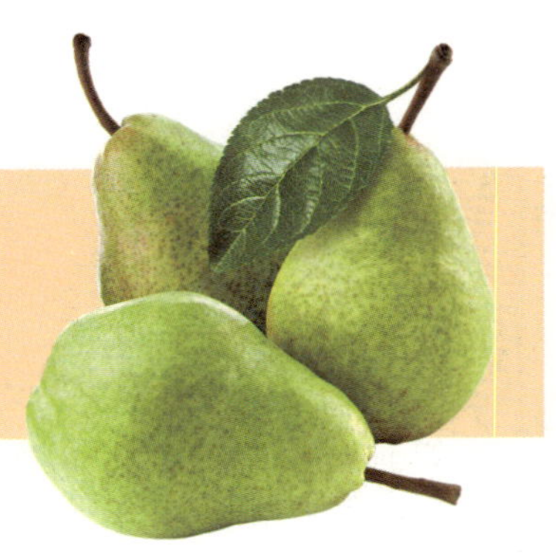

食材简介

梨性凉，味甘，微酸，归胃、肺经。在世界果品市场上，苹果、梨和橙被称为“三大果霸”。梨因其鲜嫩多汁，酸甜适口，所以又有“天然矿泉水”之称。

推荐理由

梨有降低血压、清热镇惊、保护肝脏、帮助消化、去火的作用。梨含有配糖体及鞣酸等成分，多食能祛痰止咳，非常适合痰湿体质者食用，因四季更替，北方气候干燥，很多人常被咽喉干痛、嘴唇干裂、口臭、便秘等上火的症状所困扰，而吃梨有助于缓解以上症状。

营养搭配

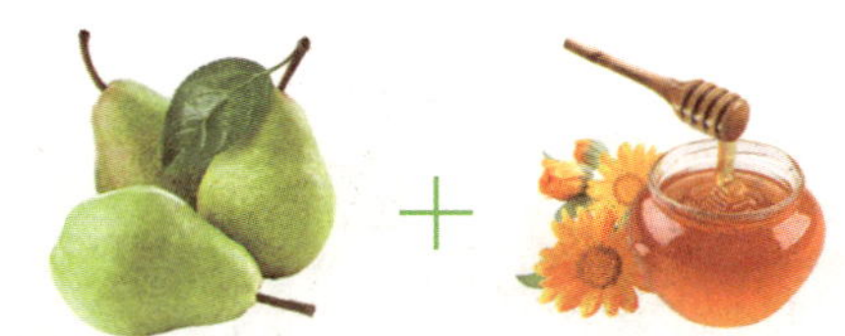

清肺降火、止咳化痰

梨与蜂蜜一同食用，能清肺降火、止咳化痰、润燥生津、除烦解渴、消散酒毒、祛病养身，对人体健康有益。

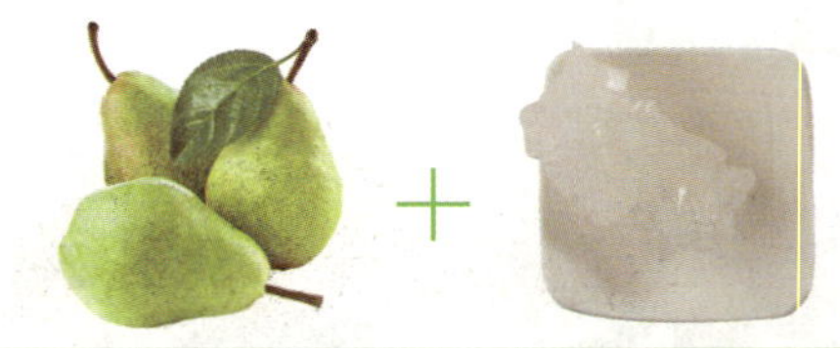

润肺解毒

梨性寒，可润肺生津、清肺热、止咳化痰；冰糖有滋润作用。二者同食可以润肺解毒，是一种很常见的搭配。

专家提醒

▲ 肝炎、肝硬化、心脏病、支气管炎患者宜食。

▲ 脾胃虚寒、长期腹泻、慢性胃炎患者以及孕妇、月经期女性忌食。

▲ 挑选梨时，应优先选择果型饱满，皮薄，无斑疤、无变色、无虫蛀、无破皮，香味浓郁者。

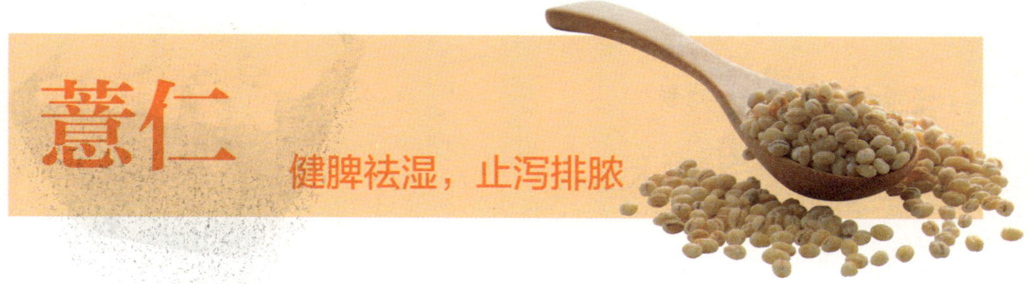

薏仁

健脾祛湿，止泻排脓

食材简介

薏仁又名薏苡仁、起实、回回米，性凉，味甘、淡，归脾、胃、肺经。薏仁属禾本科一年或多年生草本植物，主产于福建、河北、辽宁等地，全国各地亦有栽培。薏仁是中国古代宫廷膳食之一，同时也是一味营养价值很高的药用粮食，被誉为“世界禾本科植物之王”，在欧洲被称为“生命健康之禾”。

推荐理由

薏仁有健脾渗湿、除痹止泻、清热排脓等功效。薏仁是常用的中药，又是常见、常吃的食物，可用于脾胃虚弱、便溏腹泻的患者，还具有良好的减肥功效。对痰湿体质的人群来说，既能祛湿补肺，多吃也不易上火。

营养搭配

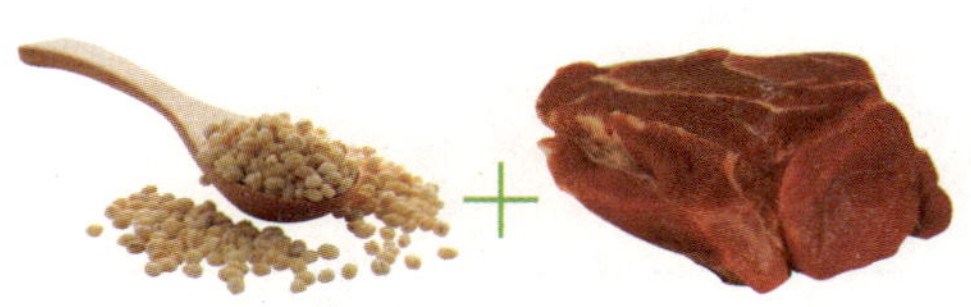

健脾祛湿

猪瘦肉能够提供优质蛋白质和人体必需的脂肪酸，与薏仁搭配，营养互为补充，保健功效更佳。

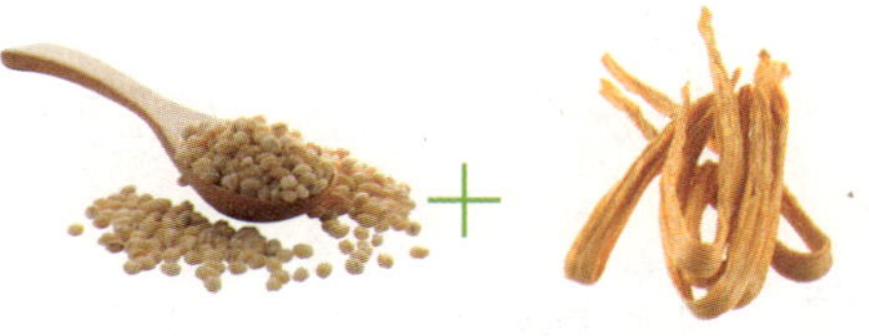

降低胆固醇

腐竹不含胆固醇，与薏仁一起做汤食用有降低人体血液中胆固醇含量的作用，二者搭配烹食，口感也不错。

专家提醒

▲关节炎、慢性溃疡、腹泻患者以及急慢性肾炎水肿、腹水患者宜食。

▲孕妇、经期女性以及消化功能较弱的儿童、老人忌食。

▲薏仁以粒大完整、饱满、结实，少杂质及粉屑者为佳，宜装于有盖的密封容器内，置于阴凉、通风、干燥处保存，并注意防潮。

茯苓

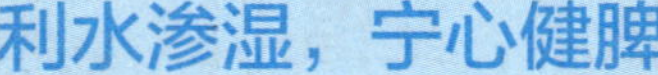

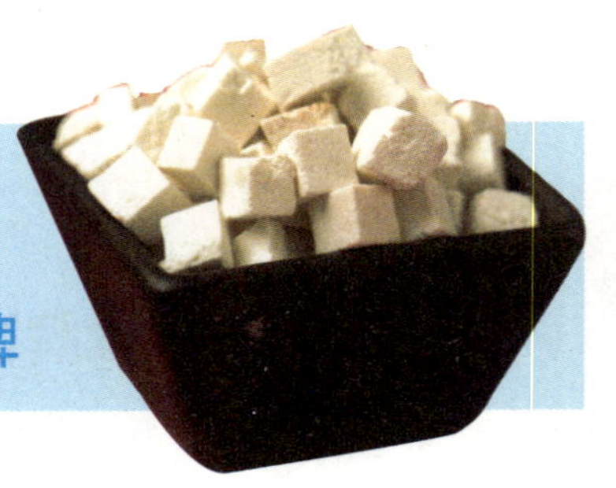

药材简介

茯苓俗称云苓、松苓，性平，味甘、淡，归肝、胃经。茯苓主产于云南、湖北、安徽、四川、河南等地，属多孔菌科的真菌，生于砾质土壤、向阳山坡、松属植物的根际，现多为人工栽培。茯苓的药用部位为菌核，为多孔菌科真菌茯苓的干燥菌核，多于7～9月采挖，除去泥沙，堆置“发汗”后，摊开晾至表面干燥，再“发汗”，反复数次至出现皱纹、内部水分大部分散失后，阴干即成。

推荐理由

茯苓是利水渗湿的常用药，因其性味平和，常用于脾虚泄泻、痰饮咳嗽等湿证。茯苓兼有健脾、宁心、护肝的功效，可防肝火、心火。雨水较多时，易生湿，痰湿体质者这时候在饮食方面要注意健脾祛湿，可适当进补茯苓来调理。

专家提醒

阴虚无湿热、虚寒滑精、气虚下陷者慎服。

方剂：

配方	茯苓60克，白酒500毫升。
制法	将茯苓捣碎，用纱布包好，放入酒坛中，密封坛口，浸泡10日即可。
用法	每日早餐1小杯。
功效	调和气血、舒筋和血。

配方	茯苓适量。
制法	茯苓削成如大枣一样大的方块，放在新瓮内，用好酒浸泡，然后用纸封起来，百日之后打开，其颜色如饧糖。
用法	每日吃1块。
功效	润泽肌肤、洁面祛斑、延年益寿。

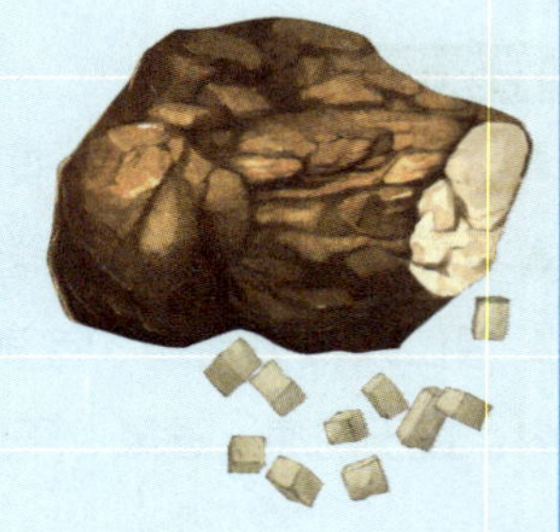

半夏

燥湿化痰，降逆止呕

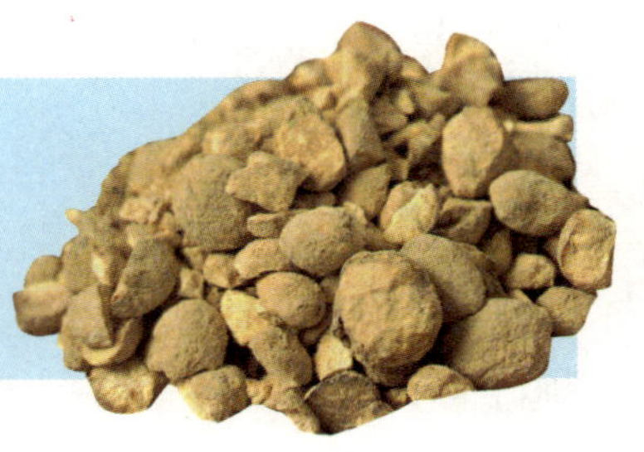

药材简介

半夏别名叶半夏、三叶老、三步跳，性温，味辛，归脾、胃、肺经。半夏为天南星科植物半夏的干燥块茎，在我国的大部分地区均有生长，主产于湖北，多在夏、秋二季采挖，洗净，除去外皮及须根，晒干。

推荐理由

半夏具有燥湿化痰、降逆止呕的作用，常用于咳嗽、气喘、多痰、头痛、风痰眩晕、痰饮眩悸、痰厥头痛、呕吐反胃、胸脘痞闷等症。可解肺热，预防肝火。

专家提醒

半夏不宜与乌头类药材配伍；半夏有毒，内服前应遵医嘱。

方剂：

配方	半夏、米醋各适量。
制法	半夏焙干，研为细末，米醋调匀，贮瓶备用。
用法	用时涂敷面部，从早至晚频涂，3日后，用皂角汤洗下。
功效	散结行瘀、祛风白面、细面嫩容，可用于增白面色。

配方	半夏、生姜各10～30克。
制法	将上述中药以水煎煮，取汁。
用法	每日1剂，分2次温服。
功效	适用于呕吐或恶心欲呕。

配方	半夏粉适量。
制法	半夏粉与水调匀。
用法	睡前涂于患处。
功效	可缓解因行路过多而导致的脚部起泡。

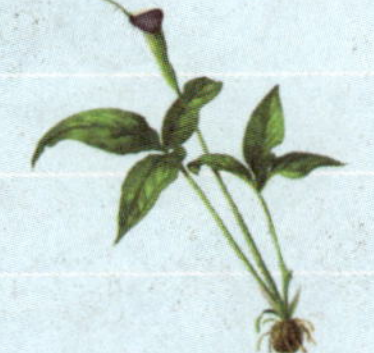

推荐食谱和药膳方

萝卜炖牛肉

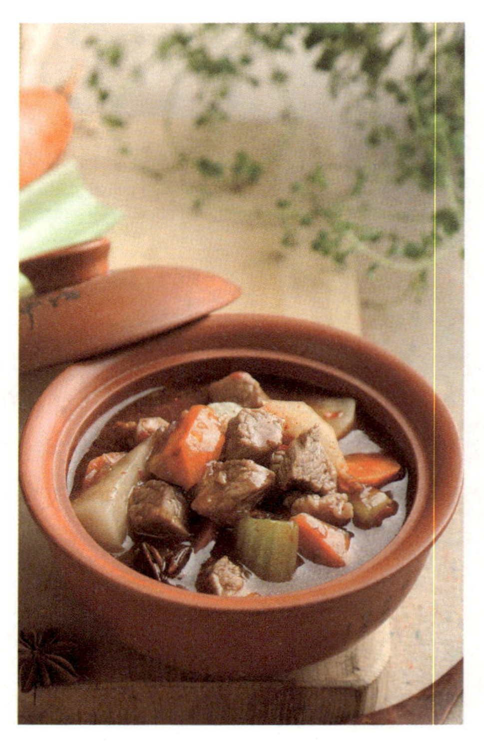

材料 牛肋骨、白萝卜块各500克，胡萝卜块200克，西芹100克，洋葱末20克，姜末30克。

调料 大料2粒，豆瓣酱3大匙，白糖2大匙，盐少许。

做法 ①牛肋骨洗净，切小块，入沸水中汆烫至变色，捞出；西芹洗净，切块。

②油锅烧热，爆香洋葱末及姜末，加豆瓣酱拌炒至散发出香味，加入牛排骨块翻炒约1分钟。

③做法②的材料倒入汤锅加1000毫升水，放入剩余材料和调料，以大火煮开后改小火煮约90分钟，至牛排骨块熟软且汤汁略收干即可。

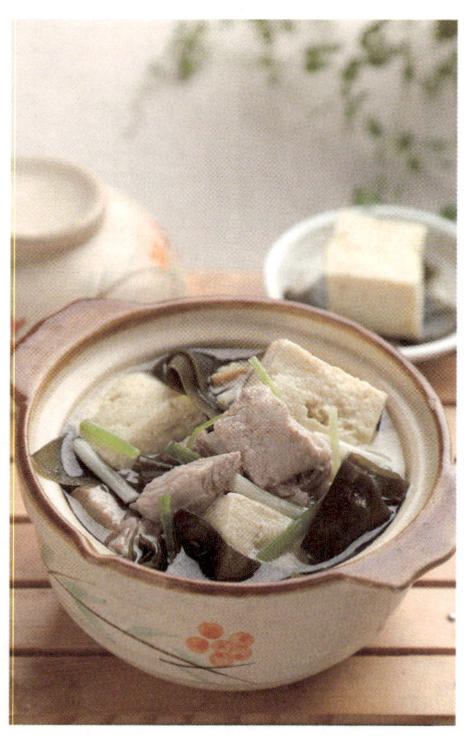

海带排骨汤

材料 冻豆腐300克，海带100克，猪排骨50克，葱段、姜片各适量。

调料 盐少许。

做法 ①冻豆腐化冻后切成3厘米见方的大块；猪排骨洗净剁成小块；海带洗净。

②排骨块放入冷水锅中，大火煮至沸腾，捞出排骨洗净，备用。

③砂锅注水，入葱段、姜片和排骨块，煮沸后加盖小火焖煮1小时。

④加入海带，小火焖煮40分钟。调入盐，入冻豆腐，焖煮20分钟即可。

化痰燥湿方

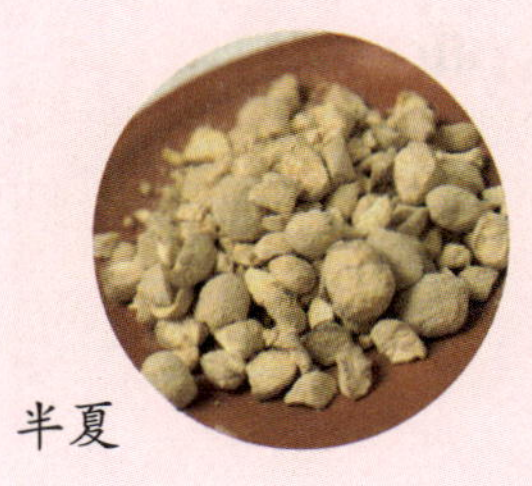
半夏

配方：陈皮6克，法半夏、茯苓、苍术、厚朴、白芥子、莱菔子各10克，炙甘草5克。

制法：将上述中药用水煎煮，取药汁。

用法：每日1剂，分2次服用。

功效：宽中理气，化痰燥湿。

泽泻乌龙茶

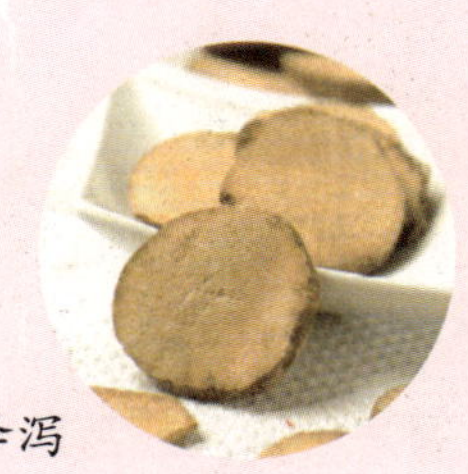
泽泻

配方：泽泻15克，乌龙茶3克。

制法：将泽泻加水煮沸，取药汁冲泡乌龙茶即可。

用法：代茶饮，可冲泡3～5次，当日饮完。

功效：化痰利湿，散瘀降脂。

参苓白术散

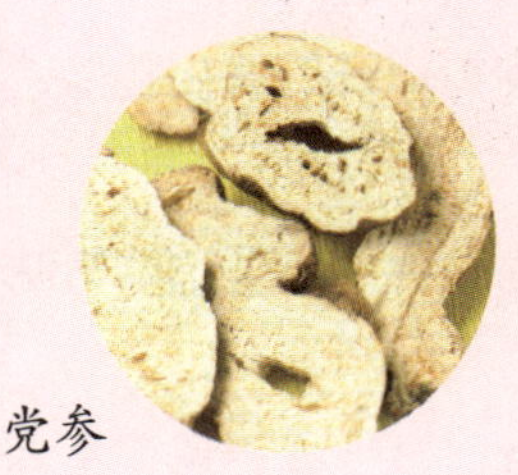
党参

配方：党参、茯苓各15克，薏仁24克，莲子肉、荷叶、白术各12克，桔梗、白扁豆各10克，砂仁（后下）、甘草各5克，陈皮3克。

制法：水煎，取药汁。

用法：每日1剂，早晚分服。

功效：健脾益气，和胃化湿。用于脾虚湿困，食欲不振，脘腹胀闷，大便溏烂。

银耳茶

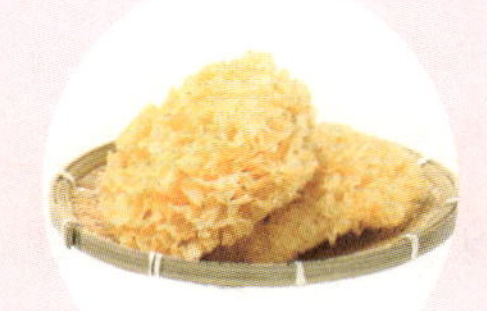
银耳

配方：银耳20克，茶叶5克，冰糖适量。

制法：将银耳洗净，加水与适量冰糖（勿用绵白糖）炖熟；再将茶叶泡5分钟取汁和入银耳汤，搅拌均匀，倒入杯中即可。

用法：代茶饮用，每日1剂。

功效：银耳配冰糖可助滋养润肺、止咳化痰之力，配茶叶取其消痰于利湿之中，兼有消炎之功效。

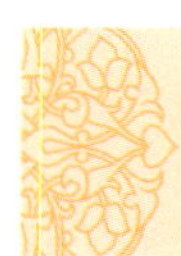

湿热体质，防火先要祛湿

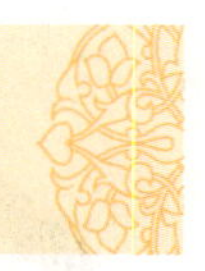

湿热体质的特征及养生法则

湿热体质者的特征

◎ 面部和鼻尖总是油光发亮，脸上容易生粉刺，皮肤容易瘙痒。

◎ 常感到口苦、口臭或嘴里有异味，舌质偏红苔黄腻。

◎ 大便黏滞不爽，小便有发热感，尿色发黄。

◎ 大便次数多，不成形，尤其是早晨大便急，一泻为快。

湿热体质者的药食养生法则

◎ 湿热体质者是以湿热内蕴为主要特征的体质状态，宜食用性寒凉、味淡或苦且具有清热、利湿作用的食物。

◎ 适度饮水，避免水湿内停或湿从外侵入。

◎ 湿热体质者不宜暴饮暴食，宜少吃肥腻食品、甜味品，以保持良好的消化功能，戒烟、酒等辛热之物。

◎ 湿热体质者在日常饮食上要多吃一些气味香醇的食物，因为在中医学理论中气味香醇的东西是可以化除湿邪的，如香菜、藿香等。

◎ 湿热体质者不宜多食肥腻味厚、易生湿、可加重湿证的食物以及性质温热、有补益助热作用的食物。

◎ 湿热体质是以湿热内蕴为主要特征的体质状态，湿热体质者应根据自身情况选用具有疏肝利胆、健脾利湿、清热利湿的药物来调养。用中药进行调养时，一定要分清楚身体是湿重还是热重。

◎ 若是湿重则以化湿为主，可选用六一散、平胃散等；若是热重，则以清热为主，可选用连朴饮、茵陈蒿汤甚至葛根芩连汤。在这一原则下，再根据某些特殊表现选择相应的中药，如湿疹加野菊花、紫花地丁、苦参等。

湿热体质者的运动养生原则

◎ 湿热体质的人群适合做大强度、大运动量的锻炼，从而消耗体内多余的热量，排泄多余的水分，达到清热除湿的目的。

◎ 湿热体质者应主要选择以锻炼全身体力和耐力为目标的有氧运动，如打羽毛球、踢毽子、慢跑、上下楼梯、骑自行车等。

太冲

调经和血，疏肝理气

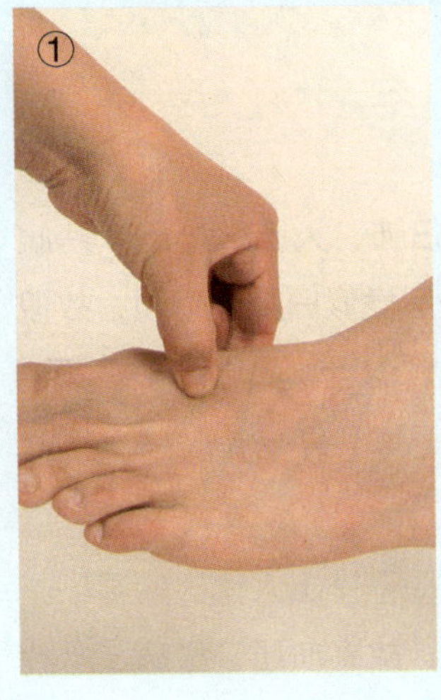

养生功效 太冲是肝经的重要穴位，用于乳腺炎、头痛失眠、眩晕、高血压、痛经、肝炎等。

常用疗法

◎ **灸法**：艾炷灸或温针灸3～5壮，或艾条灸5～15分钟。

◎ **按摩法**：以手指指腹或指间关节向下按压，并做圈状按摩（图①）。

标准定位 在足背，第1、第2跖骨之间，跖骨底结合部前方凹陷处，在拇长伸肌腱外缘处。

穴位速取 1.侧坐伸足或仰卧位，在足背，第1、第2跖骨间，跖骨底结合部前方凹陷中，可触及动脉搏动处。

2.侧坐伸足或仰卧位，在第1跖骨间隙后方的凹陷中，可触及动脉搏动，按压有酸胀感。

合谷

镇惊止痛，通经活络

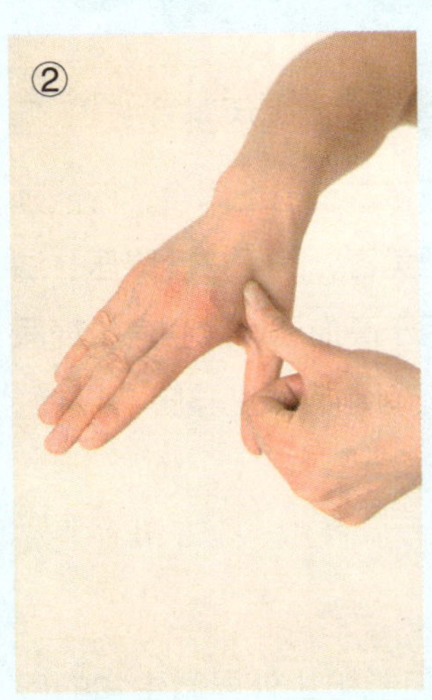

养生功效 合谷适用于面部五官的疾病，对头痛、牙痛、感冒很有疗效。俗话说："牙痛不是病，痛起来真要命"，牙痛一旦发作，及时按压合谷，会有一定的止痛效果。也可缓解肠胃不适的各种症状及痛经，还可减少青春痘、改善眼袋和皮肤粗糙。

常用疗法

◎ **灸法**：米粒灸8～9壮或艾条灸10～20分钟。

◎ **按摩法**：以拇指向下用力按压4～5次，并做圈状按摩（图②）。

标准定位 手背，第1、第2掌骨间，当第2掌骨桡侧的中点处。

穴位速取 1.在手背，第2掌骨桡侧的中点处，按压有酸胀感。

2.以一手的拇指指间关节横纹放置在另一手拇指、食指之间的指蹼缘上，在拇指尖下。

冬瓜

利水消肿，清热解毒

食材简介

冬瓜别名又叫白瓜、白冬瓜、枕瓜，性寒，味甘，归肺、大肠、小肠、膀胱经。冬瓜主要产于夏季，因将要成熟之际，表面会形成一层类似白霜的物质，故取名为“冬瓜”。冬瓜由于适应性好，产量高，易栽培，易贮耐运，虽出产于夏季，却能贮藏至冬季。

推荐理由

冬瓜具有化痰止渴、利尿消肿、清热解毒的功效，有助于排出人体内的湿热。冬瓜含维生素较多，且钾盐含量也很高，而钠盐含量较低，故高血压、肾病、水肿等患者食用冬瓜可达到消肿而不伤正气的作用。

营养搭配

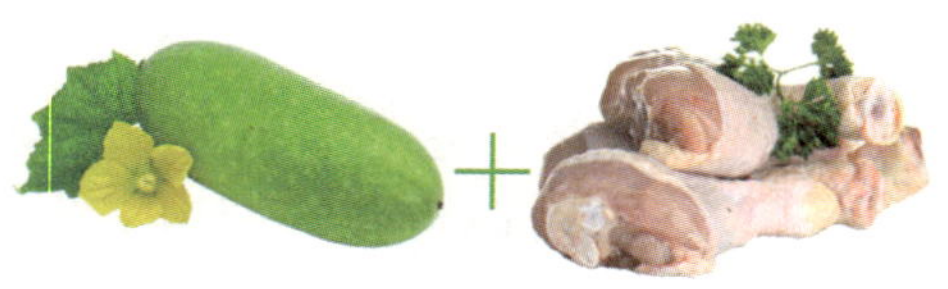

美容美体、清热利尿

冬瓜与鸡肉二者搭配同食，既可补中益气、清热利尿、消肿减肥，又能排毒养颜、美体纤体，辅助食疗功效十分显著。

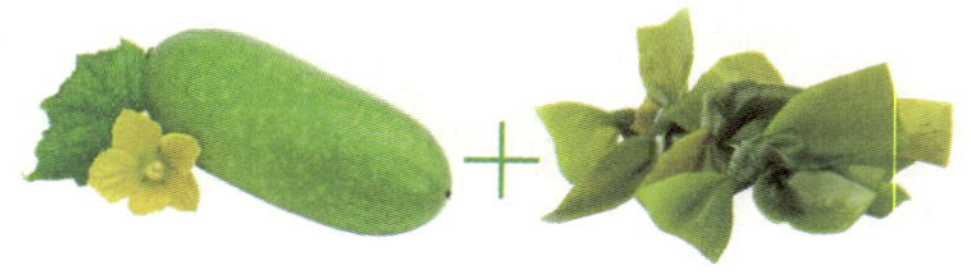

美容美体、防病强身

冬瓜与海带二者搭配同食，既能延年益寿、减肥美容，又可祛脂降压、清热利尿，适用于高血压、冠心病、糖尿病、高脂血症、水肿以及肥胖症等患者。

专家提醒

▲肥胖、夏季暑热烦闷者宜食。

▲畏寒的老年人、脾肾阳虚久病者忌食。

▲贮藏冬瓜注意不要碰掉冬瓜表面上的白霜，因为它不但能防止外界微生物的侵害，还能减少瓜肉水分的蒸发。

猪肉

除湿止痒，清热利水

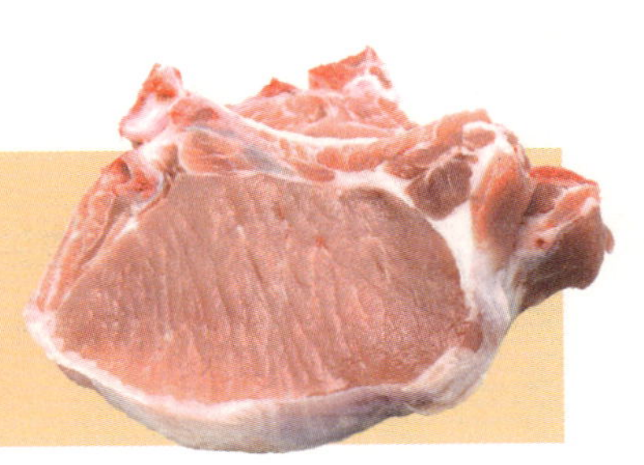

食材简介

猪肉性微寒，味甘、咸，归脾、肾经。猪肉的纤维比较细软，结缔组织较少，肌肉中含有较多的肌间脂肪，是人们餐桌上重要的动物性食品之一，也是人类摄取动物类脂肪和蛋白质的主要来源之一。

推荐理由

日常食用的牛羊肉等多性温，湿热体质者食之易助热生火，猪肉则没有此弊端。猪肉具有补中益气、润泽肌肤、益精髓、滋阴、补心肺等功效，对人体的补益大有作用，湿热体质者可以放心食用。

营养搭配

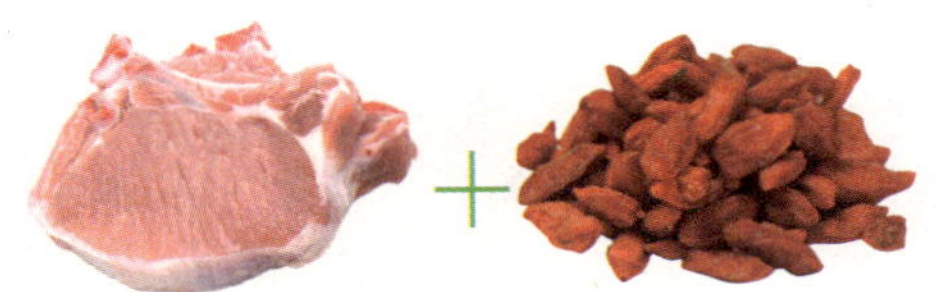

滋补肝肾、延年益寿

猪肉与枸杞子搭配食用，既可滋补肝肾，又能延年益寿，特别适用于体弱乏力、贫血头晕、肾虚阳痿、腰膝酸痛等患者。

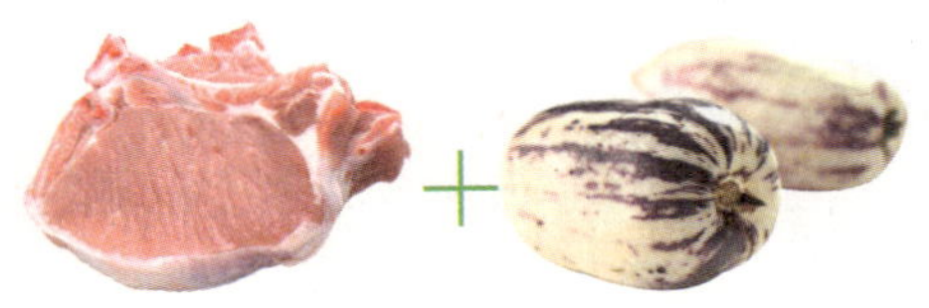

健脾益胃、生津止渴

猪肉与人参果搭配食用，能健脾益胃、生津止渴、滋阴润燥、益气补血，对病后体虚、营养缺乏、消化不良及便秘等症状有较好的辅助食疗功效。

专家提醒

▲ 体质瘦弱、皮肤干燥、营养不良、缺铁性贫血者宜食。

▲ 肥胖者、高脂血症患者忌食。

▲ 挑选猪肉时，以肉色为粉红色、带光泽、肉身结实、脂肪泛白的为佳。

▲ 食用猪肉后不宜大量饮茶，否则易造成便秘，增加有毒物质的吸收。

生地黄

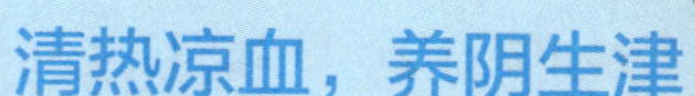

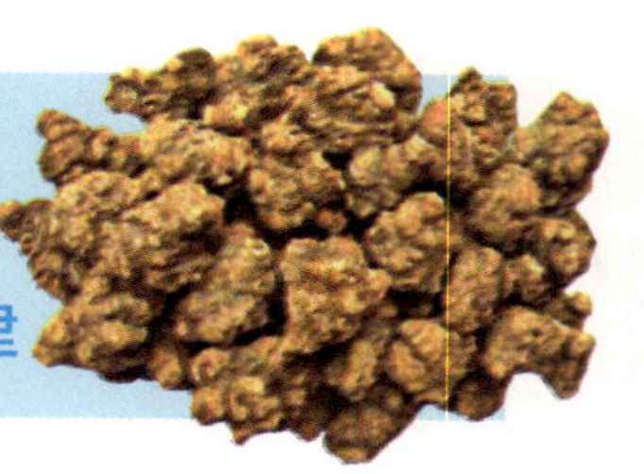

药材简介

生地黄性寒，味甘、苦，归心、肝、肾经，主产于河南、河北、内蒙古、浙江、山西等地，尤以河南怀庆所产最为有名。生地黄是玄参科多年生草本植物地黄的块根，一般秋季或初冬采挖，除去芦头、须根及泥沙，鲜用，即为鲜地黄；或用小火将地黄缓缓烘焙至约八分干，或晒干，即为生地黄。

推荐理由

生地黄有清热凉血、养阴生津的功效。《本草纲目》说：“地黄生则大寒，而凉血，血热者需用之，熟则微温，而补肾，血衰者需用之。”生地黄清热凉血之力强，适用于热病热入营血引起的舌紫绛、发斑发疹，吐血，鼻子出血，咽喉肿痛等。还可用于血热引起的湿疹、荨麻疹等。湿热体质用生地黄药补再适合不过了。

专家提醒

脾虚泄泻、胃寒食少、胸膈有痰者慎服。

方剂：

配方	生地黄、玄参、麦冬各15克，大黄9克，甘草、生姜各6克，人参、当归各4.5克，芒硝3克，海参2条。
制法	将上述中药以水煎煮，取药汁。
用法	每日1剂，分2次服用。
功效	益气养阴、清热泻结，用于热结里实、大便秘结、腹中胀满而痛、口干咽燥等。

配方	生地黄30～60克，地骨皮、寻骨风各12克，钻地风、生甘草各10克。
制法	将上述中药以水煎煮，取药汁。
用法	每日1剂，分2次服用。
功效	养阴清热、祛风通络，适用于阴虚内热型坐骨神经痛。

茵陈

清湿热，退黄疸

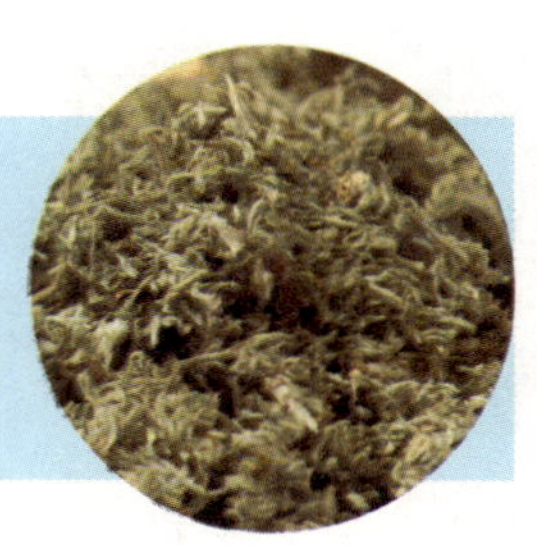

药材简介

茵陈别名绵茵陈、茵陈蒿、白蒿、绒蒿、猴子毛，为常用的中药。茵陈性微寒，味苦，归脾、胃、肝、胆经。

茵陈为菊科植物滨蒿或茵陈蒿的干燥地上部分。春季采收的称绵茵陈，秋季采割的称茵陈蒿，全国各地均有分布。

推荐理由

茵陈有清湿热、退黄疸的功效。茵陈除湿退黄功能显著，故除用于湿热黄疸之外，对于因受寒湿或阳虚发生的阴黄病症也有缓解作用。茵陈是湿热体质药补的佳品，将茵陈搭配别的食材熬粥、煮汤均可。

专家提醒

体虚多汗、阴虚阳亢者忌服。

方剂：

配方	茵陈、车前草各100克。
制法	将上述中药加水1000毫升，煎煮至还剩药汁800毫升，滤渣取汁。
用法	每日2～3次，每次200毫升。
功效	清热利湿，适用于甲肝急性期伴有黄疸。

配方	茵陈20克，生山楂、生麦芽各15克。
制法	将上述所有中药放入砂锅中加水煎煮20分钟，倒出药汁，继续在锅中加水，煎煮20分钟后滤渣取汁，将2次煎得的药汁混合。
用法	每次100毫升，每日2次，连用15日。
功效	利胆清肝、化湿清热、健脾消脂，适用于早期高脂血症。

推荐食谱和药膳方

冬瓜薏仁煲老鸭

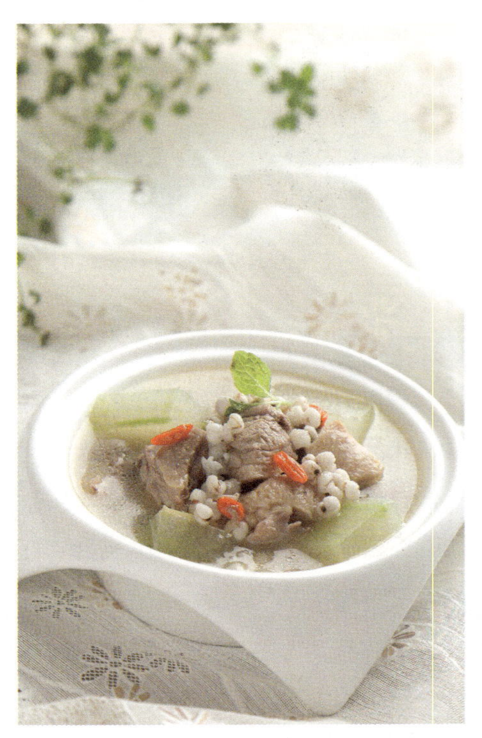

材料 老鸭半只，冬瓜300克，薏仁100克，姜片、枸杞子各适量。

调料 料酒1小匙，白胡椒粉、盐各少许。

做法 ①薏仁加水浸泡；老鸭洗净，斩大块；冬瓜去籽留皮，洗净，切块，备用。

②水烧开，加料酒，放入鸭块汆烫3分钟，至鸭肉变色捞出。

③煲内加入适量水，大火煮开，放入鸭块、薏仁、姜片。煮沸后转中小火煲煮30分钟。

④放入冬瓜块和枸杞子，煮20分钟，加白胡椒粉和盐调味即可。

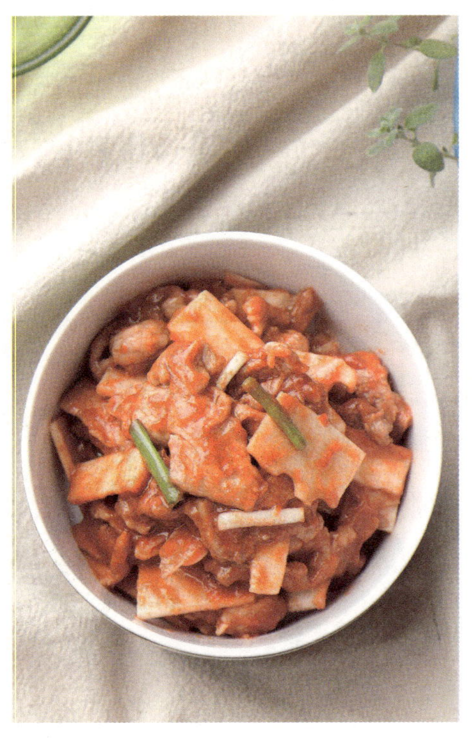

冬笋肉片

材料 猪肉150克，冬笋50克，葱丝、姜、蒜各10克。

调料 番茄酱2大匙，白糖、醋各1大匙，料酒、酱油各2小匙，水淀粉1小匙，味精、盐各少许。

做法 ①猪肉切片，用料酒、盐腌5分钟；冬笋、姜、蒜均洗净切片。

②将白糖、醋、酱油、料酒、盐、味精和水淀粉调制成味汁。

③油锅烧热，放入肉片滑散，将冬笋片和葱丝、姜片、蒜片一同入锅。

④待出香味，放入番茄酱煸炒，烹入调好的味汁，炒熟即可。

加味四物汤

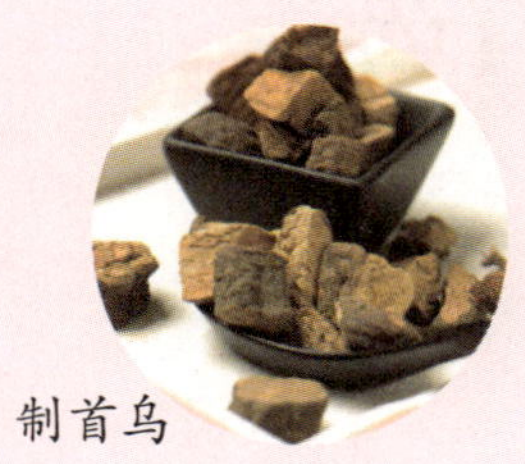
制首乌

配方：当归、炒白芍、制首乌、土茯苓各12克，川芎、黄檗各6克，熟地黄15克，龟板、麦门冬、知母、天花粉各10克。

制法：以上各味水煎，取药汁。

用法：每日1剂，早晚服用。

功效：清热除湿，调理气血。

萆栗渗湿汤

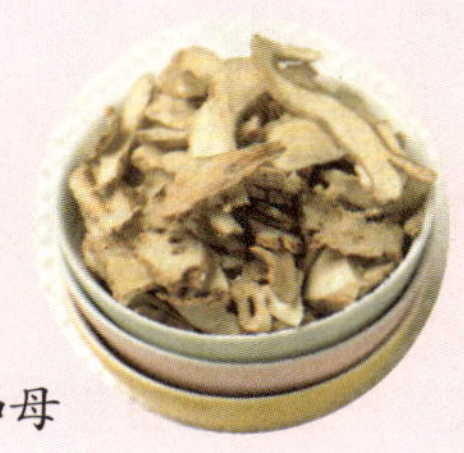
知母

配方：粉萆栗、生栀子、赤芍各12克，地肤子、白鲜皮、知母、黄檗、苦参各10克，龙胆草、黄芩、木通各9克，泽泻15克。

制法：以上各味水煎，取药汁。

用法：每日1剂。

功效：清热祛湿。

龙胆泻肝汤

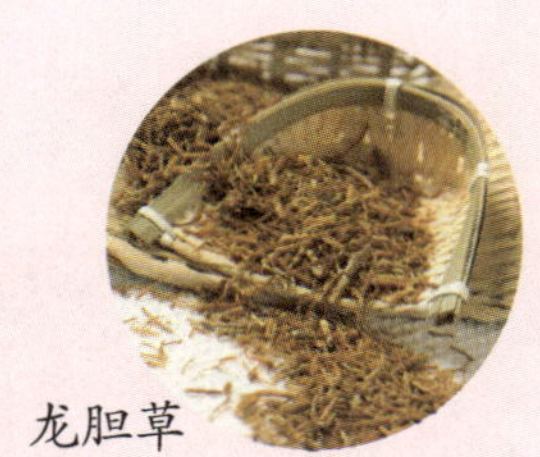
龙胆草

配方：龙胆草、生甘草各6克，黄芩、栀子、木通、车前子各9克，泽泻12克，当归8克，生地黄20克，柴胡10克。

制法：以上各味水煎，取药汁。

用法：每日1剂。

功效：清泻肝胆实火，清利肝经湿热。

薏仁茶

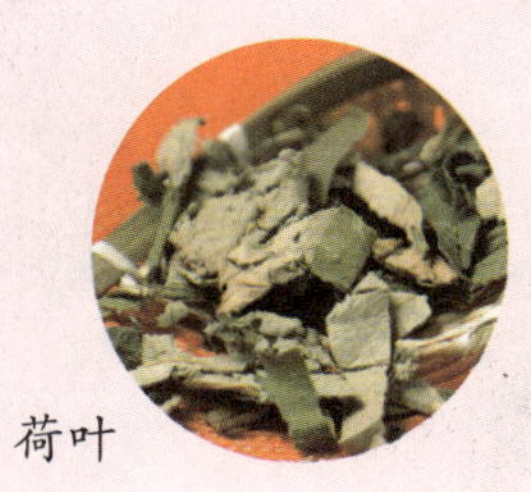
荷叶

配方：炒薏仁适量，荷叶、山楂各2克。

制法：1.将炒薏仁、荷叶、山楂放入茶杯中，用沸水冲泡10分钟左右。

2.去渣取汁，待茶水变温时即可饮用。

用法：每日1剂，代茶饮用。

功效：此茶具有清热、利湿、祛肿的功效。

绿豆汤

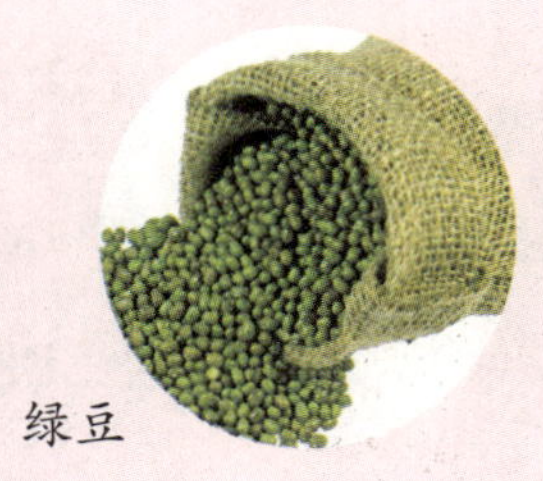
绿豆

配方：薏仁50克，绿豆20克。

制法：将薏仁、绿豆洗净，加适量水，大火煮沸后转小火煮20分钟后关火即可。

用法：每日分2次服。

功效：清热利湿。

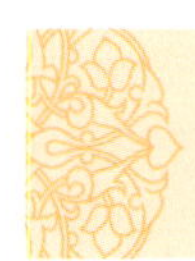

血瘀体质，活血化瘀是首选

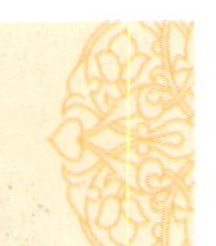

血瘀体质的特征及养生法则

血瘀体质者的特征

◎形体偏瘦居多，容易生斑、面色晦暗、口唇发暗、眼睛浑浊。

◎翘起舌头，舌系带两边的小静脉看不出是条状，而呈现一大片的黑乌乌。

血瘀体质者的药食养生法则

◎气滞血瘀体质者宜选用有行气活血功能的食物，如山楂、油菜、胡萝卜、大蒜、生姜、茴香、桂皮、红糖、红葡萄酒、银杏、柠檬、柚子、玫瑰花茶、茉莉花茶等。

◎忌吃过多盐和味精，避免血液黏稠度增高而加重血瘀的程度。不宜多食甘薯、蚕豆、栗子等容易胀气的食物。不宜多吃肥肉、奶油、鳗鱼、蟹黄、蛋黄、巧克力、油炸食品、甜食等，防止血脂增高、阻塞血管以致影响气血运行。

◎气滞血瘀体质者宜用行气、活血药疏通气血，达到“以通为补”的目的。如柴胡、香附、郁金、当归、川芎、红花、银杏叶等均有助于改善气滞血瘀体质。

◎气滞血瘀体质者如有情绪抑郁，应以心理疏导为主，配合疏肝理气解郁药物，如柴胡、郁金、青皮、香附等。中成药逍遥丸、越鞠丸等亦均有较好的解郁作用。

血瘀体质者的运动养生原则

◎血瘀体质者要想健康就要多参加有益于心脏血脉畅行的运动，以便于促进气血运行，比如太极拳、太极剑、舞蹈、八段锦等。

◎快步走比平常走路、散步、逛街的运动量都大，快走时吸入的氧气是人体安静状态下的8倍，能够改善“血瘀”状态。

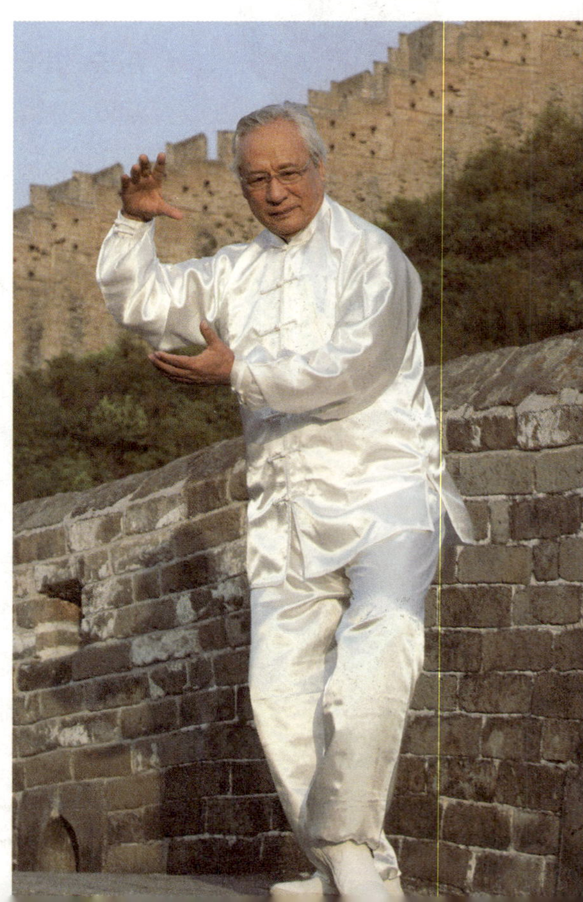

常练太极拳可有效缓解血瘀症状。

委中

通经清热，消肿止痛

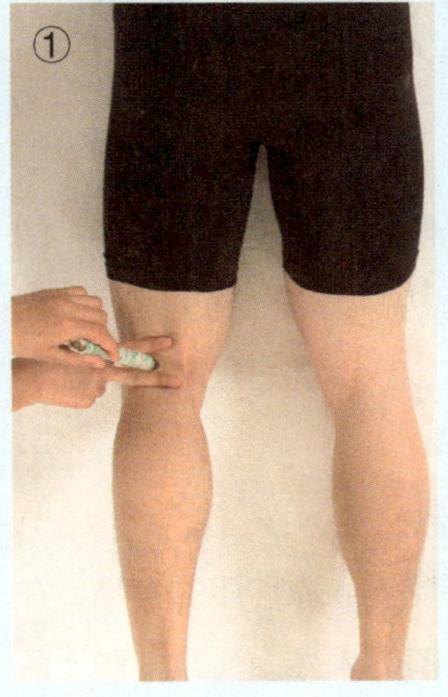

养生功效 委中是缓解腰背酸痛、足部疼痛的主要穴位，可以改善小腿抽筋、静脉曲张、坐骨神经痛、妇科病、腹痛、上吐下泻、中暑、小便困难等，还能减轻下半身水肿，促进血液循环。指压委中，可以缓解腰扭伤的疼痛。

常用疗法

◎ **灸法**：艾炷灸3～5壮或艾条灸5～10分钟（图①）。

◎ **按摩法**：以手指指腹或指节向下适当用力按压，并做圈状按摩。

标准定位 在膝部，横纹中点，股二头肌肌腱与半腱肌肌腱的中间。

穴位速取 俯卧位，稍屈膝，在大腿后面即可显露明显的股二头肌肌腱和半腱肌肌腱，在其中间，按压有动脉搏动处。

曲池

疏风清热，调和营卫

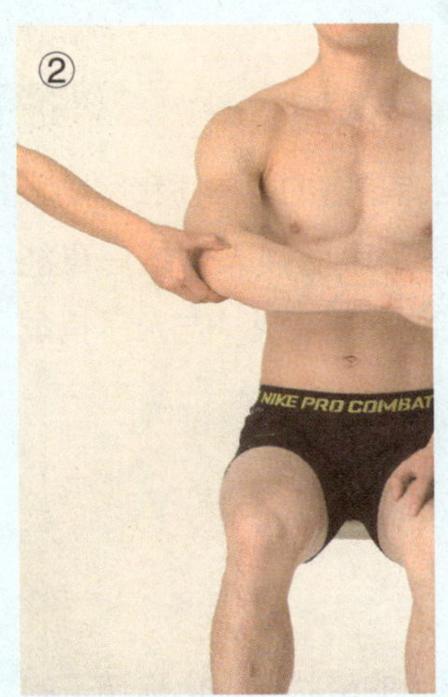

养生功效 常按压曲池有利于改善气血循环，改善气血与肤质并减少手臂的脂肪，对于气血不足型的肥胖很有帮助。对缓解发热、头重、头痛、关节疼痛也有一定的作用。

常用疗法

◎ **灸法**：艾炷灸5～7壮或艾条灸10～20分钟。

◎ **按摩法**：按摩者单手握住被按摩者的手臂，以手指指腹或指间关节向下按压，并做环状按摩（图②）。

标准定位 在肘横纹外侧端，屈肘，即尺泽与肱骨外上髁连线的中点。

穴位速取 1.屈肘90°，肘横纹外侧端外凹陷中即是，按压有酸胀感。

2.屈肘，在尺泽与肱骨外上髁连线的中点处取穴，按压有酸胀感。

茄子

清热凉血，消肿解毒

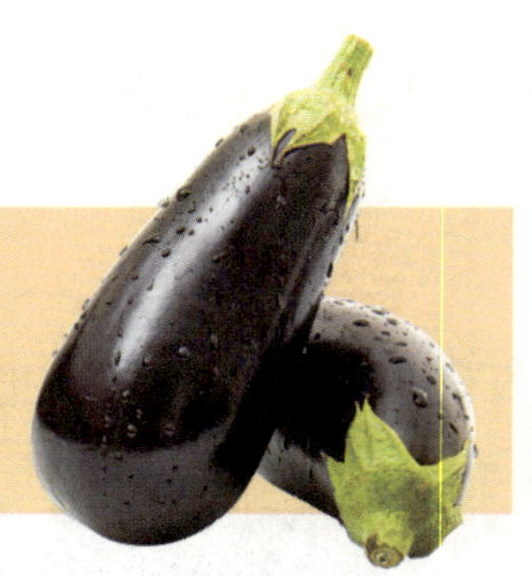

食材简介

茄子别名茄瓜、昆仑瓜、矮瓜，性凉，味甘，归胃、肠经。茄子是为数不多的紫色蔬菜之一，最早产于印度，于公元5世纪传入中国。起初为圆形，到了元代的时候，我国人民培育出长形茄子。茄子的吃法荤素搭配皆宜，炒、烧、蒸、煮，都能烹调出美味可口的菜肴。

推荐理由

茄子具有活血化瘀、清热、止痛、消肿等功效。茄子属于寒凉性质的食物，在夏季食用的话，有助于清热解暑，对于容易长痱子、生疮疖的人尤为适宜，对于痔疮、皮肤溃疡等症也具有一定的辅助疗效。

营养搭配

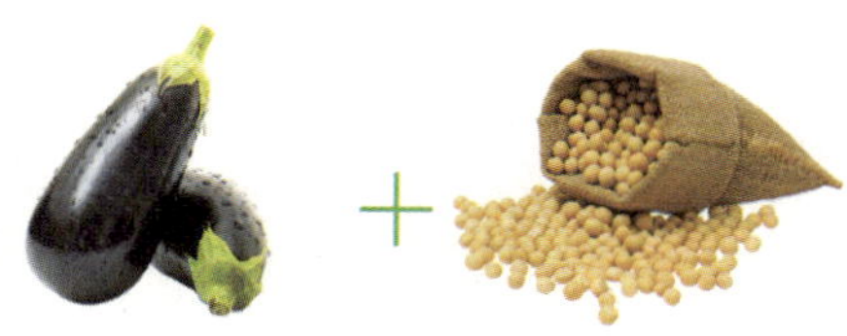

通肠顺气、润燥消肿

茄子有保护血管、防止出血等作用；黄豆含有丰富的人体所需营养素，有益气养血、健脾等作用。二者同食可通气顺肠、润燥消肿。

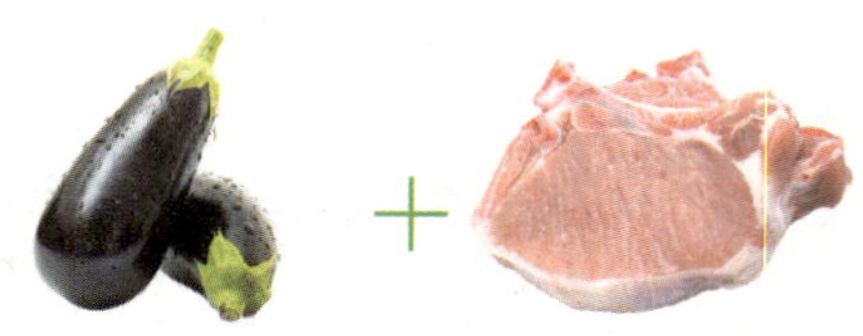

抗病毒

猪肉中含有丰富的蛋白质和脂肪，与茄子一同食用可增强人体抗病毒能力。日常生活中可常将猪肉与茄子搭配食用。

专家提醒

▲心脑血管疾病患者宜食。

▲脾胃虚寒、消化不良者以及皮肤病、关节炎患者忌食。

▲在茄子的萼片与果实连接的地方，有一个白色略带淡绿色的带状环，也称茄子的“眼睛”。“眼睛”越大，茄子越嫩；“眼睛”越小，茄子越老。

黑木耳

滋阴润燥，止血活血

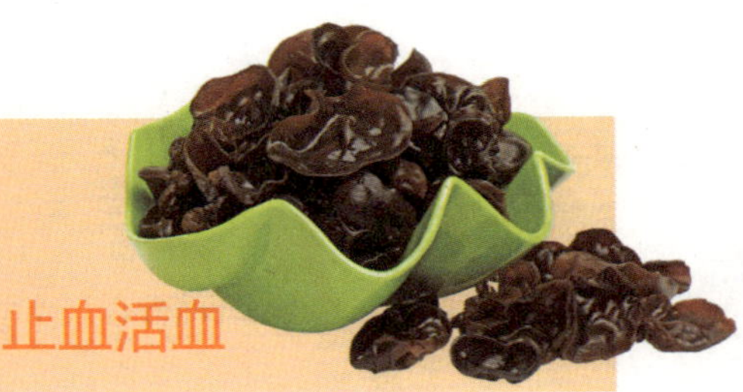

食材简介

黑木耳性平，味甘，归胃、大肠经。黑木耳在我国已有1000多年的栽培历史。其口感细嫩，味道鲜美，是一种营养丰富的食用菌。现代营养学家盛赞黑木耳为“素中之荤”。

推荐理由

黑木耳有较强的抗血凝的作用，还能够减少血管壁上的瘀积。黑木耳具有一定的抗凝作用，它能阻止血液中的胆固醇在血管上的沉积和凝结，缓和冠状动脉粥样硬化，防止血栓形成，对延缓动脉粥样硬化的发生十分有益，是冠心病及其他心脑血管疾病患者良好的食疗养生佳品。黑木耳是非常适合血瘀体质者日常食用同时又不会上火的食物。

营养搭配

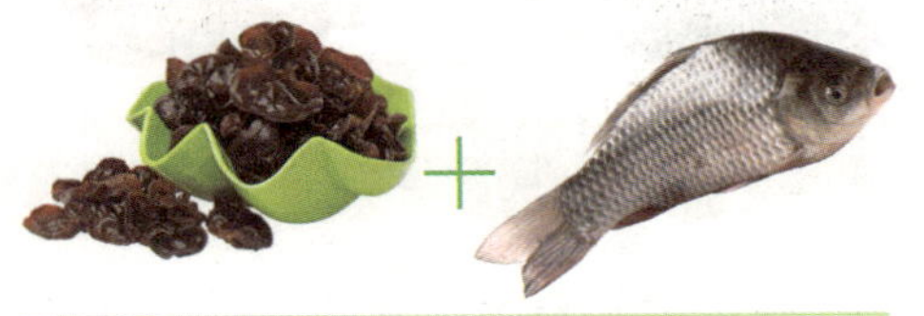

润肤养颜、抗衰老

二者均为脂肪含量低、蛋白质含量高的食物，很适合减肥者和年老体弱者食用。另外，鲫鱼、黑木耳还含有较高的核酸，常吃有润肤抗衰老作用。

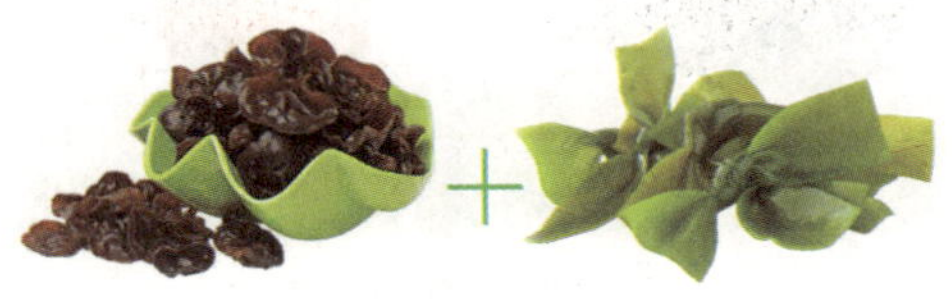

清热解毒、补气生津

海带含有碘，可缓解碘缺乏而引起的病症；豆腐富含人体所需的多种营养成分，与海带同食有清热解毒、补气生津作用。故二者适宜搭配同食。

专家提醒

▲ 肺热咳嗽、肺源性心脏病患者以及胃炎、大便秘结患者宜食。

▲ 易腹泻或身体有出血症状者忌食。

▲ 选购黑木耳时，以朵大适中、朵面乌黑但无光泽、朵背略呈灰白色者为佳。

黑豆

防老抗衰，滋补肾脏

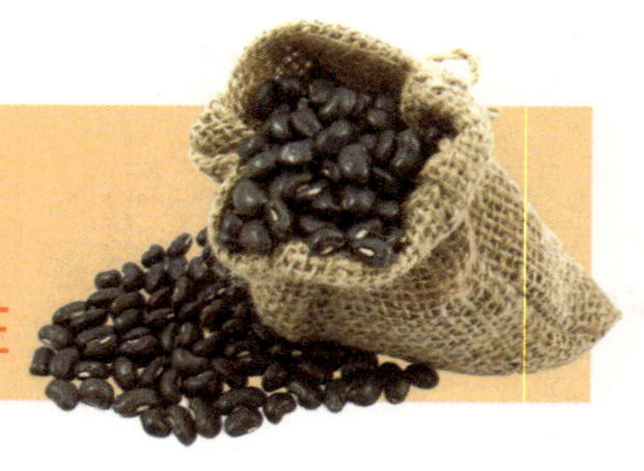

食材简介

黑豆性平，味甘，归心、脾、肾经。因黑豆的蛋白质含量位居豆类之冠，比牛奶、肉类都高，而且容易被人体吸收，保健效果极佳，在日本有“黑珍珠”之称。

推荐理由

黑豆具有清热解毒、滋阴补肾、补血明目、利水消肿、乌须黑发等作用。肾虚的人食用黑豆可以祛风除湿、调中下气、解毒利尿。黑豆还有长肌肤、益颜色、健体延年之功效。适用于肾虚腰疼、血虚目暗、水肿、自汗盗汗、头发花白、气色不好者食用。

营养搭配

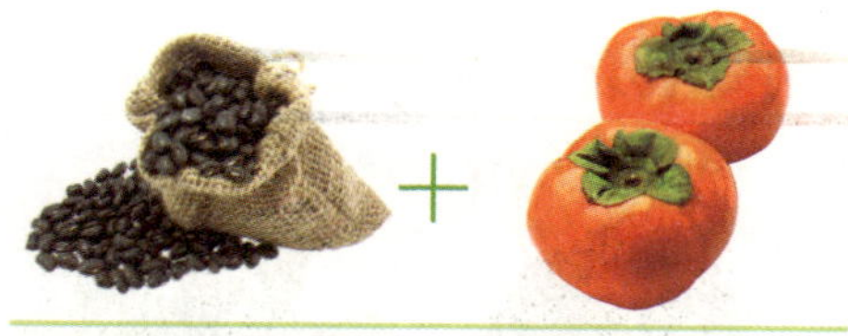

滋补身体

黑豆味甘性平，有补肾强身、活血利水、解毒的功效，特别适合肾虚者食用，与柿子搭配食用，对人体更有滋补作用。

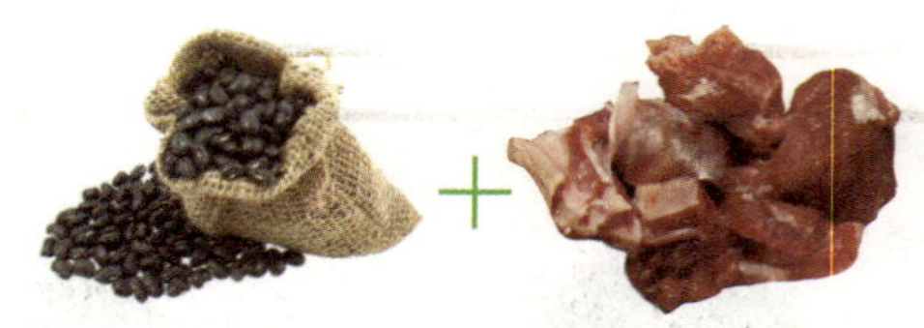

益髓壮阳、气血双补

狗肉与黑豆搭配食用，能益髓壮阳、气血双补、增强人体机能，对肾虚耳聋、年老体弱患者有较好的辅助食疗效果。

专家提醒

▲便秘、水肿、心血管疾病患者宜食。

▲尿酸过高、消化不良者忌食。

▲选购黑豆时，以豆粒完整、大小均匀、乌黑、无杂质、无虫蛀现象者为宜。

▲黑豆不宜与蓖麻籽同食，否则易导致中毒。

红花

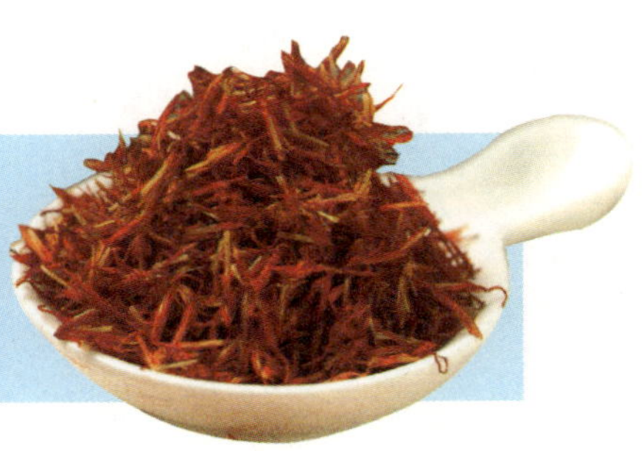

活血通络，祛瘀止痛

药材简介

红花别名黄蓝、红蓝、红花草，性温，味辛，归心、肝经。红花在全国各地均有栽培，主产于河南、浙江、江苏、四川、新疆等地，其中以新疆维吾尔自治区播种面积最大，主要分布在塔城、昌吉和伊犁地区。红花为菊科一年生草本植物，药用部位为管状花，多在夏季花变红时采摘，除去茎叶，带头，阴干或晒干。以花冠长、色红、鲜艳、质地柔软、无枝刺者为佳。

推荐理由

红花具有活血通经、祛瘀止痛的功效，可清热化瘀，也可用于癥瘕、跌打损伤引起的血瘀肿痛等。血瘀体质者适量服用红花效果很好又不会导致上火。

专家提醒

孕妇禁用；月经过多者慎用；红花与菊花药性相反，勿混淆。

方剂：

配方	红花、青皮各10克。
制法	青皮晾干，切成细丝，将青皮丝与红花一起放入砂锅，加水浸泡30分钟后，再煎煮30分钟，用洁净纱布过滤，取汁。
用法	代茶饮用，或分2次早晚服用。
功效	适用于气滞血瘀型盆腔炎。

配方	红花6克，黑豆30克，红糖适量。
制法	黑豆去杂质，洗净，与红花一同放入锅内，加适量水，用大火煮沸后改小火煮至黑豆熟烂，除去黑豆、红花，留汁，加红糖搅匀即成。
用法	每日2次，每次10～20毫升。
功效	活血通经、祛瘀止痛。

益母草

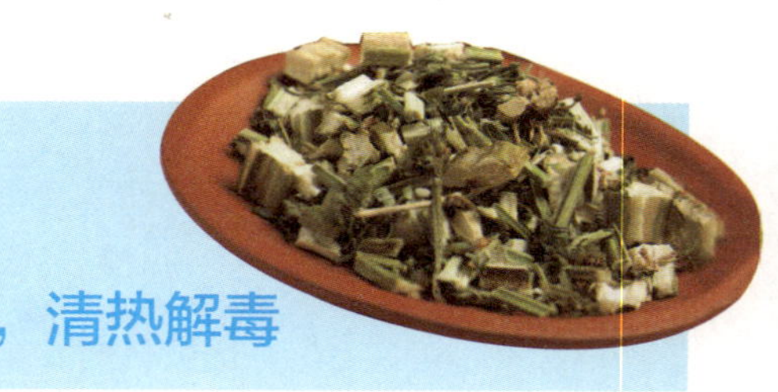

活血调经，清热解毒

药材简介

益母草又叫山青麻、山生麻、红花益母草、假青麻、六味草、益母艾等。性微寒，味辛、苦，归心、肝、膀胱经。益母草属唇形科一年或二年生草本植物，喜温暖湿润气候，以较肥沃的土壤为佳，多长于田野草丛及溪边湿润处，在全国各地均有栽培。药用部位为地上部分，多在夏季茎叶茂盛时采割，切段，晒干，生用。中药益母草是以植物益母草的地上部分入药，其种子入药名为茺蔚子。二者虽同出一物，但功效不尽相同。益母草与茺蔚子均具有活血化瘀的功效，但益母草活血调经力优，为妇产科要药，故名“益母”。

推荐理由

益母草可活血化瘀、清热解毒，常用于女性月经不调、行经不畅、小腹胀痛、产后恶露不尽、闭经等。还可用于外伤瘀血作痛、疮痈肿毒、皮肤痒疹等症。血瘀体质者很适合食用益母草，同时又不上火。

专家提醒

阴虚血少、月经过多者禁服。

方剂：

配方	益母草15克，陈皮10克。
制法	将上述中药一同研成末，用沸水冲泡。
用法	每日1剂，代茶随饮。
功效	适用于气血瘀滞所致的月经后期量少、腹痛、胸闷等。

配方	益母草60克，党参15克，红糖适量。
制法	将上述中药以水煎煮，取汁。
用法	每日1剂，分2次服用。
功效	补中益气、活血化瘀，可缓解气滞血瘀型产后恶露不绝。

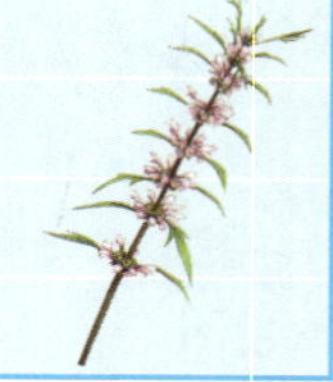

丹参

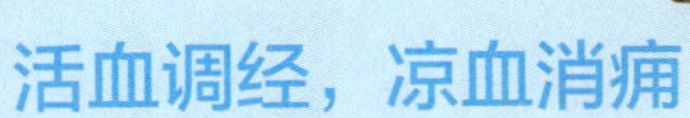
活血调经，凉血消痈

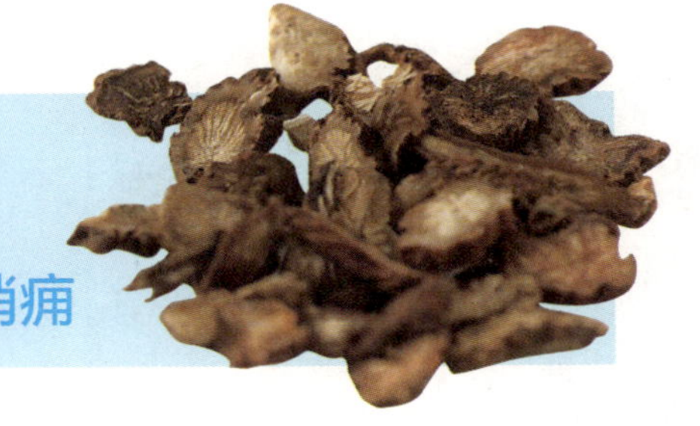

药材简介

丹参又名赤参、紫丹参、红根等，性平，味苦，微温，归心、心包、肝经。丹参为唇形科植物丹参的干燥根及根茎。自11月上旬至翌年3月上旬均可采收，以11月上旬采挖最宜，将根挖出，除去泥土、根须，晒干。内服多煎汤或入丸、散，浸酒，泡茶；外用熬膏涂，或煎水熏洗。

推荐理由

丹参有活血化瘀、调经止痛、清心除烦、凉血祛热的作用。丹参能扩张冠脉，增加心肌血流量，预防脑卒中。因此，血压易波动、肝郁气滞、心烦失眠、冠心病患者及（瘀血阻滞型）月经不调的女性可以进补一些丹参。

专家提醒

▲丹参不可与阿司匹林、华法林等抗凝血药一起服用，以免扩大药效而导致出血。

▲丹参可引起过敏反应，表现为全身皮肤瘙痒，皮疹。

方剂：

配方	丹参9克，绿茶3克。
制法	丹参捣为粗末，同绿茶用沸水冲泡10分钟即可。
用法	每日1剂，代茶饮。
功效	清心止痛，适用于冠心病的辅助治疗。

配方	丹参15克，核桃仁12克，佛手片6克，白砂糖50克。
制法	丹参、佛手煎汤；核桃仁、白砂糖捣烂成泥，加入丹参、佛手汤中，小火煎煮10分钟。
用法	每日2次，连服数日。
功效	宁心安神、疏肝理气，适用于神经衰弱。

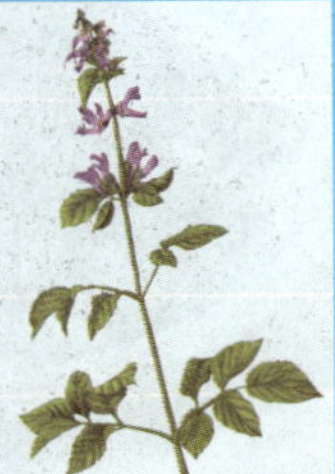

推荐食谱和药膳方

蒜炒茄丝

材料 圆茄子1个，蒜5瓣，大葱1段，红甜椒适量。

调料 生抽1大匙，盐少许，白糖1小匙。

做法 ①将圆茄子洗净，切丝；蒜拍破后剁成碎末；红甜椒切丝；大葱切成葱花，备用。

②油锅烧热，放葱花煸香，入茄子丝翻炒，当茄子丝中心不见白心儿时，调入白糖、盐。

③加入红甜椒丝翻炒均匀。

④撒入蒜末，淋入生抽，翻炒均匀，起锅装盘即可。

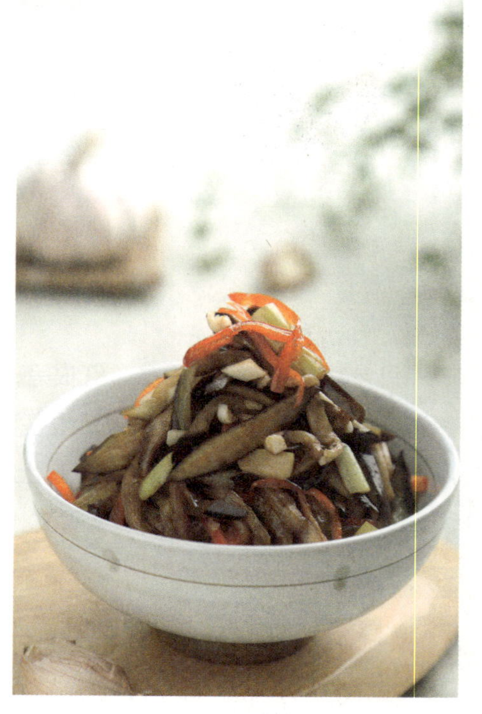

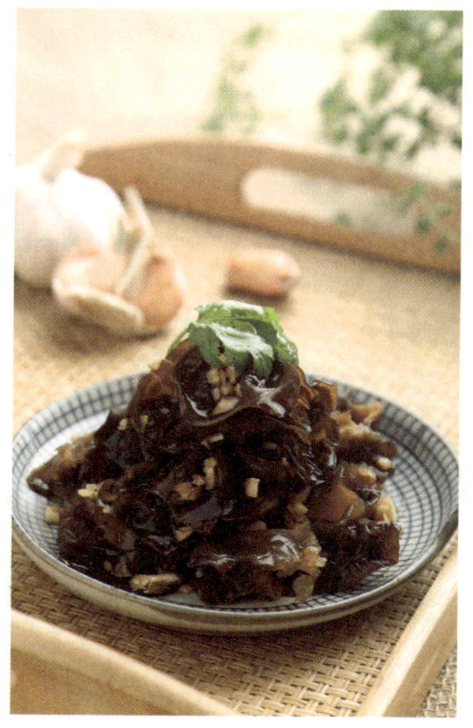

老醋黑木耳

材料 黑木耳3朵，熟白芝麻5克，蒜2瓣。

调料 老醋1大匙，凉拌酱油1小匙，绵白糖1小匙，盐、鸡精各少许。

做法 ①黑木耳用冷水泡发，去掉根部老硬部分，清洗干净，分成小朵。

②将黑木耳朵放入沸水中汆烫1分钟，捞出沥干水分。

③蒜瓣拍碎，切成细末。

④黑木耳装盘，调入蒜末、老醋、凉拌酱油、绵白糖、盐、鸡精拌匀，撒上熟白芝麻即可。

补阳还五汤

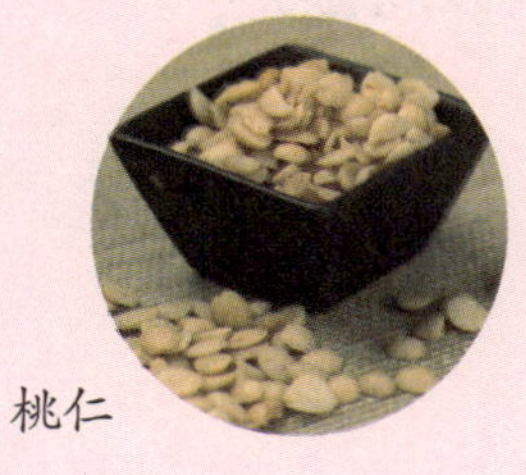
桃仁

配方：生黄芪120克，当归尾、地龙、川芎、红花、桃仁各3克，赤芍5克。

制法：以上各味水煎，取药汁。

用法：每日1剂。

功效：补气，活血，通络。

血府逐瘀汤

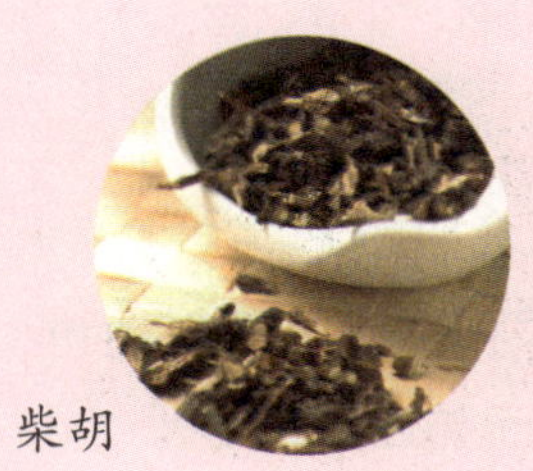
柴胡

配方：当归、生地、红花各9克，桃仁12克，枳壳、赤芍各6克，柴胡、甘草各3克，桔梗、川芎各4.5克，牛膝10克。

制法：以上各味水煎，取药汁。

用法：每日1剂。

功效：活血化瘀，行气止痛。

归龙致心汤

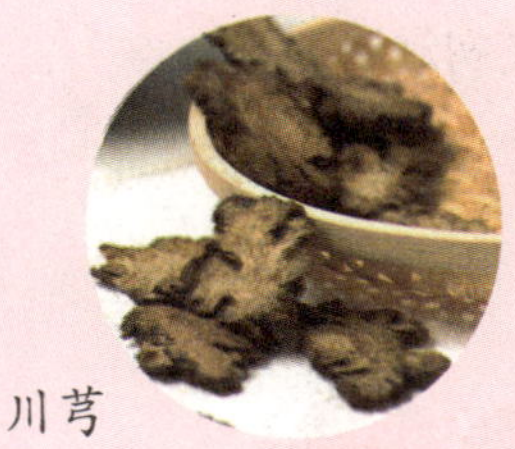
川芎

配方：当归、地龙、黑地榆各12克，黑栀子13克，红花10克，川芎、桃仁、鸡内金、僵蚕各6克。

制法：将上述中药以水煎煮，取药汁。

用法：每日1剂。

功效：活血养血，行血散瘀。

红花山楂茶

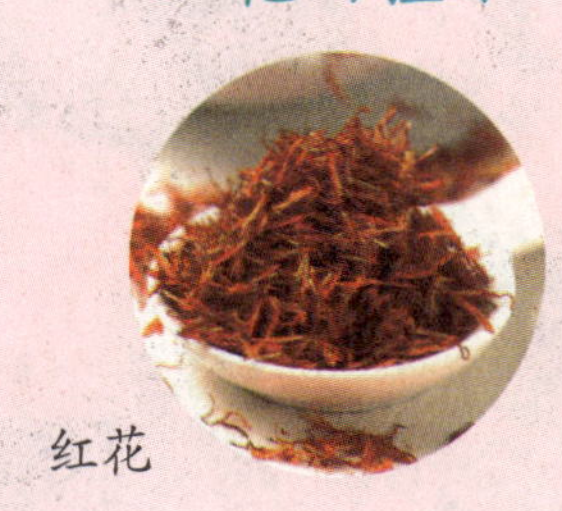
红花

配方：红花、山楂各5克。

制法：将上述两味茶材放入杯中，用沸水冲泡，加盖闷泡5~10分钟即可。

用法：代茶温饮，每日1~2剂。

功效：具有活血化瘀的功效，适用于胸前闷痛、时作时止、面暗无华、舌暗红有瘀点的心脏病人。

红花山楂茶

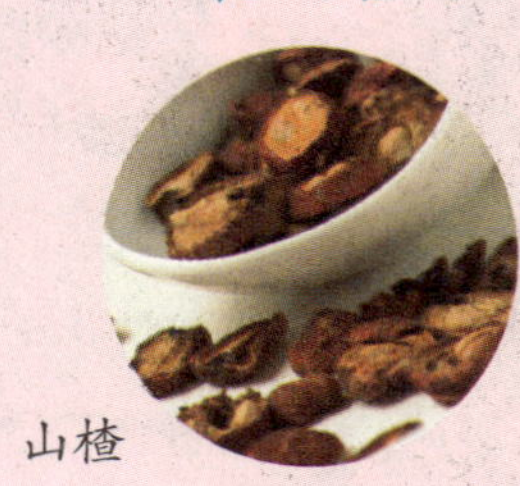
山楂

配方：山楂10克，面粉、红糖各适量。

制法：将山楂与红糖研磨成馅，面粉加适量水做成面皮，做成包子，入锅蒸熟即可。

用法：代餐食用。

功效：健胃消食，活血化瘀。

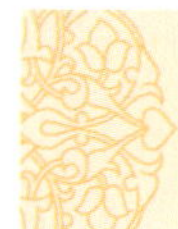

特禀体质，益气固表才能远离火气

【特禀体质的特征及养生法则】

特禀体质者的特征

◎ 先天失常，以生理缺陷、过敏反应等为主要特征。

◎ 特禀体质者的常见症状有荨麻疹、哮喘、咽痒、鼻塞、打喷嚏、流鼻涕等。

特禀体质者的药食养生法则

◎ 饮食上一定要以清淡、均衡为宜，粗细搭配适当，荤素配伍合理。

◎ 特禀体质者应该多吃益气固表的食物，最好常吃糙米、蔬菜和蜂蜜，它们不但能够提供优质的红细胞，又不用担心异体蛋白进入血液，能有助于防止过敏症状。

◎ 如出现急性过敏症状，可选能快速止痒的中药医治；如果出现慢性过敏症状，则可选择药效慢但疗效好的中药治其标。

◎ 特禀体质者选择中药时要选择具有脱敏作用的，如过敏性疾病常表现出“痒”，有鼻痒、咽痒、上颚痒等，也可能表现为痉挛，如支气管哮喘等。若遇到这种情况，可以选用一些有一定脱敏作用的中药服用。

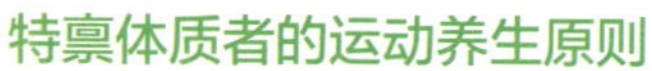

特禀体质者的运动养生原则

◎ 特禀体质者由于易出现水土不服的情况，所以在陌生环境中运动要遵循以下原则：注意日常保健；减少户外活动；避免接触各种致敏物；适当服用预防性药物。在季节更替之时，要及时增减衣被。

◎ 每天夜半之后或中午以前，静坐，叩齿咽津，长期坚持可达到调理体质的效果。

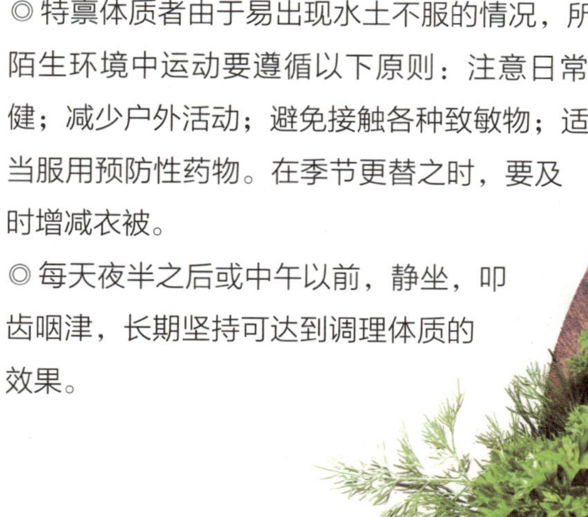

特禀体质者要常吃蔬菜。

迎香

疏风解表，通利鼻窍

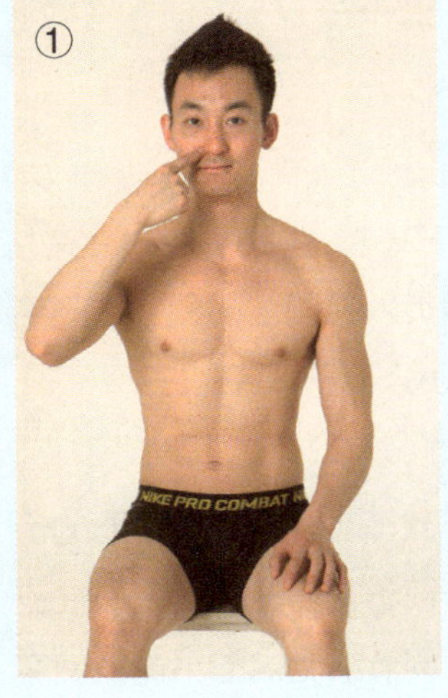

养生功效　迎香是缓解鼻病的重要穴位，能改善鼻塞、流鼻涕等。此外，此穴还适用于鼻塞、鼻衄、口歪、脑卒中后遗症、面神经麻痹、三叉神经痛、胆道蛔虫症、便秘、痛经等病症。

常用疗法

◎ **灸法**：艾条灸5～10分钟即可。

◎ **按摩法**：以手指做圈状按摩（图①）。

标准定位　在面部，在鼻翼的外缘中点旁，鼻唇沟中。

穴位速取　1.正坐位，用手指从鼻翼沿鼻唇沟向上推，至鼻唇沟中点处可触及一凹陷，按之有酸胀感。

2.正坐位，在鼻翼的外缘中点旁，鼻唇沟中。

肺俞

解表宣肺，止咳平喘

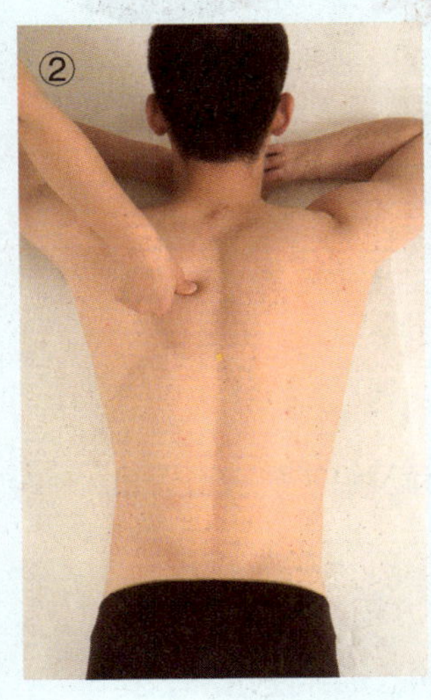

养生功效　肺俞常用于预防和缓解肺部疾病及慢性疾病。当内脏有疾病时，按压此穴位常会感觉酸痛。常用于咳嗽、气喘等呼吸系统疾病。

常用疗法

◎ **灸法**：艾炷灸或温针灸3～5壮，或艾条灸5～10分钟。

◎ **按摩法**：俯卧，以手指指腹或指间关节向下按压，并做圈状按摩（图②）。

标准定位　在背部脊柱区，第3胸椎棘突下，后正中线旁开1.5寸。

穴位速取　坐位，由颈背交界处椎骨的最高点（第7颈椎棘突）向下数3个椎骨棘突（第3胸椎棘突），过该棘突下缘引一垂线，再从肩胛骨内侧缘过该棘突下缘引一垂线，两条垂线之间距离的中点处，按压有酸胀感。

胡萝卜

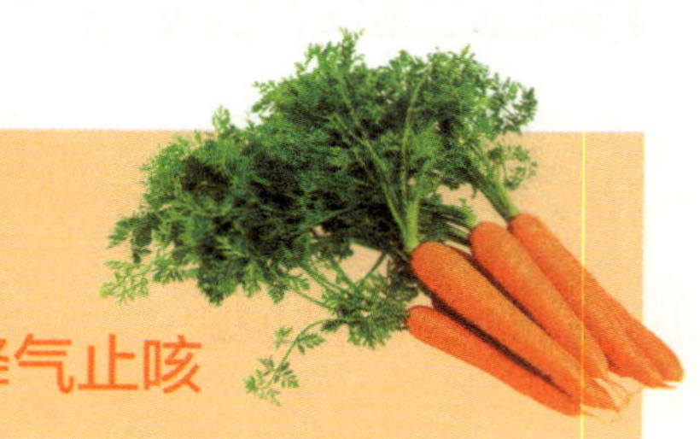

清热解毒，降气止咳

食材简介

胡萝卜别名黄萝卜、葫芦菔、丁香萝卜，性平，味甘，归肺、脾经。胡萝卜原产于中亚、西亚等寒冷干燥的高原地区，西汉时从伊朗传入我国。胡萝卜营养丰富，包含胡萝卜素、维生素及微量元素等，因此被称作“小人参”。

推荐理由

胡萝卜具有健脾化滞、清凉降热、润肠通便、增进食欲等功效，具有重要的价值。最近，日本专家发现胡萝卜中的β—胡萝卜素有助于预防花粉过敏、过敏性皮炎等症。日本专家通过实验鼠研究发现，β—胡萝卜素能调节细胞内的平衡，使实验鼠不容易出现过敏反应。

营养搭配

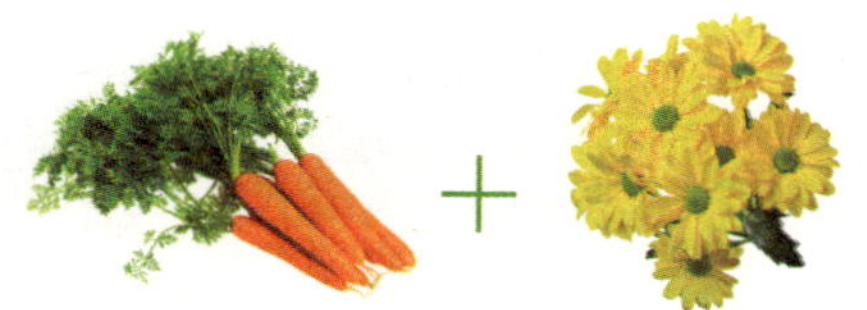

清热解毒、养肝明目

胡萝卜若与菊花搭配食用，营养丰富，可清热解毒、养肝明目、补血强身，有助于预防早衰及白内障等病症。

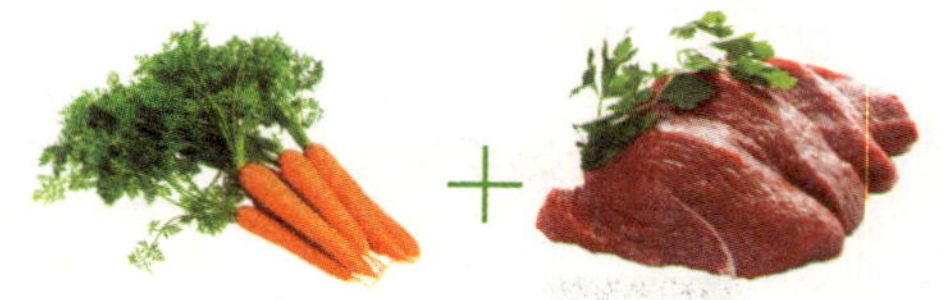

滋养脾胃、强壮身体

胡萝卜与牛肉搭配同食，可补中益气、滋养脾胃、化痰息风，还能强筋健骨，可常吃。

专家提醒

▲ 眼睛近视、夜盲症、眼睛干燥者以及皮肤粗糙、头皮干痒及经常熬夜者宜食。

▲ 低血压患者、孕妇忌食。

▲ 先把残留的绿茎、叶除净，然后用纸巾包裹，再放进冰箱冷藏，可保存约1个月。但不可将胡萝卜和苹果存放在一起，否则苹果散发出的乙烯会使胡萝卜变味。

莴笋

利五脏，清胃热

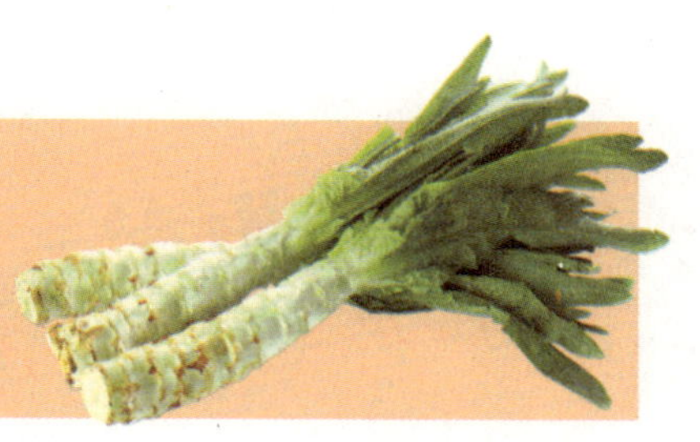

食材简介

莴笋即莴苣，性凉，味苦、甘，归脾、小肠经。莴笋原产于地中海沿岸，汉朝时传入我国。莴笋在古代只有皇帝、大臣可以食用。相传乾隆巡游南京时，曾传旨取莴笋以供御膳。消息传出，时人纷纷效仿，使之身价倍增。

推荐理由

莴笋有“消炎粮食”之美称，又因其具有清理肠道沉积污物的作用，常被称为“净肠草”，可防胃火。莴笋中的钾含量大大高于钠含量，可以促进排尿，对高血压、水肿、心脏病等有一定的缓解作用。特禀体质的人群可以经常吃莴笋，不会引起过敏和上火。

营养搭配

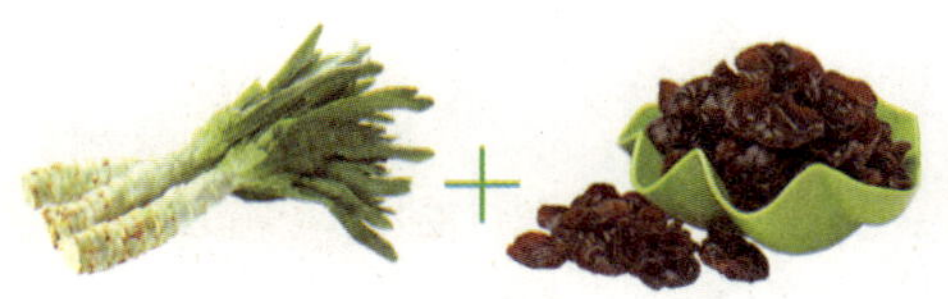

降“三高”、通血管

莴笋具有增强食欲、加快消化等功效；黑木耳有益气、养胃、润肺、降脂减肥等作用。二者搭配对“三高”、心血管病有改善作用。

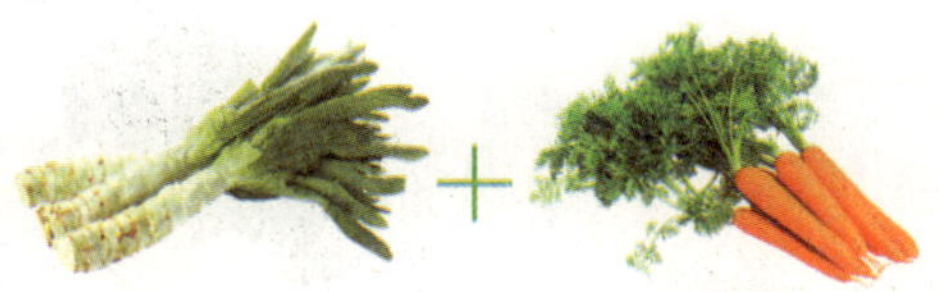

促进消化

常吃莴笋可增强胃液和消化液的分泌，胡萝卜中含有丰富营养。二者同食有利于营养的吸收，且可促进消化。

专家提醒

▲饮酒及醉酒者宜食。

▲眼疾、夜盲症患者及弱视、脾胃虚弱、腹泻便溏者忌食。

▲烹调莴笋时，要少放一点儿盐，并且不要用铜制器皿存放或者烹调莴笋，以免破坏莴笋中所含的维生素C。

金针菇

降压降脂，活化气血

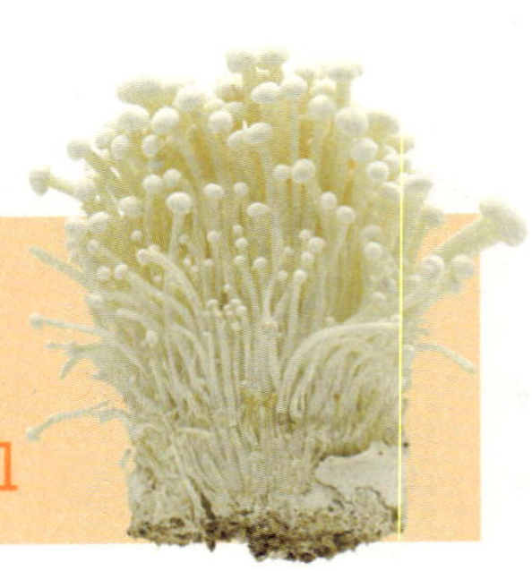

食材简介

金针菇别名毛柄小火菇、构菌、朴菇、冬菇。金针菇性寒，味甘、咸，归大肠经。金针菇的菌肉呈白色，较薄，菌柄成黄褐色，不仅味道鲜美，而且营养丰富，是一种不可多得的美食，被誉为菌类中的“蛋白质库”。

推荐理由

经常食用金针菇有利于排出重金属和代谢产生的毒素和废物，能有效增强机体活力和抵抗上火的能力。新加坡研究人员发现，金针菇菌柄中含有一种蛋白，可以抑制哮喘、鼻炎、湿疹等过敏性病症，没有过敏病症的人也可以通过吃金针菇来调节免疫系统。

营养搭配

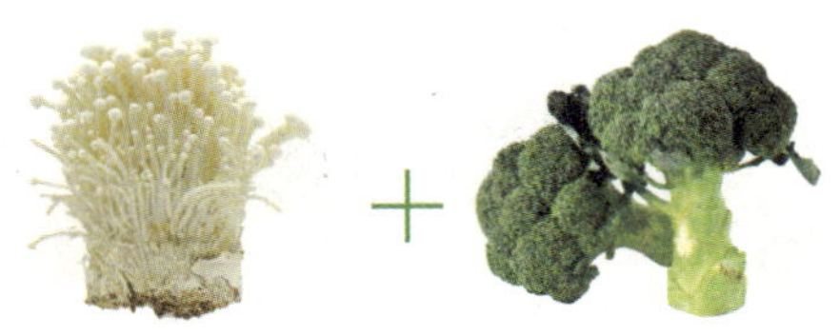

增强免疫力、预防感冒

常吃西蓝花能增强肝脏解毒能力，并能提高机体免疫力，可预防感冒和坏血病的发生，同金针菇搭配食用，效果更明显。

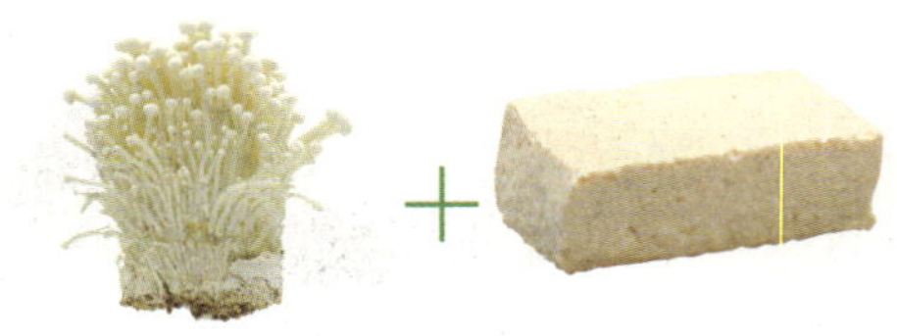

提供营养、防癌抗癌

金针菇具有益智强体的作用；豆腐中植物蛋白质的含量高。二者同食适用于营养不良者。

专家提醒

▲儿童、老年人、孕妇以及高血压患者宜食。

▲脾胃虚寒者以及红斑狼疮、关节炎患者忌食。

▲买回时如包装还是真空状态，直接放入冰箱冷藏保存即可。如买回的是散装，宜先将其放在纸巾上吸掉多余水分，再用保鲜膜包裹后放入密实袋密封，冷藏保存。

鱼腥草

清热解毒，消痈排脓

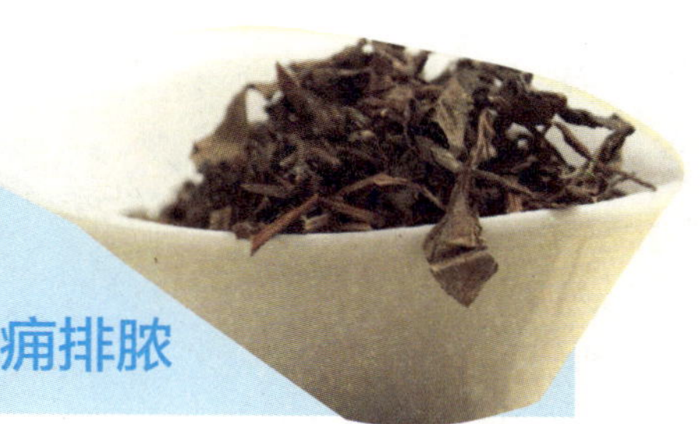

药材简介

鱼腥草别名猪鼻孔、臭茶、臭灵丹，性微温，味辛，归肺经。鱼腥草主产于四川、云南、贵州等地，药用部位为三白草科多年生草本植物蕺菜的全草，一般夏秋两季采收，晒干，生用。其叶片具有明显的小腺点，叶柄基部与托叶合成鞘状。茎为扁柱形，暗棕色、棕黄色，节状环，具有纵皱纹。

推荐理由

鱼腥草具有清热解毒、消痈排脓、利尿通淋的作用，可用于痰热壅肺引起的肺痈咳吐脓血，湿热淋证、小便淋涩疼痛，以及肺炎、急慢性支气管炎、肠炎、尿路感染等。鱼腥草与蒲公英配伍，有清胃肺热毒的作用，多用于痈肿疔疮、淋证小便刺痛等。

专家提醒

▲ 鱼腥草含有挥发油，不可久煎。

▲ 部分患者服用鱼腥草制剂后可能引起皮肤瘙痒、红斑、恶心、心悸、口唇紫绀、四肢厥冷大汗等过敏反应，或过敏性休克。

方剂：

配方	鱼腥草120克。
制法	鱼腥草以水浓煎，取汁。
用法	每日1剂，分2次服用。
功效	清热解毒，适用于肺脓肿。

配方	新鲜鱼腥草50克，蜂蜜适量。
制法	新鲜鱼腥草捣汁。
用法	冲蜂蜜服用。
功效	适用于感冒。

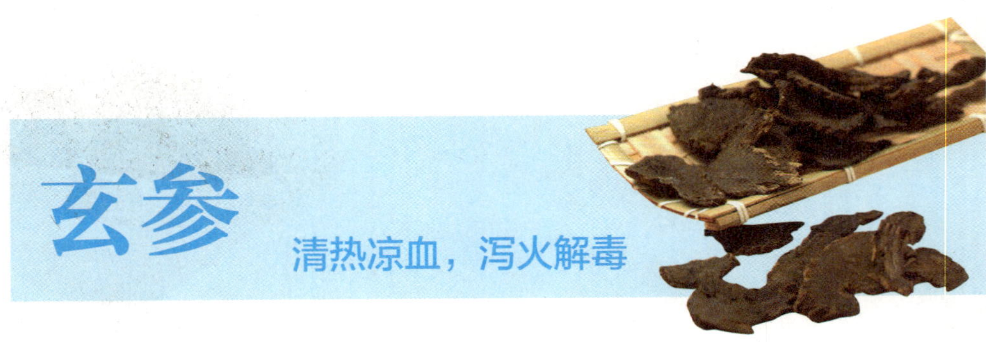

玄参

清热凉血，泻火解毒

药材简介

玄参别名元参、浙玄参、黑参，性微寒，味苦、咸，归肺、肝经。玄参属玄参科多年生草本植物，药用部位为根部，一般在立冬前后茎叶枯萎时采挖，除去根茎幼芽、须根及泥沙，晒或烘至半干，堆放3～6日，反复数次直至干燥，切片，生用。玄参中主要含有玄参素、氨基酸、胡萝卜素、甾醇等多种对人体有益的成分。

推荐理由

玄参具有凉血滋阴、泻火解毒的作用，可用于温热病引起的身热夜甚、心烦口渴、发斑神昏等，还可用于目赤、咽痛、瘰疬以及痈肿疮毒等。

专家提醒

▲便溏者忌用。

▲玄参具有降血压的作用，低血压患者不宜长期大量服用。

方剂：

配方	黑玄参、生赤芍、白鲜皮各9克，生地黄12克，广陈皮、淡竹叶各4.5克，甘草3克。
制法	将上述中药以水煎煮，取汁。
用法	每日1剂，分2次服用。
功效	本方具有醒脾凉血的功效，适用于脾胃湿热所引起的沙眼等。

配方	玄参18克，石膏（先煎）30克，生地黄、麦门冬、天花粉各15克，知母、牛膝各10克，大黄9克，甘草6克。
制法	将上述中药以水煎煮，取汁。
用法	每日1剂，分2次服用。
功效	清胃泻火、通腑润肠，适用于牙痛。

黄连

活血调经，凉血消痈

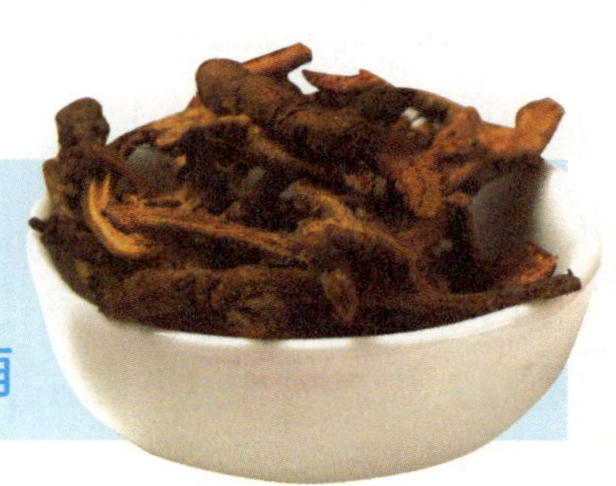

药材简介

黄连别名雅连、川连、味连，性大寒，味苦，归心、脾、胃、肝、胆、大肠经。黄连为毛茛科多年生草本植物，药用部位为其根茎。四川为其主产地，但是以湖南澧县生产的黄连品质最佳。黄连多在立冬以后采收，晒干后剥去其粗皮使用。

推荐理由

黄连为常用中药之一，有“家有黄连，百病可愈”之谚语。黄连具有清热燥湿、泻火解毒的功效，主要用于呕吐吞酸、湿热痞满、泻痢、黄疸、目赤、牙痛、湿疮等症。黄连与生地黄配伍，有清热降火、凉血解毒的作用，多用于实热消渴、热势不减、夜睡不安等症。

专家提醒

本品大苦大寒，过量服用或长时间服用易伤脾胃，因此，胃虚引起的呕恶、脾虚引起的泄泻者均应慎服。

方剂：

配方	黄连适量。
制法	黄连研成粉末。
用法	每次0.6克，每日4～6次，以水送服。
功效	适用于肺炎发热者。

配方	黄连、黄芩、生大黄各15克。
制法	将上述中药以水煎煮，取药汁。
用法	每日1剂，每剂药分为两半，一半内服，一半趁热熏洗患处。
功效	本方具有清热燥湿、泻火热毒的功效，可以有效缓解睑腺炎等。

推荐食谱和药膳方

胡萝卜炒牛肉

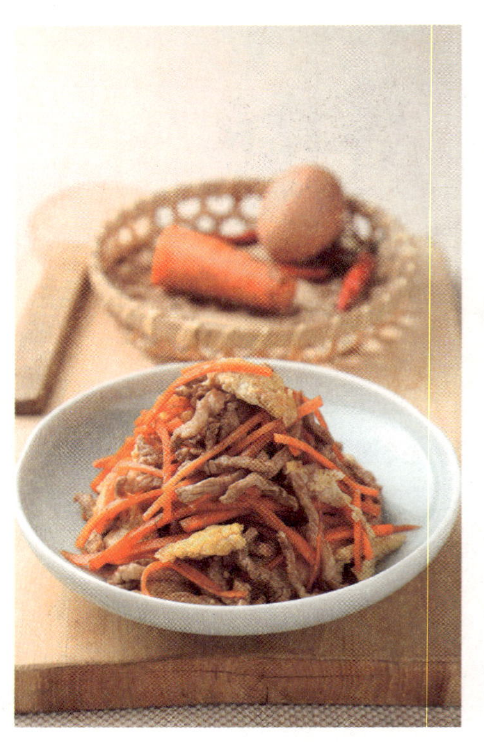

材料 牛肉350克，胡萝卜200克，鸡蛋1个。

调料 盐少许，味精、酱油、料酒各适量。

做法 ① 胡萝卜去皮，切成丝；牛肉洗净，切成丝，备用。

② 油锅烧热，入牛肉丝煸炒至断生，加入胡萝卜丝略炒，烹入料酒、酱油炒匀，盛出备用。

③ 锅中留底油，放入打散的鸡蛋液，炒散成小块蛋花。

④ 放入做法②的牛肉胡萝卜丝拌炒至熟，调入盐和味精即可。

鱼香莴笋丝

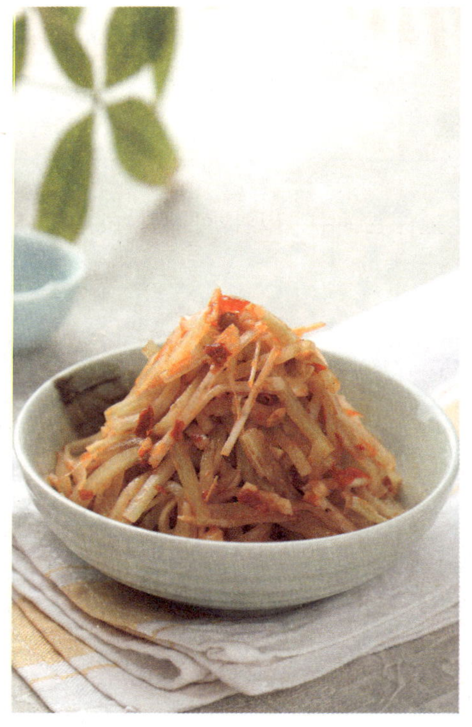

材料 莴笋500克，葱丝15克，姜末、蒜末各适量。

调料 泡红辣椒酱1大匙，醋半大匙，白糖、水淀粉各2小匙，盐、味精各少许。

做法 ① 将莴笋去皮，洗净，切丝，加少量盐拌匀腌渍。

② 将白糖、醋、盐、味精和水淀粉调匀，制成味汁，备用。

③ 油锅烧热，加入葱丝、姜末、蒜末、泡红辣椒酱炒出香味。

④ 放入莴笋丝炒至断生，烹入调好的味汁炒匀收汁，起锅装盘即可。

三黑汁

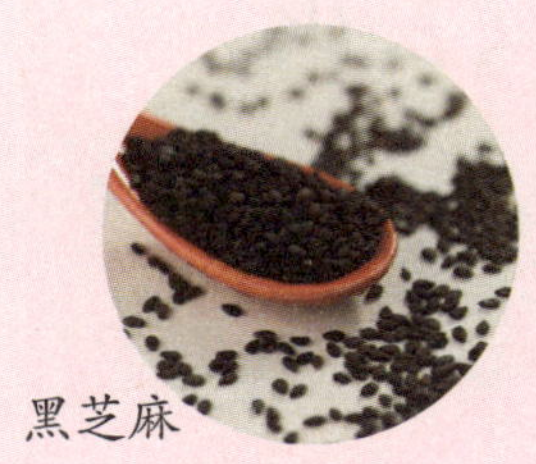
黑芝麻

配方：黑芝麻、黑枣各9克，黑豆30克。

制法：将上述3种材料加水煮熟后，取汁去渣即可。

用法：每日1剂，可常服。

功效：温肾健脾，增强免疫力。适合特禀体质者缓解期常食。

糖醋姜汤

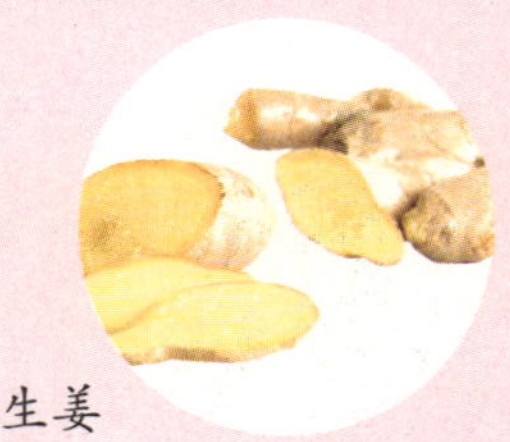
生姜

配方：醋半碗，生姜50克，红糖10克。

制法：将生姜洗净切片，放入锅内后加醋及红糖，小火煮沸后至红糖溶化，去渣服用。

用法：趁热服用。

功效：健胃止痛，发汗解热。

固表粥

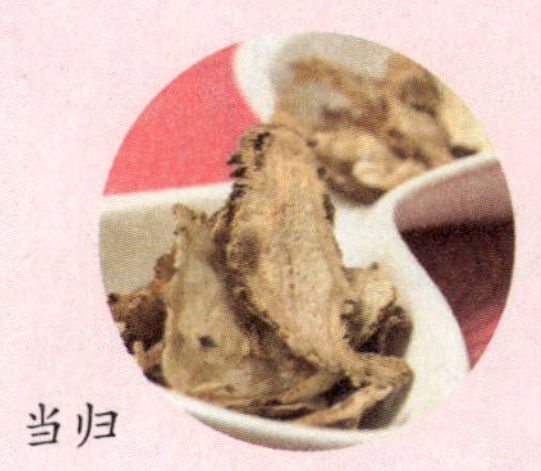
当归

配方：乌梅15克，黄芪20克，当归12克，粳米100克。

制法：将乌梅、黄芪、当归放入砂锅中加水煎开，再用小火慢煎成浓汁，倒掉浓汁后，再加水煎开取汁，用汁煮粳米成粥。

用法：加冰糖趁热食用。

功效：益气固表，增强抵抗力。

西洋参茶

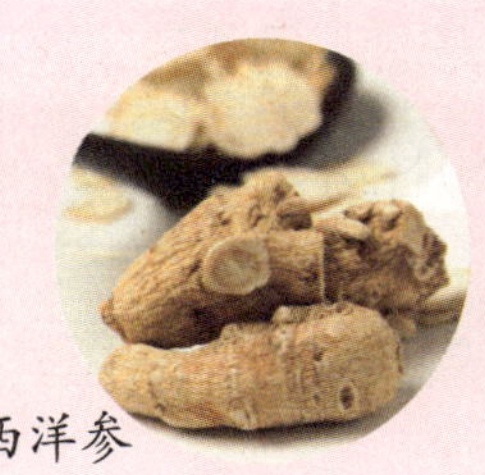
西洋参

配方：西洋参适量。

制法：1.西洋参洗净切片。

2.每次取3～6克，置保温杯中，以沸水冲泡，闷泡置15分钟后即可。

用法：代茶频饮即可。

功效：可益气滋阴，增强免疫力。

三根清肺茶

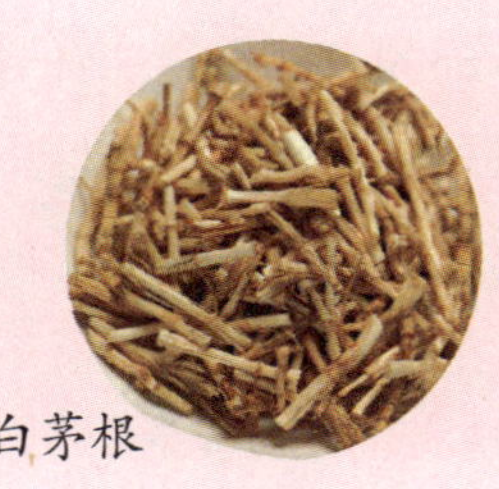
白茅根

配方：白茅根30克，丝瓜根、芦根各60克。

制法：将白茅根、丝瓜根、芦根用清水冲洗干净，切碎，放入茶壶中。冲入600毫升沸水，加盖闷泡20分钟左右。滤渣取汁饮用。

用法：每日1剂，代茶饮。

功效：凉血清热，清肺止咳。适用于过敏性咳嗽。

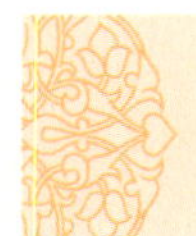

气郁体质，修养身心、静以去火

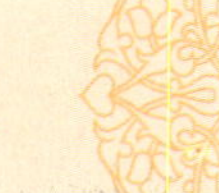

气郁体质的特征及养生法则

气郁体质者的特征

◎ 经常会感到闷闷不乐，或是情绪低沉。

◎ 容易精神紧张、敏感或是焦虑不安，感到慌恐、害怕或是受到惊吓、失眠。胁肋痛或乳房胀痛，咽喉部常感觉咽中梗阻，如有异物。

气郁体质者的药食养生法则

◎ 气郁体质者因为气机不通畅，宜选用具有调理脾胃功能和行气解郁功效的食物，如大麦、荞麦、高粱、蘑菇、葱、姜、蒜、紫苏、薄荷、菊花、玫瑰花、茉莉花等。

◎ 气郁体质者宜常吃大枣桂圆汤、百合莲子汤，这些汤饮有健脾养心安神的功效。

◎ 可以少量饮酒，以活动血脉、提高情绪，其中以葡萄酒为宜，但是不要过度。

◎ 气郁体质者容易上火，所以在进行食补时一定不要吃辛辣的食物。

◎ 气郁体质者如果症状较重，可在医生指导下服用逍遥散、开胸顺气丸、四逆散、柴胡疏肝汤和香砂六君子汤等。

气郁体质者的运动养生原则

◎ 气郁体质者若没有兼阳虚、气虚等症状，可每天坚持一定强度和运动量的锻炼，如跑步、登山、打球、游泳等。另外，足够的运动量还能提高气血畅通，起到促进食欲、改善睡眠的作用。

◎ 专项兴趣爱好和文娱游戏是调理情志的最佳选择。可供选择的文娱活动有太极拳、八段锦、瑜伽等，这些运动的方式多是形神并练，行动而神静，可以起到很好的陶冶情志的效果。

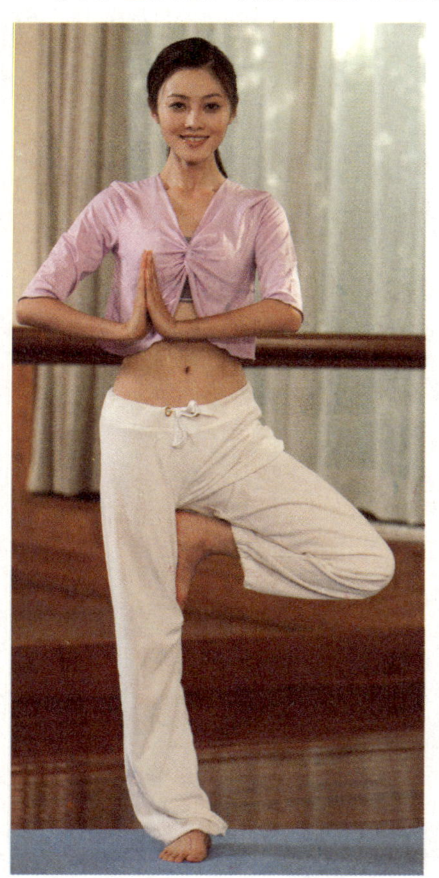

经常练习瑜伽可以调节情志，舒畅心情。

膻中

宽胸理气，宁心安神

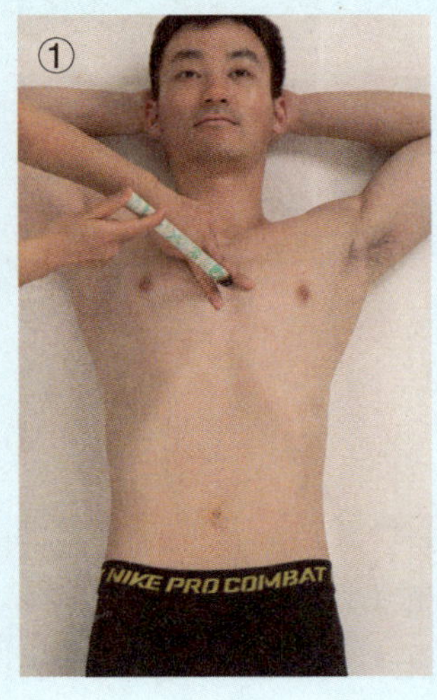

养生功效　膻中主要用于呼吸系统及循环系统方面的疾病，可以改善胸闷心悸、咳嗽、气喘、慢性支气管炎、焦躁。另外，胸部胀痛、乳汁分泌不足的女性也可以常按压膻中。

常用疗法

◎ **灸法**：艾炷灸3～7壮或艾条灸5～15分钟（图①）。

◎ **按摩法**：以中指或拇指的指腹抵住穴位并向下按压，并做圈状按摩。如果痛得很厉害，改为艾灸更为有效。

标准定位　在胸部，前正中线上，平第 4 肋间，两乳头连线的中点。

穴位速取　正坐或仰卧位，在人体的胸部人体正中线上，两乳头之间连线的中点，平第4肋间，按压有酸胀感。

肝俞

疏肝利胆，安神明目

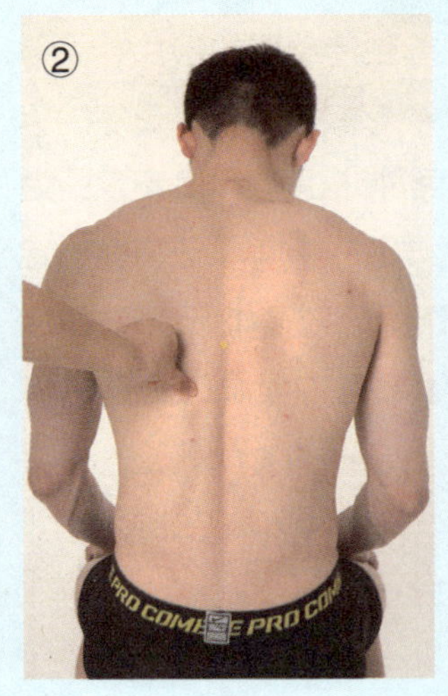

养生功效　肝俞主要用于清肝明目、调理气血、安定心神，对肝炎、胆囊炎、胸痛、胃痛、眩晕等有不错的调理功效，还可改善失眠、体质衰弱、肌肉抽筋、食欲不振等。坚持按摩还能调整内脏器官功能，提高机体代谢功能，增强免疫力。

常用疗法

◎ **灸法**：艾炷灸3～5壮或艾条灸5～10分钟。

◎ **按摩法**：以手指指腹或指间关节按压，并做圈状按摩（图②）。

标准定位　在背部脊柱区，第9胸椎棘突下，后正中线旁开1.5寸。

穴位速取　坐位，两肩胛骨下角水平线与脊柱相交所在的椎体为第7胸椎，向下数2个椎骨棘突（第9胸椎棘突），过该棘突下缘引一垂线，再从肩胛骨内侧缘引一垂线，两条垂线之间距离的中点处，按压有酸胀感。

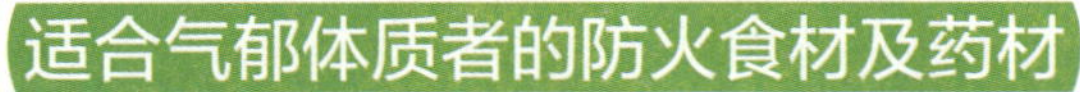

芹菜

清热解毒，平衡血压

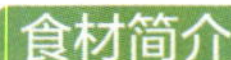

芹菜别名旱芹、香芹、白芹菜，性凉，味甘，归肺、胃、肝经，有“厨房里的药片”这样的美称。芹菜既可热炒，又能凉拌，烹调方便，深受人们喜爱。研究表明，芹菜对人体有诸多益处，是一种具有药用价值的蔬菜。

推荐理由

芹菜具有清热解毒、平衡血压的功能。芹菜中含有的一种特殊的碱性成分对中枢神经具有安定作用，能帮助入眠，改善失眠症状。同时，芹菜所含的精油成分具有镇静作用，对放松神经、缓解精神压力有良好效果。压力大、睡眠差、心烦易怒、精神紧张者，可以经常食用芹菜。

营养搭配

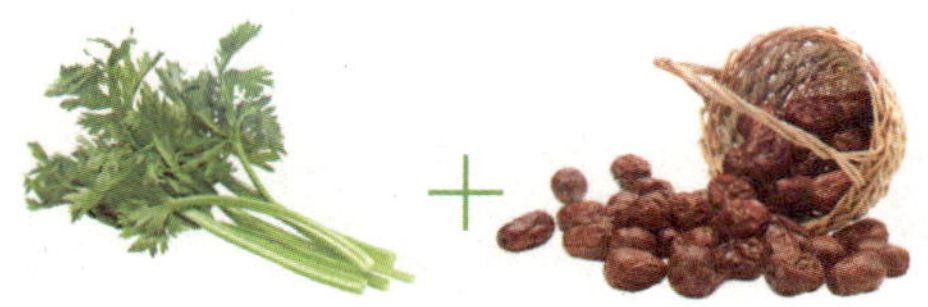

延缓衰老、补血养精

芹菜与大枣都含有丰富的铁，二者如果搭配食用，不仅能滋润皮肤、抵抗衰老，还有补血养精的作用。

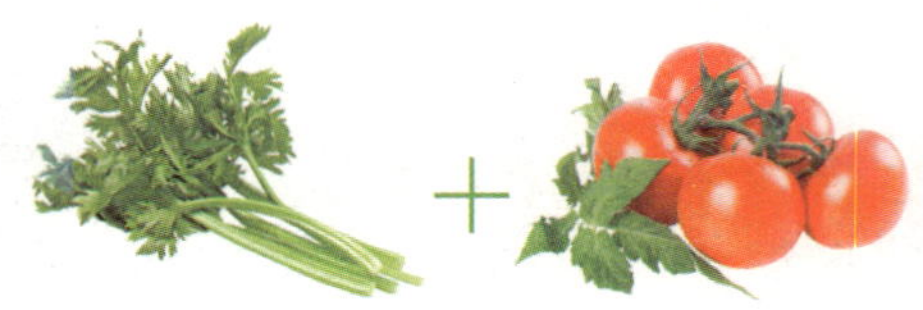

健胃消食

芹菜与西红柿搭配食用，不仅能为人体提供更为丰富的营养，还具有一定的健胃消食作用，对高血压、高脂血症及冠心病等患者有很好的辅助食疗功效。

专家提醒

▲ 头晕、失眠者宜食。

▲ 脾胃虚寒、大便溏薄、血压偏低者忌食。

▲ 宜选择干净、肉厚、质密的芹菜，且菜心结构要完好，分枝应脆嫩易折。

牛奶

补虚益肺，生津润肠

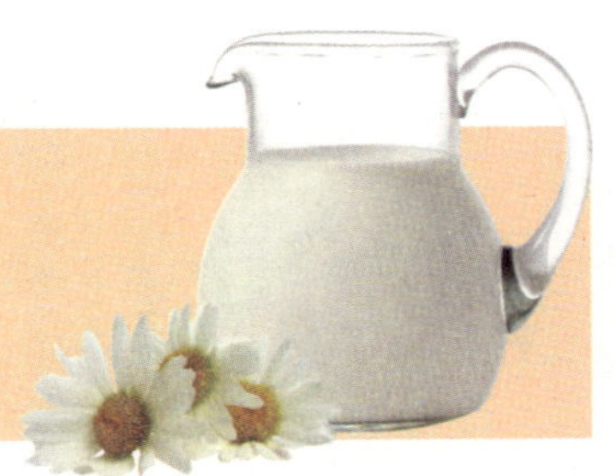

食材简介

牛奶性平、微寒，味甘，归心、肺、胃经。牛奶中含有丰富的蛋白质，是日常生活中深受人们喜爱的饮品之一。喝牛奶的好处如今已越来越被大众所认识。

推荐理由

牛奶有补虚益肺、生津润肠的功效，可预防上火和便秘。牛奶中的色氨酸在人体中可以转换成影响情绪及睡眠的5–羟色胺与褪黑激素，能安定神经，帮助入睡，安抚情绪，是非常适合气郁体质的人群食用、补益又不上火的营养品。

营养搭配

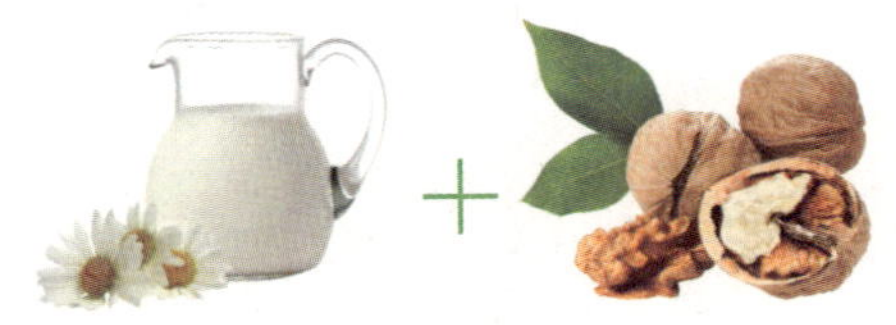

补脾养肾、润燥益肺

牛奶与核桃搭配食用，不仅能补脾固肾，还可润燥益肺，对咳嗽气喘、便秘、腰痛、病后体虚及性功能减退等症尤为适用。

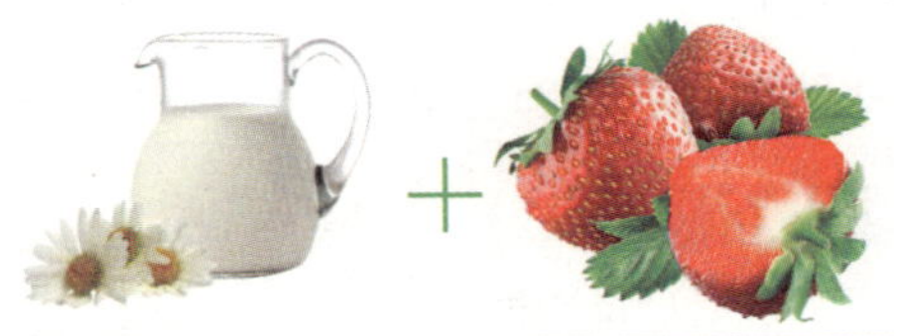

清热解毒、生津润燥

牛奶与草莓搭配同食，不仅能清热解毒、生津润燥，还有养心安神的功效，对身体健康有益。

专家提醒

▲儿童、孕妇、中老年男性以及缺钙引起的骨质疏松症患者宜食。

▲胃溃疡、胃炎、呼吸道疾病患者以及对牛奶过敏者忌食。

▲夏日牛奶易变质，通常应放在10℃以下的冰箱内贮存。但保存牛奶不宜冰冻，因为解冻后牛奶的蛋白质易沉淀、凝固而变质。

玫瑰花

疏肝解郁，缓和理气

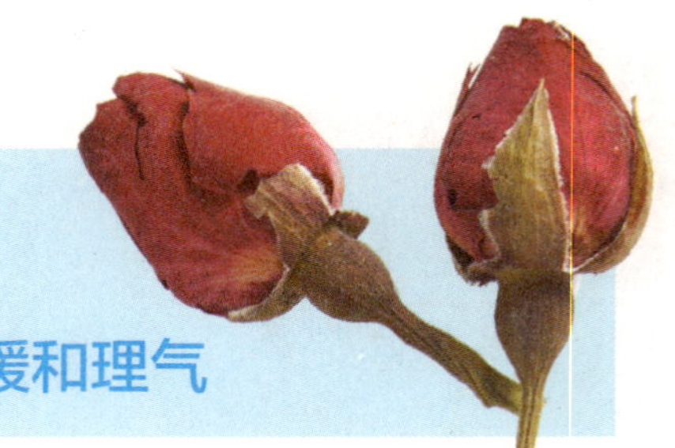

药材简介

玫瑰花性温，味甘、微苦，归肝、脾经。玫瑰属于蔷薇科直立灌木植物，具有甜美的香气，是食品、化妆品香气的主要添加剂。玫瑰花主产于江苏、浙江、福建、山东、河北等地。按照我国的分类标准，真正意义上的玫瑰栽培品种全世界有200～300个。其花蕾可入药，一般春末夏初花将开放时分批采收，用小火及时让其变干燥。

推荐理由

《食物本草》记载，玫瑰花"主利肺脾、益肝胆，食之芳香甘美，令人神爽"。可见，多食玫瑰花做成的食物或茶饮，可以帮助疏肝健脾，使人心情舒畅、去除烦躁、防止上火。

专家提醒

阴虚火旺者忌用。

方剂：

配方	玫瑰花35克，冰糖适量。
制法	玫瑰花洗净晾干，放碗内，加冰糖和水，放入笼内，用碟子盖好，蒸15分钟，出笼即成。
用法	1次服用。
功效	理气解郁、和血散瘀，适用于肝胃气痛、吐血、月经不调等病证。

配方	玫瑰花瓣10朵，白砂糖少许。
制法	玫瑰花瓣放入沸水中冲泡，加入白砂糖调味。
用法	代茶饮。
功效	理气解郁、疏肝健脾，用于肝气郁结引起的两胁疼痛、恶心呕吐和消化不良等。

酸枣仁

养心益肝，生津安神

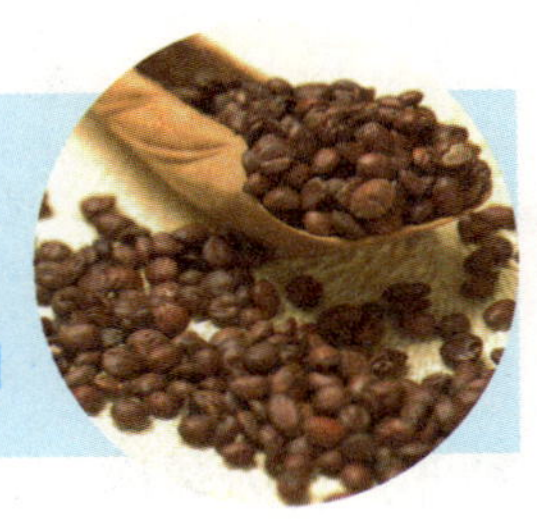

药材简介

酸枣仁别名棘、山枣仁、山酸枣，性平，味甘、酸，归肝、胆、心、脾经。酸枣属鼠李科落叶灌木或乔木植物，药用部位为酸枣的成熟种子。一般在秋季果实成熟时采收，以粒大饱满、外皮紫红色、无核壳者为佳。将果实浸泡一夜，搓去果肉，碾碎果核，将果仁晒干，即为生酸枣仁；用小火炒至微鼓，有香气，色微变深，即为炒酸枣仁；焦酸枣仁是将洁净的生酸枣仁置锅内用大火炒至黑红色，取出，放凉。阴虚失眠兼有热者宜用生酸枣仁，心脾两虚之心慌、食少、多汗者宜用炒酸枣仁。

推荐理由

酸枣仁具有补肝宁心、敛汗生津的功效，用于虚烦不眠、惊悸多梦、体虚多汗、津伤口渴等症。酸枣仁和五味子配伍可加强补益心神的作用，多用于失眠、心悸、心火旺等。酸枣仁非常适合气郁体质者服用，宁心除烦，不会引起上火。

专家提醒

▲内有实邪郁火者慎用。

▲酸枣仁含有大量的脂肪油，故有通便的作用，腹泻者慎用。

方剂：

配方	酸枣仁15克。
制法	将酸枣仁焙焦为末，加水煎煮，滤渣取汁。
用法	每日1次，每次1剂。
功效	可改善失眠症状。

配方	酸枣仁（炒）12克，知母、茯苓、川芎各6克，甘草3克。
制法	将上述中药以水煎煮，取汁。
用法	每日1剂，分2次服用。
功效	适用于肝阴血不足，且内有虚热引起的失眠。

推荐食谱和药膳方

素炒芹菜

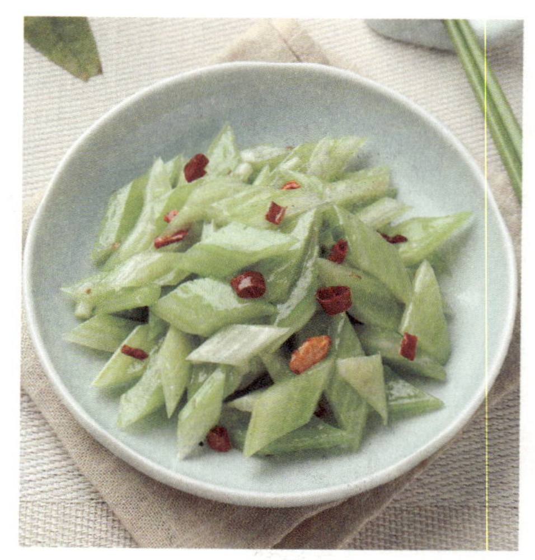

材料 芹菜500克，葱3克。

调料 酱油2小匙，花椒适量，盐、味精各少许。

做法 ①芹菜摘去叶片，洗净，切段；葱切成葱花。

②油锅烧热，将花椒炸出香味后捞出，放入葱花炝锅，再放入芹菜翻炒至断生，加入剩余调料炒拌均匀即可。

芹黄炒鳝丝

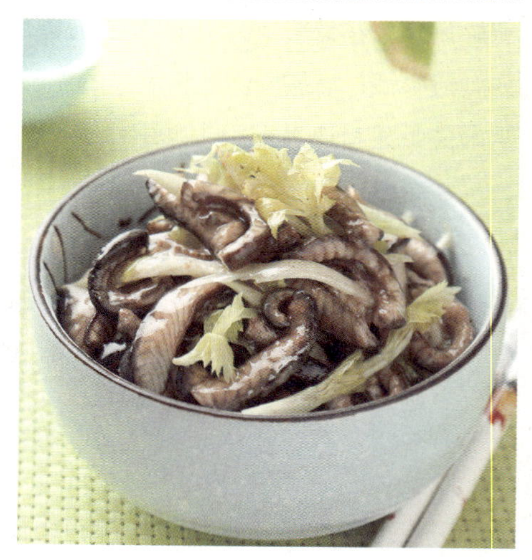

材料 鲜嫩芹菜100克，鳝鱼肉200克。

调料 料酒1大匙，水淀粉2小匙，胡椒粉、盐各少许。

做法 ①将芹菜洗净，切段；鳝鱼洗净，切丝，用盐、水淀粉拌匀上浆；盐、胡椒粉和水淀粉调成汁备用。

②炒锅烧热，放入鳝鱼丝，烹入料酒炒散，再放入芹菜段，烹入调好的汁，炒熟即可。

蛋皮芹菜

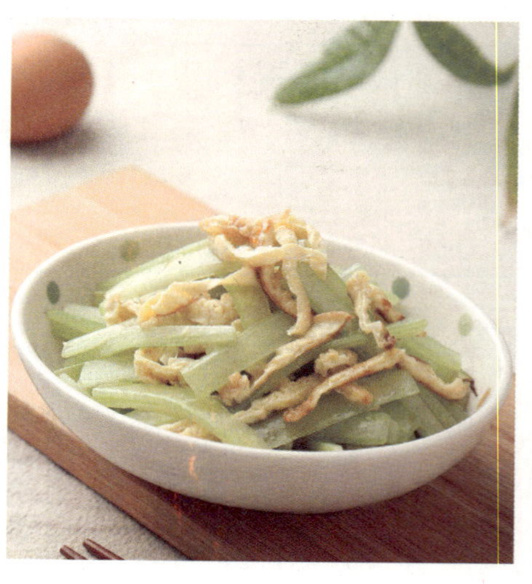

材料 净芹菜段300克，鸡蛋2个。

调料 水淀粉2小匙，白糖1小匙，盐、味精各少许。

做法 ①鸡蛋打散，加入水淀粉搅匀。

②锅内放少许油烧热，倒入蛋液，摊成蛋皮，取出凉凉，将蛋皮切成丝。

③炒锅内倒入植物油烧热，放入芹菜段爆炒，放入蛋皮丝，加入盐、白糖、味精，用水淀粉勾薄芡即可。

养肝解郁方

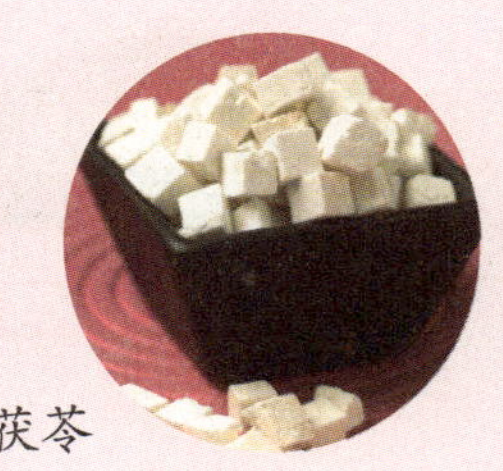
茯苓

配方：当归、熟地黄、茯苓各6克，白芍（酒炒）、柴胡（酒炒）、白术各4克，川椒（炒）2克，麦门冬3克，乌梅10克，木香（煨）1.5克。

制法：水煎，取药汁。

用法：每日2次。

功效：疏肝气，解肝郁，养肝血。

茵陈车前子饮

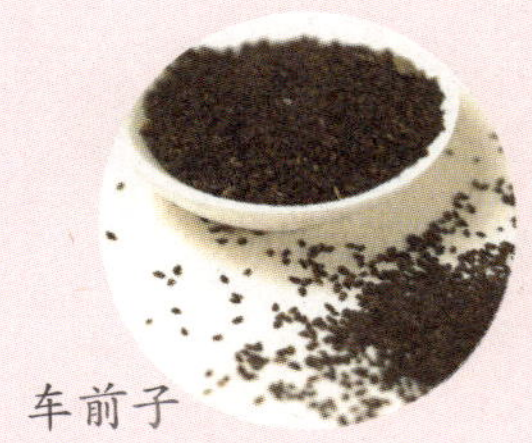
车前子

配方：茵陈100克，车前子20克。

制法：加水1000毫升，煮出400毫升后，加适量白糖即可。

用法：每天2次，每次200毫升。

功效：清热解毒，利胆退黄。适用于急性黄疸型肝炎。

绿茶干橘

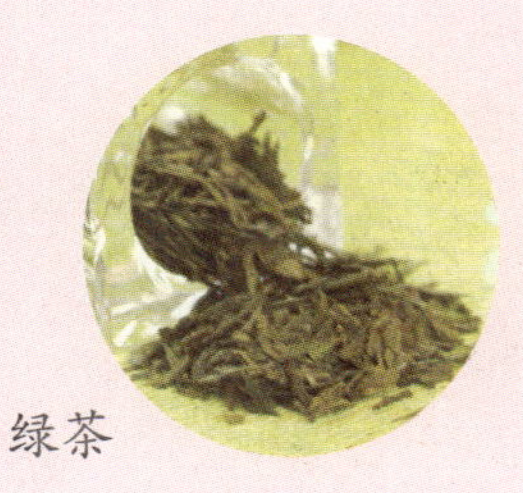
绿茶

配方：蜜橘1个（约150克），绿茶10克。

制法：橘挖孔，塞入茶叶，晒干后食用。

用法：成人每次1个，小儿酌减。

功效：理气解郁，清肠清热。

枣仁蜂蜜茶

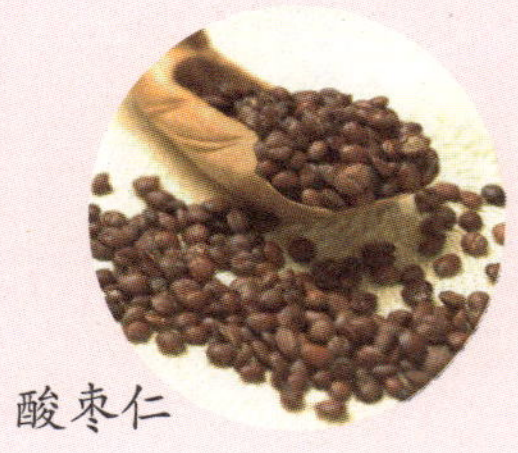
酸枣仁

配方：炒酸枣仁15克，蜂蜜30克。

制法：1.将酸枣仁放入茶杯中，用沸水冲泡，加盖闷泡10分钟左右即可。

2.饮用时依个人口味调入适量蜂蜜。

用法：代茶饮用，每晚1剂。

功效：此茶有养心安神、补肾阴虚的功效。

甘麦大枣粥

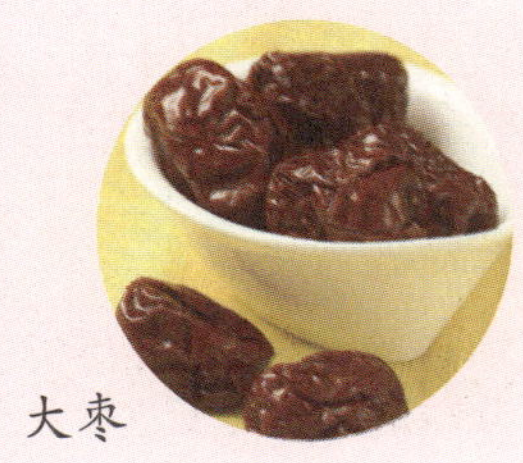
大枣

配方：小麦50克，大枣10颗，甘草15克。

制法：甘草水煎取汁，后放入小麦及大枣一同煮粥。

用法：空腹服用。

功效：益气安神。

中医养生讲究天人合一，遵循自然规律。因此，去火、防上火也要根据四季的特点进行。春季阳气生发，要防止肝阳上亢；夏季炎热，预防心火是关键；秋季干燥，注意防肺火；冬季宜潜藏，护好肾阳才能维持体内阴阳平衡。本章详细为大家介绍了四季养生的诀窍。

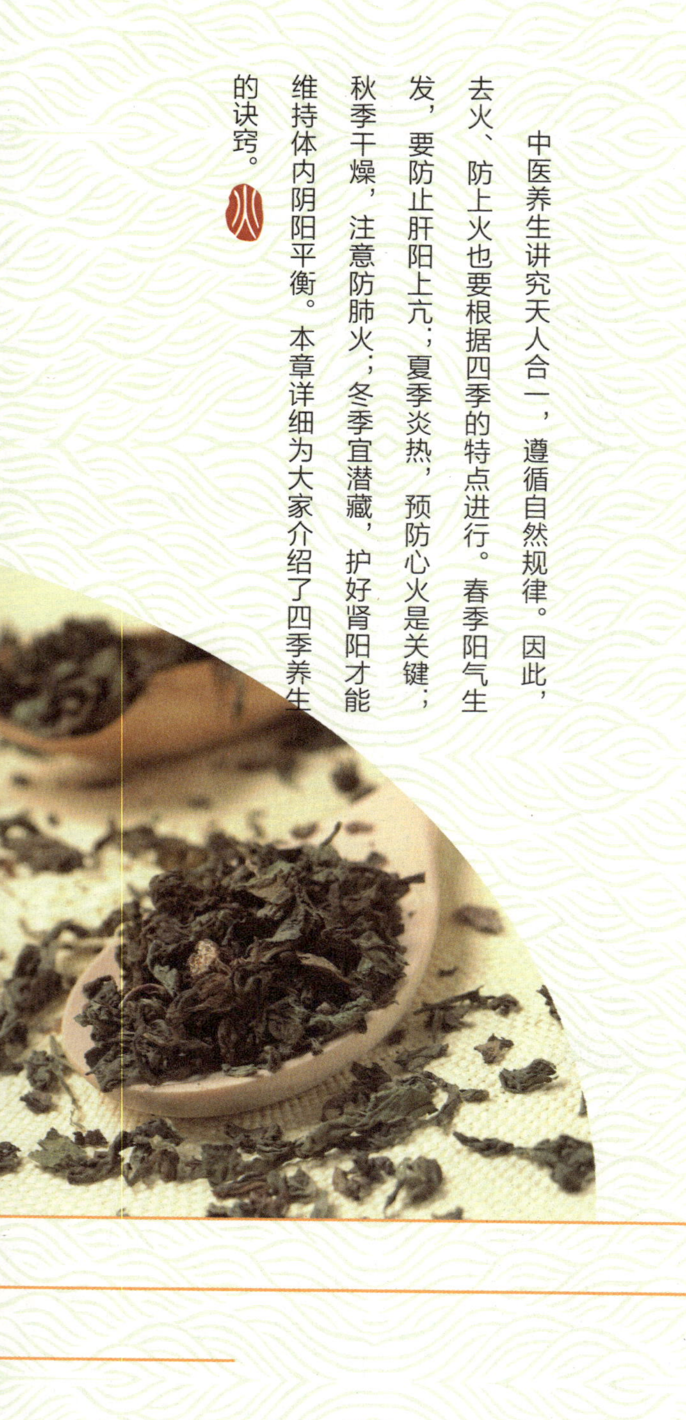

第三章 四季养生，调养脏腑才能不上火

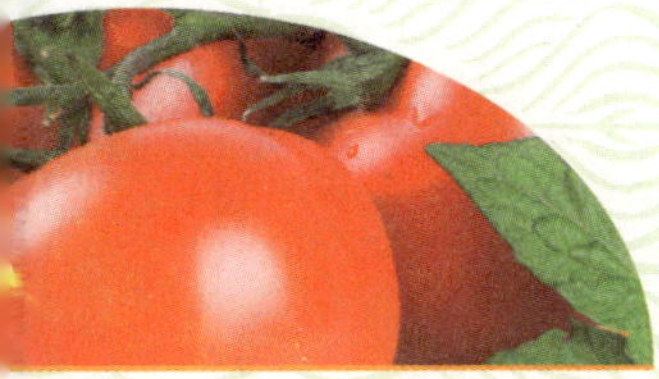

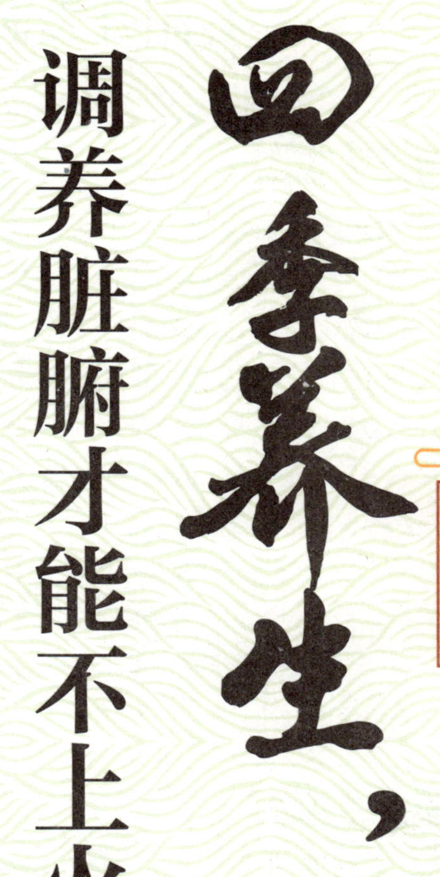

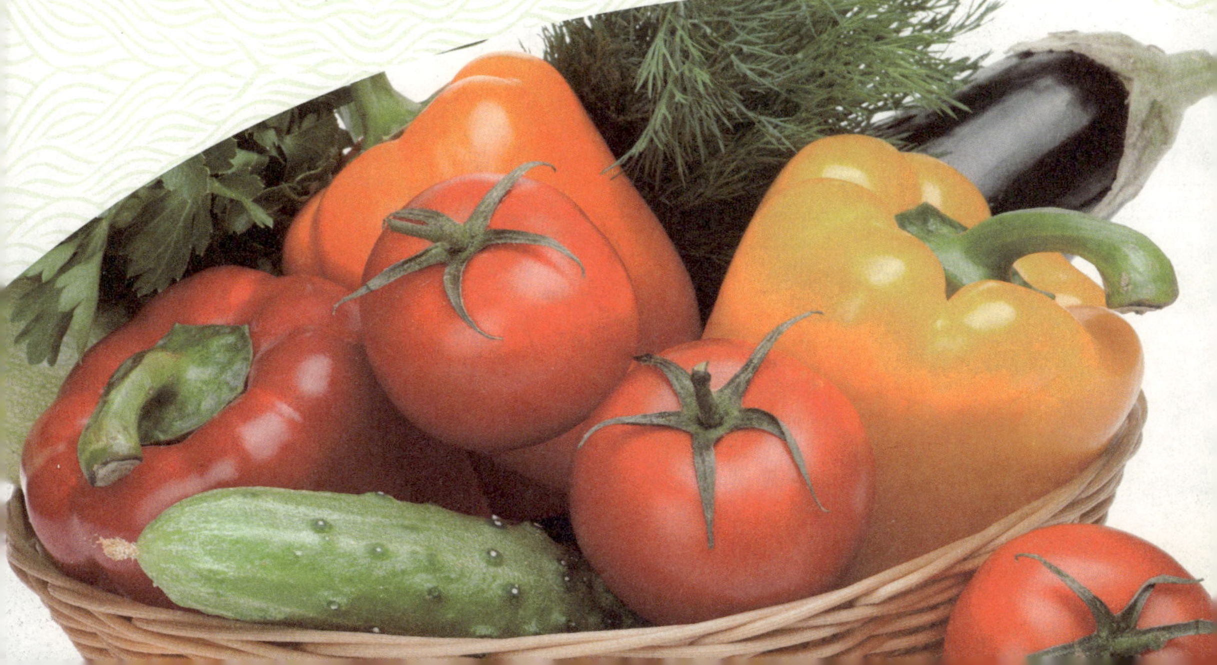

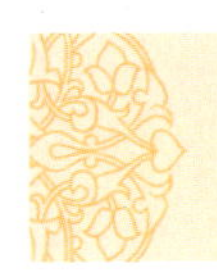

春阳升发防肝火

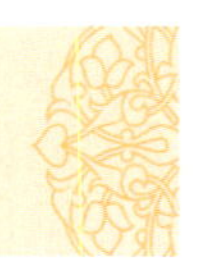

春季的养生要点

春季是四季之首，俗话说“一年之计在于春”，春季是万象更新的开始，春归大地，阳气升发，自然界生机勃勃，一派欣欣向荣的景色。所以，春季养生在精神、饮食、起居方面，都必须顺应春天阳气升发、万物始生的特点，注意保护好阳气。春乃阳气上升、发育万物之节气，养生之道在于吸收春阳和暖之气，以助生发，但要注意春季虽暖，却有春寒。所以，春三月，须避春寒，适应自然气候。如果不加以调养，不防范春寒，寒温交织，激发生机，邪气伤人，就会发病，多数情况会发生在脑部，或容易流鼻血。

春季应保持思想的清静，减少人际关系中不愉快的纷争，尽量避免过于激动而影响思想清静。情志过度刺激会使脏腑之气平衡协调的关系受到破坏。春季还应顺和春之阳气，活动肌肤，舒展筋骨以应春发。适当增加活动锻炼身体，如散步、慢跑、体操、太极拳等活动。

春季的养生原则

扶正气，护阳气

春季人的代谢渐渐旺盛，各组织器官功能活跃，需要大量的营养物质供给。除此之外，随着春季的来临，细菌和病毒等一些微生物也日渐猖獗，很容易发生流行性疾病，所以，这个时候人们要保护正气，以抵御外来邪气的侵袭。适当吃一些补益的食物、药物来扶助正气是非常有必要的，尤其是老年人、体弱多病和大病初愈者。

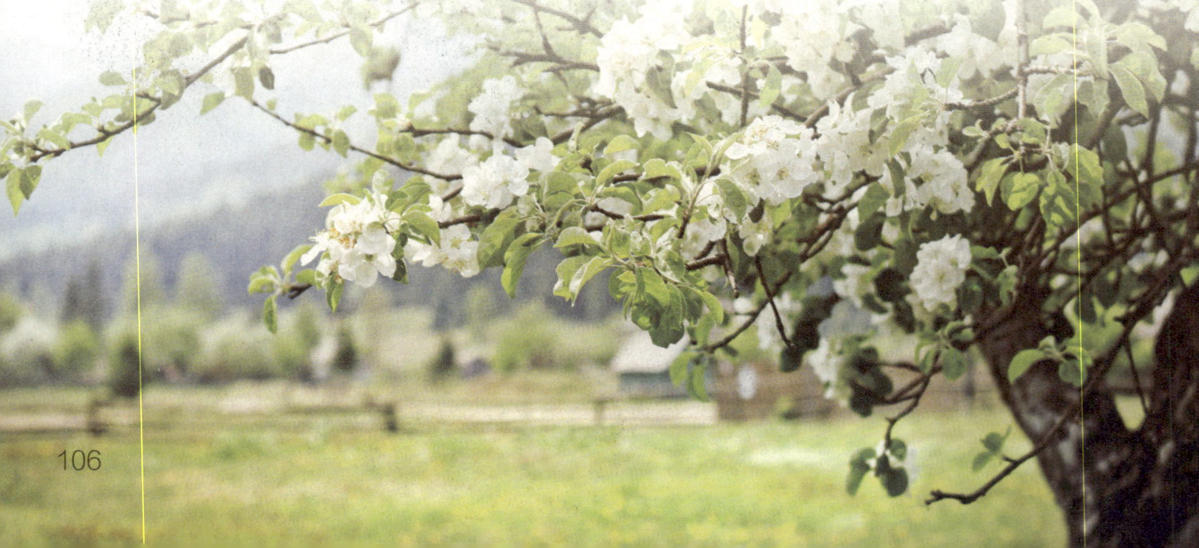

调养心目，保护肝脏

中医学认为，春季是肝气升发的季节，因此要注意养肝。这个时候精神要畅快，这样才有利于肝气的舒展。肝气的特征就像春天一样，要求条达、升气、舒发，如果肝的气机不条达，人就容易因郁闷而生病，所以春季最怕肝气抑郁。

春季当时，预防肝火

春季人体肝气当令，冬天蓄积体内的阳气随着春暖转为向上外发，若藏阳气过多，会化成热邪外攻，诱发鼻腔、牙龈、呼吸道、皮肤等出血，以及头痛眩晕、目赤眼花等疾患。若平素肝阳过盛的人，此时还会引发春火，患上热感冒、咳嗽、哮喘等，所以春天要防寒，也要抑春火。春季肝气最足、肝火最旺，是祛病养肝的良机。肝在中医五行中属木，此时它的功能就像是春天的树木在生长。俗话说：药补不如食补。在饮食上注意调理，可事半功倍。因此可以食用一些黑鱼、虾类、黑豆、黄鱼、海参、蛋类、韭菜、大枣等健肝脾食物。

春季因肝火上升，致使肺阴更虚，肺结核等病菌容易乘虚而入。再加上春季气温变化较大，病菌开始繁殖，活力增强，容易侵袭人体而致病，因此，春季饮食应清淡，多食绿色食品，以保证摄取足够的维生素和矿物质，增强机体免疫力，防止上火感冒。

春季六大节气防火去火要点

节气	养生要点
立春	天气开始转暖，着重助阳气，护肝气
雨水	雨水节气气温变化幅度较大，着重养脾胃、调精神
惊蛰	虽气候日趋暖和，但阴寒未尽，着重顺肝气、养脾气
春分	严寒已去，气温回升较快，着重调阴阳，保健康
清明	春意正浓，但仍时有冷空气入侵，着重疏理肝气
谷雨	降雨增多，空气湿度加大，着重祛湿邪

春季防火健康提示

春季气候由寒转暖，阳气升发、万物始生，五脏以肝气主时，适宜升补。

◎ 夜卧早起，清晨日出，早早起来，可以让气慢慢地生发，有益于身心。

◎ 多食用具有滋阴润燥、疏肝养血作用的新鲜蔬菜。

春季经络穴位去火养生

宜泄肝火

春季万物升发，与肝气相通，肝病易在春季发生。肝病表现为风的特点，容易引起血压不稳、动脉粥样硬化、脑卒中、皮肤瘙痒等症，所以春季养生必须注意对肝经的保养。在春季万物生发的季节，好好调养就是积蓄力量和健康，为一年的精、气、神打下良好的基础，逆之则伤肝。春季有人容易眼胀头痛、眩晕耳鸣，主要是肝火旺而无处宣泄所致，要想减轻此症状，需及时打开宜泄肝火的通道。具体方法如下。

◎敲打胆经、三焦经以通肝气；刮痧并按摩心包经以行肝血（图①、②、③）。

◎刮痧背部膀胱经，以散表邪，从而借自然之神力祛机体之病邪（图④）。

◎养肝护肝，肝经上的穴位首当其冲，经常按摩这些穴位可起到预防、保健的作用。肝经上的穴位主要包括以下几个。

1.大敦穴：大敦位于足大指外侧，趾甲角旁开0.1寸（图⑤）。大敦是肝经的井穴，肝主藏血，若情志抑郁，久积化火，血液妄行会导致各种出血疾病，可配合隐白治出血。因肝经绕阴器而行，所以治疗男女生殖器疾病和瘙痒时，针刺大敦效果甚佳。

2.太冲穴：太冲在足背部，第一跖骨间隙的后方凹陷处（图⑥）。太冲是肝经的原穴，有疏肝解郁、平息肝风、调和经血的功效。凡太冲处感觉酸痛或有结节时，一定有血压不稳或周身痹痛症状，疏通太冲，对降血压有比较好的疗效。

3.章门穴：章门位于第11肋游离端的下方（图⑦）。章门是肝经、胆经的会穴，又是脾经的募穴，主要用于改善脾的虚证和肝的情志抑郁、气滞血瘀、不思饮食、食难消化、肝脾肿大和糖尿病等。

4.期门穴：期门位于乳头下二肋（图⑧），是人体一个十分重要的穴位。十二经气

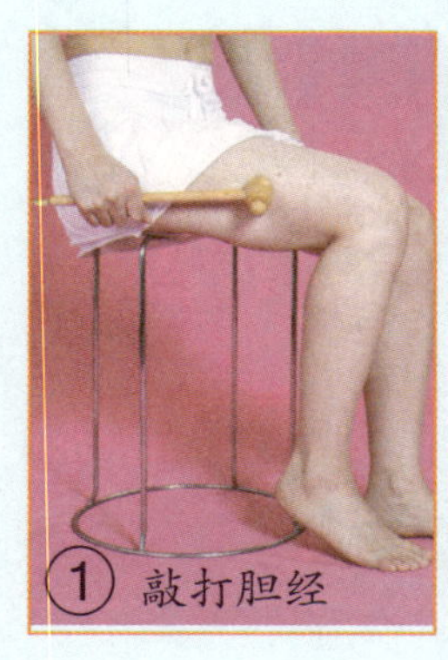
①敲打胆经

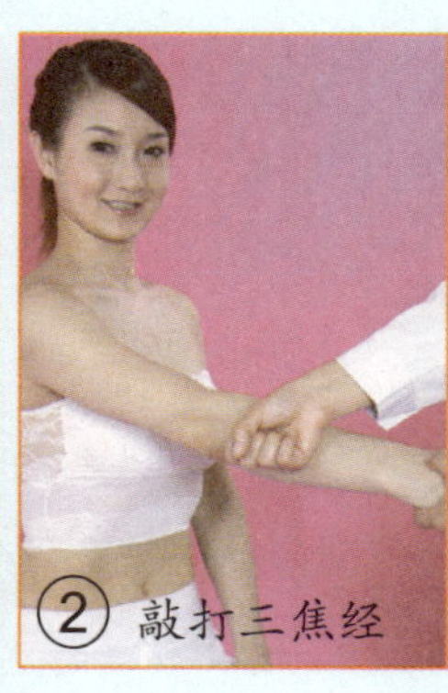
②敲打三焦经

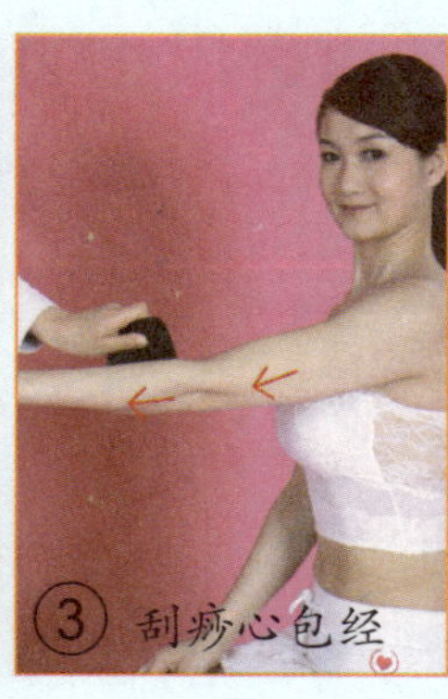
③刮痧心包经

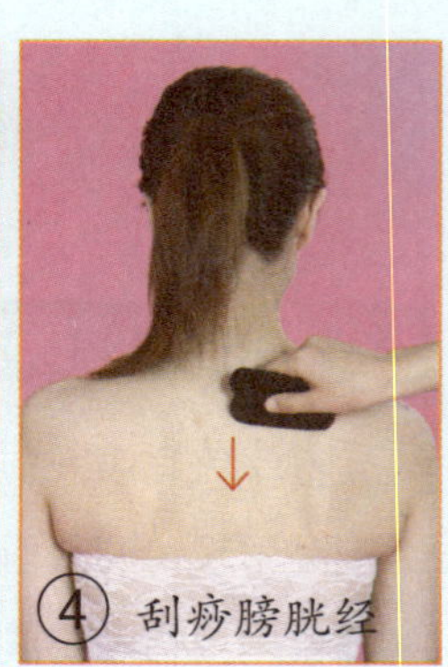
④刮痧膀胱经

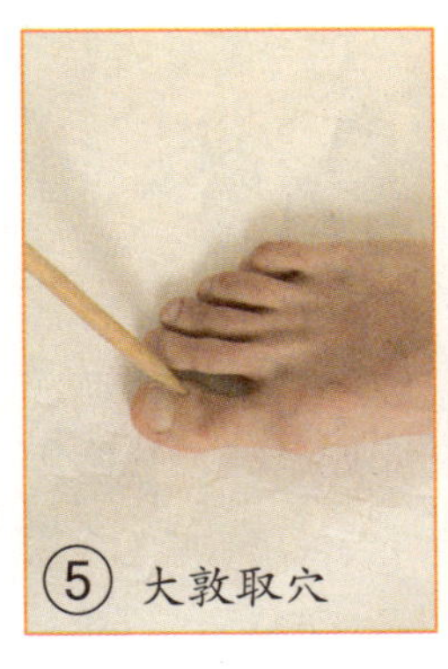
⑤ 大敦取穴

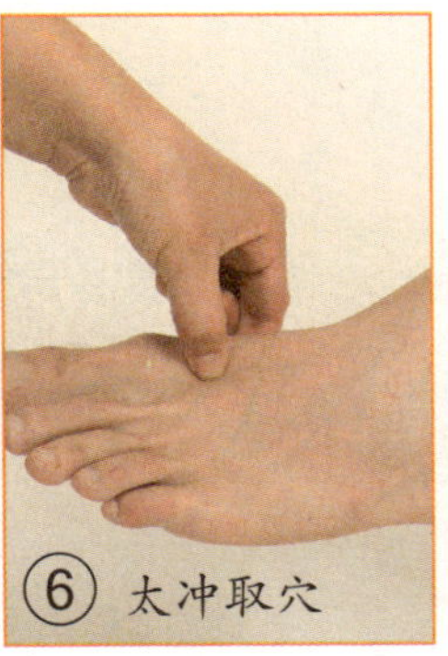
⑥ 太冲取穴

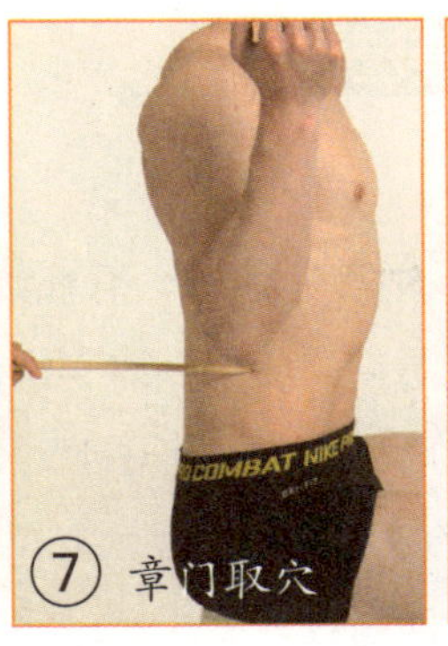

⑦ 章门取穴

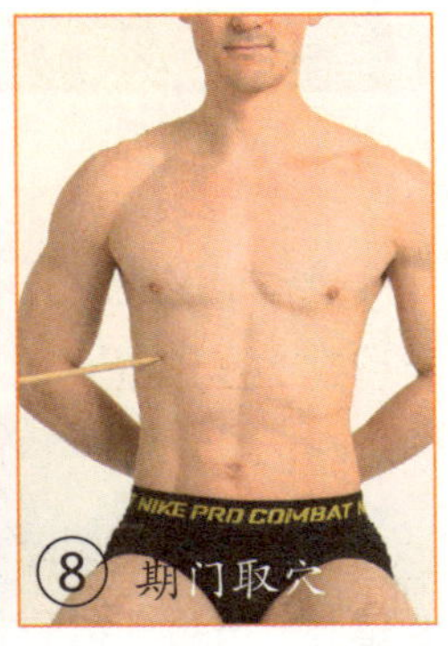

⑧ 期门取穴

血运行，肺经的云门主开，期门主关，因此早上刺激云门，晚上刺激期门，有助于调节全身气血运行不畅。

益肝明目

春季宜应肝而养生，肝开窍于目，肝胆经脉上联于目系，目视物有赖于肝气的疏泄和肝血之营养，以下方法具有补益肝肾、益精明目的作用，对于青少年近视、老年人视力减退、视神经萎缩等症有预防和缓解作用。具体做法如下。

1.仰卧或坐位，左右手的食指曲成弓状，以第二节的内侧面紧贴眼眶，自内向外，先上后下刮眼眶，重复20～30次，以出现酸胀感为宜。操作时应闭目（图⑨、⑩）。

2.体位同上，按揉睛明、攒竹、太阳、四白，每穴各1分钟；按揉足三里、光明、三阴交、太溪、太冲，每穴各1分钟；以小鱼际擦涌泉30次，擦至发热为止（图⑪）。

3.俯卧或坐位，按揉肝俞（图⑫）、肾俞，每穴各1分钟。

4.坐位，拿颈项1分钟（图⑬），拿风池3～5次。

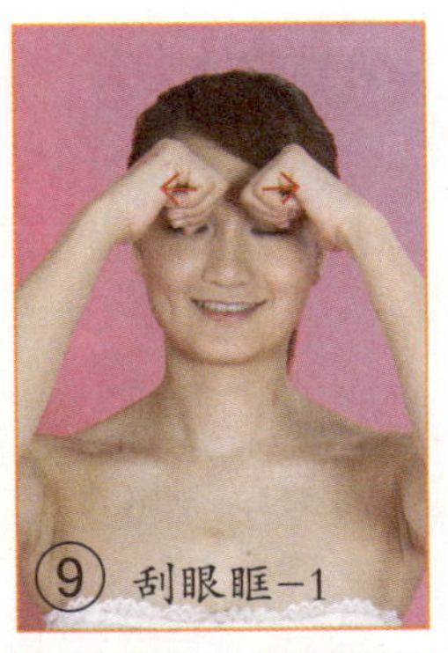
⑨ 刮眼眶－1

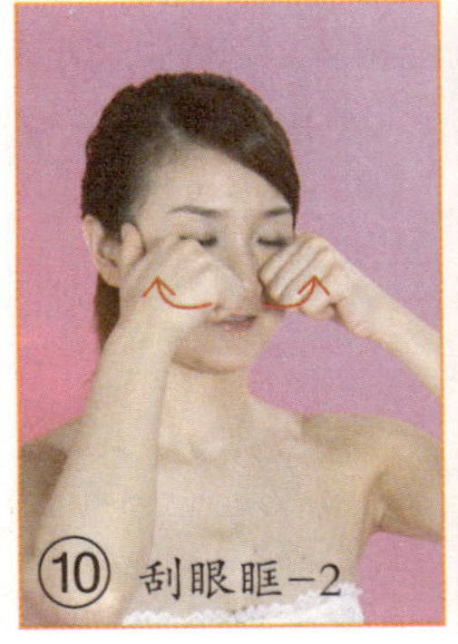
⑩ 刮眼眶－2

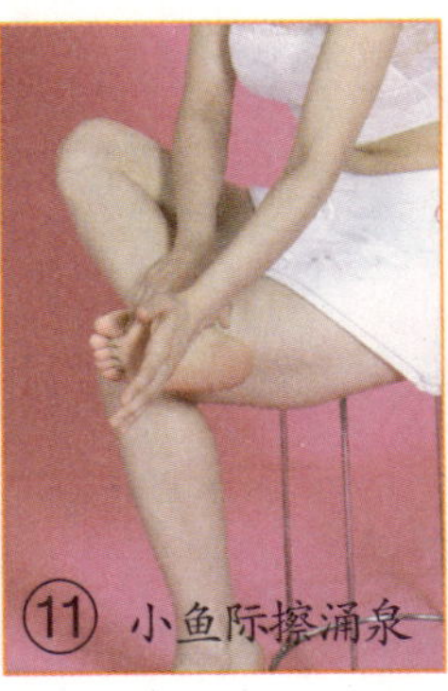
⑪ 小鱼际擦涌泉

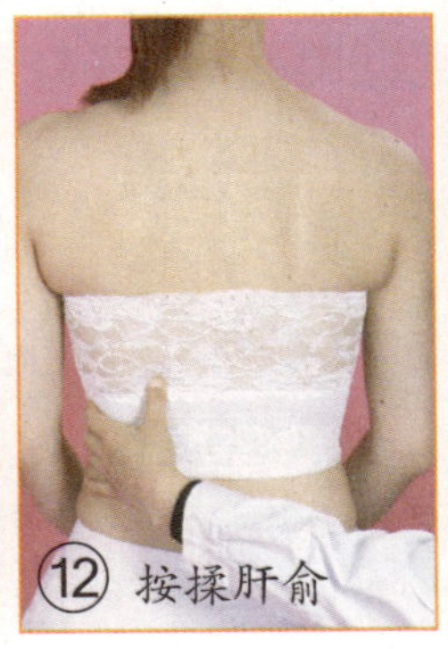
⑫ 按揉肝俞

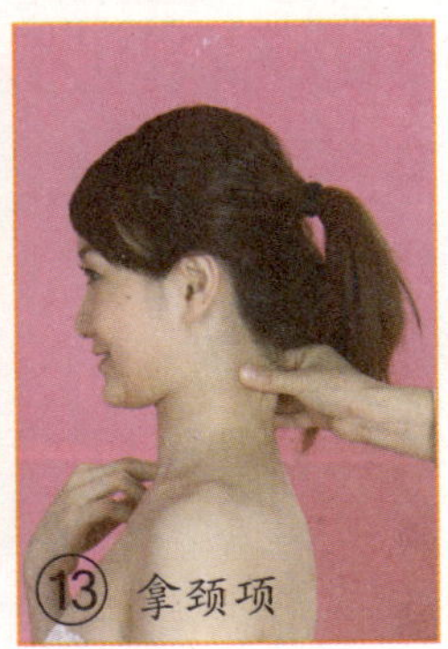
⑬ 拿颈项

油菜

活血化瘀，宽肠通便

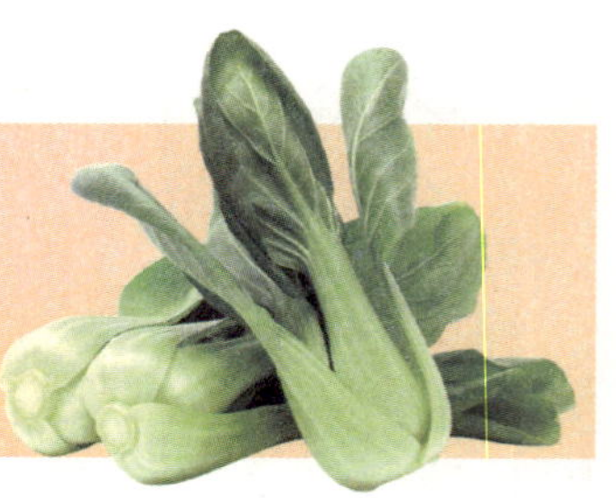

食材简介

油菜，又叫油白菜，性凉，味辛，归肝、肺、脾经。油菜在南方很多地区也被称为上海青，南北广为栽培，四季均有供产。油菜有青帮油菜、白帮油菜和青白帮油菜3种。油菜的营养价值与小白菜近似，被列为甲类蔬菜。

推荐理由

油菜有散血消肿、解毒凉血、破结通肠等功效，春季气候干燥，常食油菜可防胃火。油菜适用于口腔溃疡、口干舌燥、口角湿疹、牙龈出血、上火便秘、热毒疮疖、血热出血者食用。油菜为低脂肪蔬菜，富含膳食纤维，不仅能促进肠道蠕动，预防便秘，而且可以减少脂类的吸收，降血脂。油菜中含有的维生素C、胡萝卜素是人体黏膜及上皮组织维持生长的重要营养物质，常食有美容作用。

营养搭配

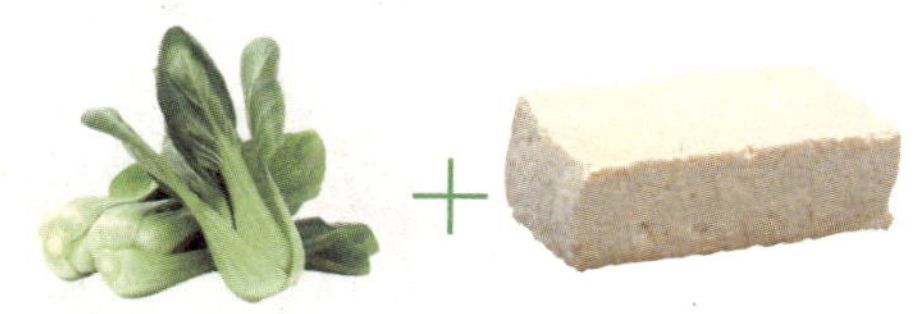

清肺止咳、生津润燥

油菜和豆腐都含有丰富的营养，二者如果搭配食用，既可清肺止咳，又能生津润燥、清热解毒，补益功效显著。

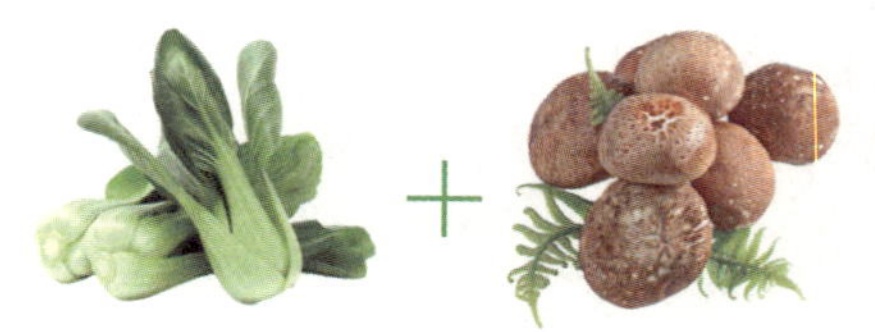

调理机体、润肤养颜

油菜与香菇均含有纤维素，二者搭配食用，不仅可调理机体，达到润肤养颜、抗衰老的效用，还能减少脂肪的吸收。

专家提醒

▲口腔溃疡、甲状腺结节患者宜食。

▲狐臭、眼病、疥疮、小儿麻痹症后期患者忌食。

▲要挑选新鲜、油亮、无虫、无黄叶的嫩油菜，且以用两指轻轻一掐即断者为佳。

黄瓜

清热解毒，利水消肿

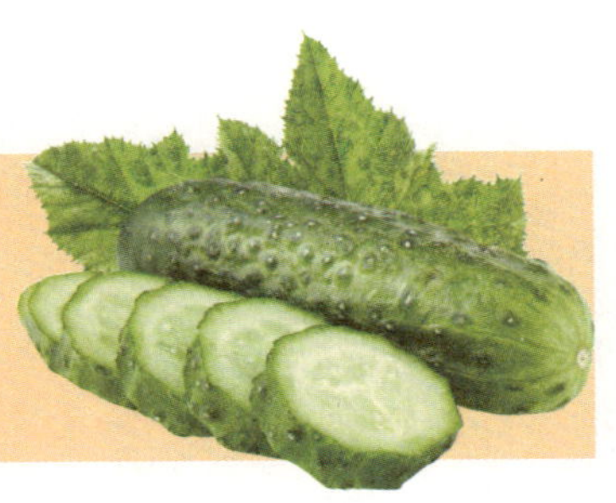

食材简介

黄瓜最初叫做“胡瓜”，是西汉张骞出使西域时引进的。后来为了避讳“胡”字，才改成“黄”字的。黄瓜不但脆嫩清香、味道鲜美，而且营养丰富，是消暑、美容的佳蔬，许多爱美人士把它当做水果食用。

推荐理由

春季，人们室外活动量大，全身阳气易升发外越，特别是阴虚患者，易出现口干舌燥、鼻干目涩、眼睛肿痛等症状。这时可以多食用滋阴的寒凉性食物，如黄瓜，以润肝明目。另外，黄瓜中含有的丙氨酸、精氨酸等氨基酸对肝病患者的康复很有益处。上火便秘者、高血压者、慢性肝炎者、酒精性肝硬化者、口干舌燥者、风热眼疾者、湿热黄疸者很适合食用黄瓜。

饮食搭配

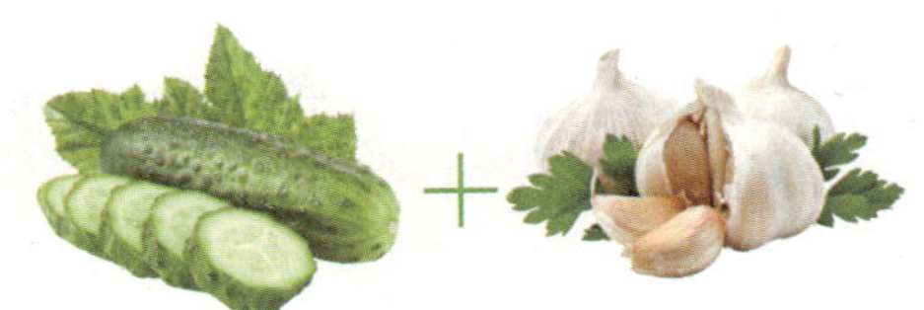

减肥瘦身、清热止渴、健胃消食

黄瓜与大蒜搭配食用，既可降低胆固醇，又可清热止渴、健胃消食、减肥轻身。糖尿病、高脂血症、心脑血管疾病、肥胖症等患者可常食。

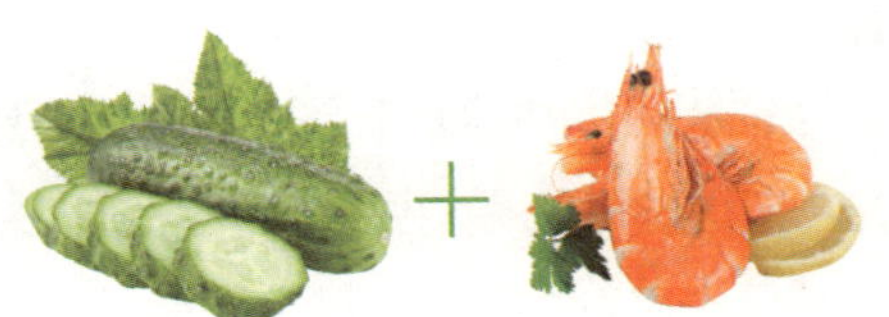

清热利水、补肾除烦

黄瓜与虾营养都很丰富，二者搭配食用，可清热、利尿，还具有补肾功效，对消渴烦热、咽喉肿痛、腰膝酸痛等病症有一定的缓解作用。

专家提醒

▲ 糖尿病、高血压、高脂血症、肥胖症患者宜食。

▲ 痛经者在经期、肺寒咳嗽者以及脾胃虚弱、腹痛腹泻者忌食。

▲ 选购黄瓜时，宜选嫩的、硬的，最好是带花的（花冠残存于脐部）。

马兰头

清热解毒，清肝明目

食材简介

马兰头，是春天的野菜之一，其性平、微寒，味甘，归肝、胃、肺经。马兰头可做草药用，有清热解毒、消食积、利小便、散瘀止血之效，《本草正义》谓其“最解热毒，能专入血分，止血凉血，尤其特长。凡温热之邪，深入营分，及痈疡血热，腐溃等证，允为专药。内服外敷，其用甚广，亦清热解毒之要品也”。据《中国医学大辞》记载：“马兰根露，马兰根蒸取之露也。辛凉无毒。散结清热，破宿血，能治痔疮。”

推荐理由

马兰头具有养肝血、清肝火、清热解毒的功效，同时，也有较好的补血和明目作用，常用于高血压、青光眼、眼底出血、目赤胀痛、咽喉肿痛、肝火旺者。马兰头非常适合在春季食用，除了它是春天应季的野菜外，主要的是它能防肝火。

专家提醒

▲马兰头可以用来制作凉拌菜，也可以用来做馅包饺子。晒成干菜后，还可以炒肉，还可做马兰头烧豆腐、香干马兰头等。

▲脾胃虚寒者、女性月经来潮期间或有寒性痛经史者不宜多食马兰头。

▲孕妇慎食。

马兰头偏方

◎赤脚马兰捣汁，入水少许，发日早服，或入砂糖亦可，可用于诸疟寒热。

◎马兰头捣汁涂黄水疮及无名肿毒，用叶同冬蜜捣匀，敷阳症无名肿毒，未溃者能散。

◎马兰头一虎口，黑豆、小麦各一撮，酒、水各一盅。煎一盅，食前温服，以利小便，可用于水肿尿涩。

◎用马兰头、甘草，磨醋搽患处，可用于治丹毒。

桑葚

滋阴生津，补血养血

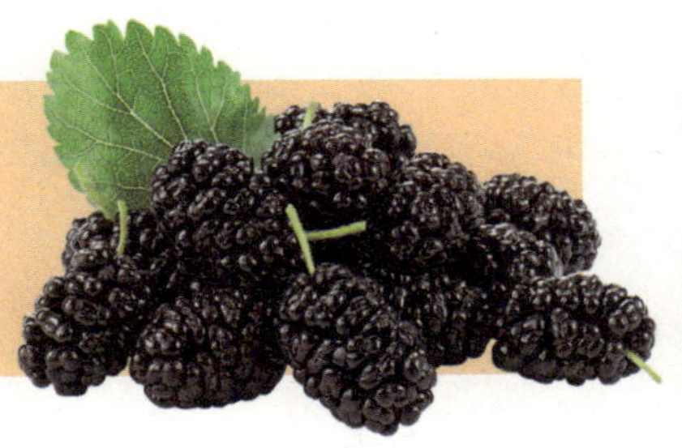

食材简介

桑葚也称桑果、桑枣，性凉，味甘、酸，归肺、肝、肾、大肠经。桑葚果实中含有丰富的活性蛋白、氨基酸等多种营养成分，被医学界誉为“21世纪的最佳保健果品”。

推荐理由

桑葚洗净生食有滋阴生津、清虚火的作用。桑葚中含有铁元素，与血红细胞造血功能有密切关系，是补血佳品。桑葚还具有增强免疫力的作用，可以促进血红细胞的生长，防止白细胞减少，并可防止人体动脉粥样硬化、骨骼关节损伤，促进新陈代谢。桑葚适宜于春季口舌干燥者食用。

营养搭配

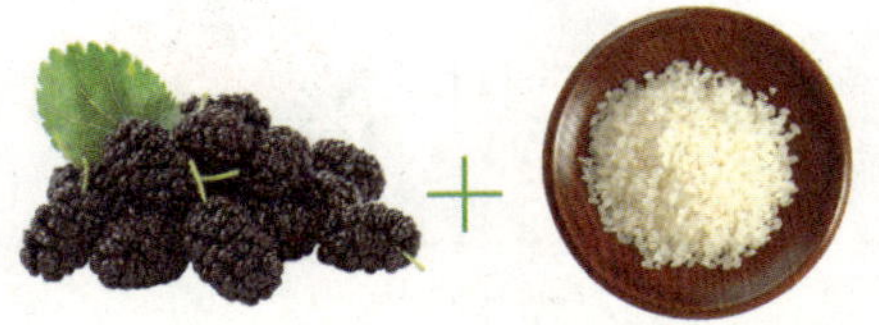

补肝益肾、养血润燥

大米与桑葚搭配食用，不仅可以补肝益肾、养血润燥，还可缓解疲劳、提高记忆力等。

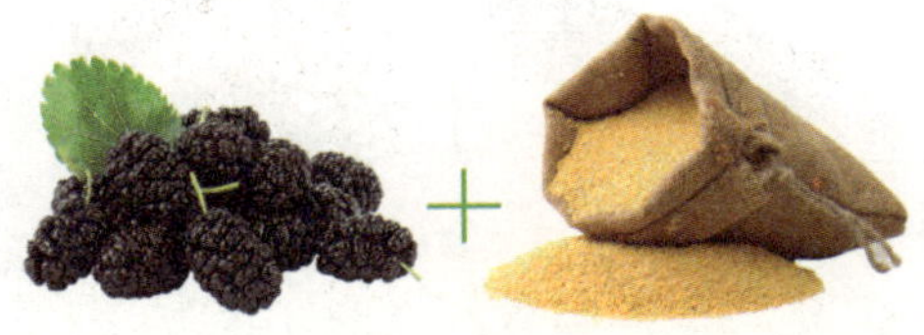

保护心脑血管

桑葚富含多种氨基酸和果糖，可预防动脉粥样硬化、保护心脑血管；小米的滋补作用较强。二者同食对心血管健康有益。

专家提醒

▲ 产后血虚或长久劳损、体弱者以及习惯性便秘者宜食。

▲ 脾胃虚寒及腹泻者忌食。

▲ 桑葚的表面凹凸不平，不便清洗。可用自来水连续冲洗几分钟，再放于淘米水中浸泡5~10分钟，最后用清水冲净即可。

鲫鱼

和中开胃，活血通络

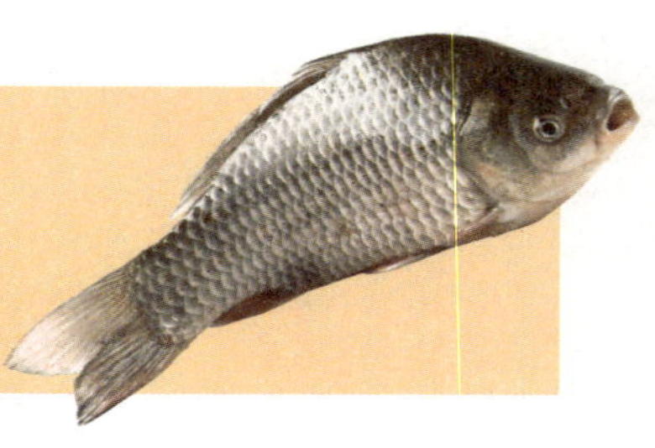

食材简介

鲫鱼又叫鲋鱼，性平，味甘，归脾、胃、大肠经。鲫鱼为我国重要食用鱼类之一。特点是营养价值高，各种营养元素比较全面。其肉质细嫩，肉味鲜美，吃起来既鲜美又不肥腻，自古就是产妇催乳的最佳补品。

推荐理由

鲫鱼具有健脾和胃、利水消肿、活血通络等功效。春季吃鲫鱼，不仅可以养护脾胃，还有助于健脾除湿，防上火。民间有“鱼生火”的说法，但鲫鱼是个例外，据《本草纲目》记载：“诸鱼属火，唯鲫鱼属土，故能养胃。”

营养搭配

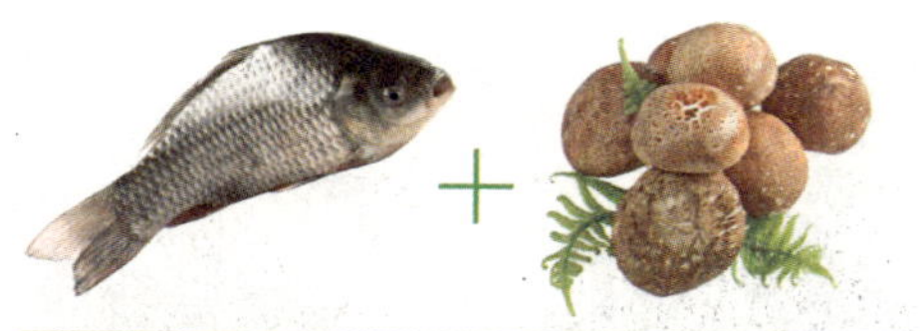

透疹解毒、清利小便

鲫鱼营养丰富，香菇可滋补清肠。二者同食可透疹解毒、清利小便，所以平时不妨常搭配二者一同食用。

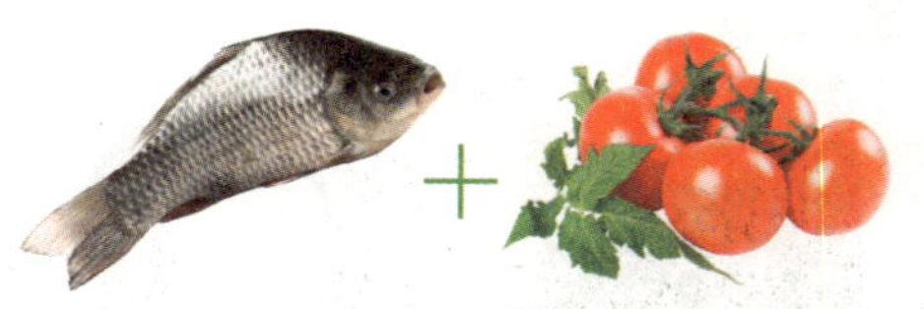

有益健康

西红柿的营养价值很高，各种维生素含量均很丰富。与鲫鱼一同食用，对身体的补益功效十分显著。

专家提醒

▲肾炎、慢性肾炎水肿患者以及孕妇、产妇产后乳汁缺少者宜食。

▲高胆固醇、感冒发热者忌食。

▲选购鲫鱼时，以鱼眼睛略凸，眼球颜色黑白分明并且有光泽的为佳。

▲刚买回的鲫鱼如果暂时不烹调，可养在清水里或用浸湿的纸贴在鱼的眼睛上，防止鱼视神经后的死亡腺离开水后断掉。用此法，死亡腺可以保持一段时间，从而延长鱼的保鲜期。

菊花

散风清热，解毒祛疮

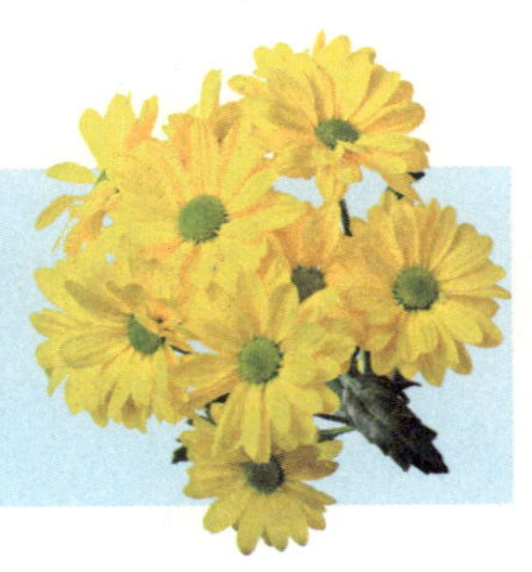

药材简介

菊花别名秋菊、寿客、金英、陶菊等，性微寒，味甘、苦，归肺、肝经。菊花属菊科多年生草本植物，在全国各地均有分布，多长于路边、丘陵、荒地、山坡等处。药用部位为头状花序，一般在晚秋初冬花初开时采收，经晒干或烘干后入药。

推荐理由

菊花具有养肝明目、清热解毒的功效，主要用于风热感冒、咽喉肿痛、目赤肿痛、风火头痛、鼻炎、支气管炎、痈疖疔毒、丹毒、湿疹、皮肤瘙痒、口疮等症。菊花和金银花配伍可加强清热解毒的作用。

专家提醒

气虚胃寒，食少泄泻者以及过敏体质者慎服。

方剂：

配方	白菊花、茯苓各500克。
制法	白菊花（以农历九月初九采摘者最佳）加茯苓，二药共研细末，过筛则成为散。
用法	每次服6克，每日3次，温酒调服。
功效	红润面容、水嫩肌肤。

配方	菊花、板蓝根、桑叶各30克，重楼40克，柴胡15克，苏叶、防风、荆芥、薄荷各10克。
制法	将以上中药加水2000毫升，煎煮30分钟，去渣备用。
用法	温洗全身，每2～3小时洗浴1次。
功效	清热解毒，适用于痱子、小儿外感高热。

枸杞子

滋补肝肾，益精明目

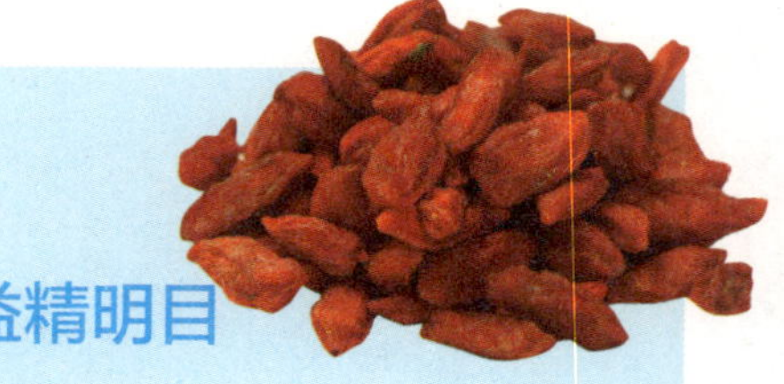

药材简介

枸杞子又名却老子，性平、偏温，味甘，归肝、肾、肺经。枸杞子为茄科植物，主产于宁夏、青海、甘肃、河北等地，以宁夏枸杞子最为著名。药用部位为枸杞子的成熟果实。

推荐理由

枸杞子有滋补肝肾、强壮筋骨、养血明目等功效。春天是肝旺之时，把肝血养好了有助于避免暑期的阴虚，而过于补肝又会造成肝火过旺，因此，立春后大家应选择柔肝养肝、滋阴明目的枸杞子进补。春季易患心脑血管疾病者、电脑族、糖尿病者、肝病者、春季免疫力低下者等适宜食用枸杞子。

专家提醒

▲枸杞子性质偏温，正患感冒发热者、身体有炎症者或腹泻者最好慎食。

▲枸杞子虽老少皆宜，但不可多吃，每日用量不应超过10克。

方剂：

配方	枸杞子50克，冰片0.5克，芝香油200毫升。
制法	枸杞子炒干后研成粉末状，倒入烧开的芝香油中，加入冰片混合均匀。
用法	消毒纱布剪成小块，放入芝香油中浸泡后敷在清洗干净的伤口上，每日1次。
功效	适用于褥疮。

配方	枸杞子、杜仲、麦门冬、怀山药、山茱萸、菟丝子、牛膝各12克，熟地黄10克，玉竹9克。
制法	将上述中药加水煎煮，滤渣取汁。
用法	温服。
功效	适用于肾精亏损型甲状腺功能减退。

芦荟

泻热通便，清肝杀虫

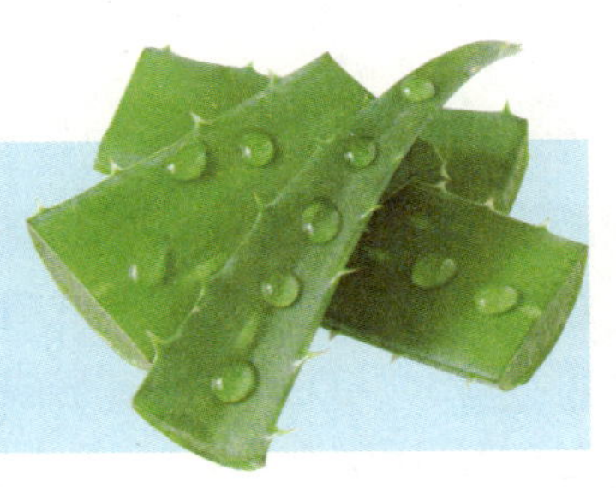

药材简介

芦荟别名卢会、劳伟，性寒，味苦，归肝、胃、大肠经。芦荟为百合科植物库拉索芦荟、好望角芦荟或斑纹芦荟叶中液汁经浓缩的干燥品。全年可采，割取叶片，收集其流出的汁液，置锅内熬成稠膏，倾入容器，冷却凝固。

推荐理由

芦荟具有泻热通便、清肝杀虫的功效，用于热结便秘、习惯性便秘等属实证者，以及肝经火盛引起的头晕、头痛、胁痛、目赤、躁狂易怒等症；还可用于小儿虫积腹痛或疳积等症；外用可治癣疮，防治溃疡，促进伤口愈合。

专家提醒

▲芦荟有臭气，一般不入煎剂。

▲脾胃虚寒者、孕妇及下部有出血倾向者忌用。

▲儿童不宜过量服用。

方剂：

配方	新鲜芦荟200～250克，蜂蜜20克。
制法	芦荟洗净，去除叶皮，留下透明的叶肉切小块，放入小锅中，加入200毫升清水煮沸后放凉，最后调入蜂蜜拌匀即可。
用法	每日1剂，代茶温饮。
功效	补充肌肤水分，让肌肤水灵、白嫩。

配方	芦荟30克，炙甘草15克。
制法	将芦荟晒干，和炙甘草同研为细末，用热水将患处洗净，敷药粉于患处。
用法	连涂数次。
功效	泻热导积、杀虫消炎，适用于头癣。

【推荐食谱和药膳方】

海米油菜

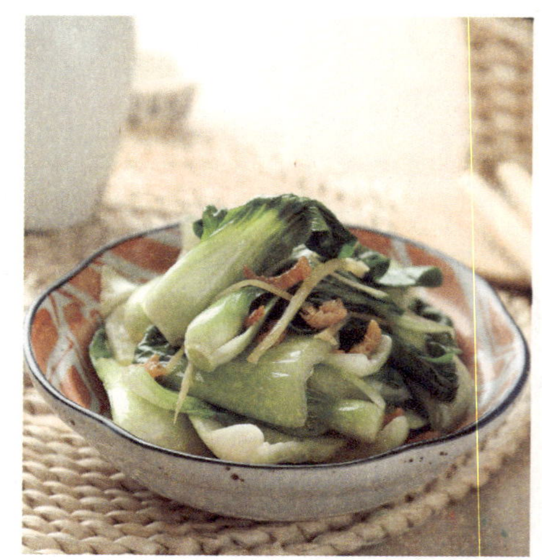

材料 油菜250克，海米20克，姜5克。

调料 白糖1小匙，盐、味精各少许。

做法 ① 将油菜洗净，掰成小片；姜切丝；海米用水发好。

② 油锅烧热，放入油菜、姜丝煸炒，菜熟时加入海米（连汤）、盐、白糖，稍煸炒后放入味精，起锅装盘即可。

酸辣黄瓜

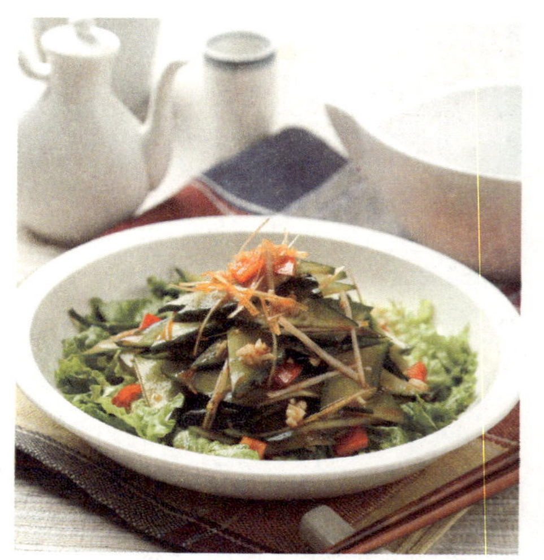

材料 黄瓜250克，红甜椒5克，生菜50克，葱丝、蒜末各适量。

调料 盐、生抽、辣椒油、醋各适量。

做法 ① 黄瓜洗净，切片；红甜椒洗净，去籽，切丁；生菜洗净，铺在盘底。

② 黄瓜片、红甜椒丁一起装盘，加入盐、生抽、辣椒油、醋、蒜末拌匀，最后撒上葱丝即可。

芥末黄瓜干

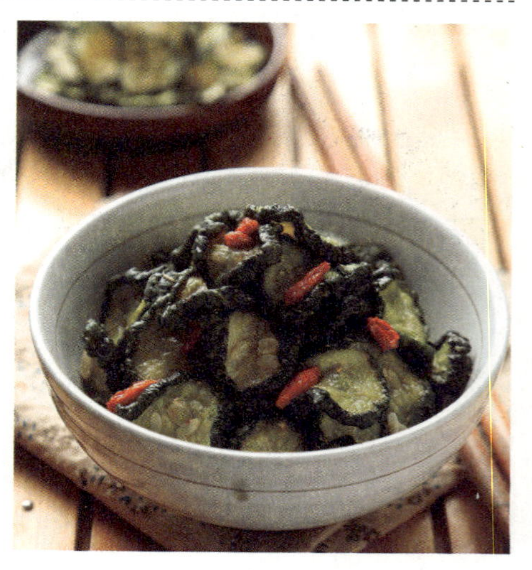

材料 黄瓜干200克，枸杞子少许。

调料 盐1小匙，白醋、香油、芥末粉各1大匙

做法 ① 黄瓜干放入清水中泡至回软，捞出，沥干水分，装盘；枸杞子泡发，洗净备用。

② 盐、白醋、香油、芥末粉加温水拌匀，制成酱汁，淋入盘中，与黄瓜干搅拌均匀，撒上枸杞子即可。

扒双菜

材料 净白菜帮250克，小油菜200克，葱、姜各少许。

调料 鸡汤、水淀粉各1大匙，料酒、酱油各2小匙，白糖1小匙，盐、味精各少许。

做法 ①将白菜帮顺向切成3厘米长、1厘米宽的条；小油菜洗净备用；葱、姜切末。

②白菜帮、小油菜分别入沸水锅中汆烫至熟，捞出，过凉水，沥干备用。

③油锅烧热，下葱末、姜末炝锅，烹入料酒、酱油、盐、味精、白糖和鸡汤。然后把白菜帮条和小油菜放入锅中煸炒至熟，用水淀粉勾芡，起锅。

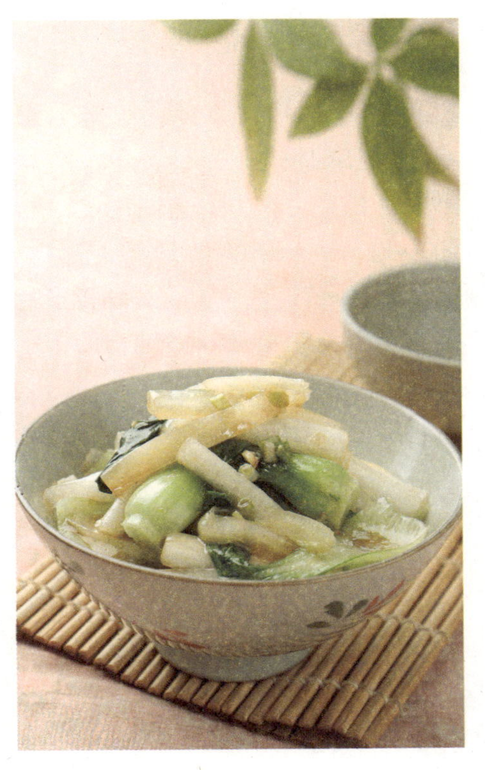

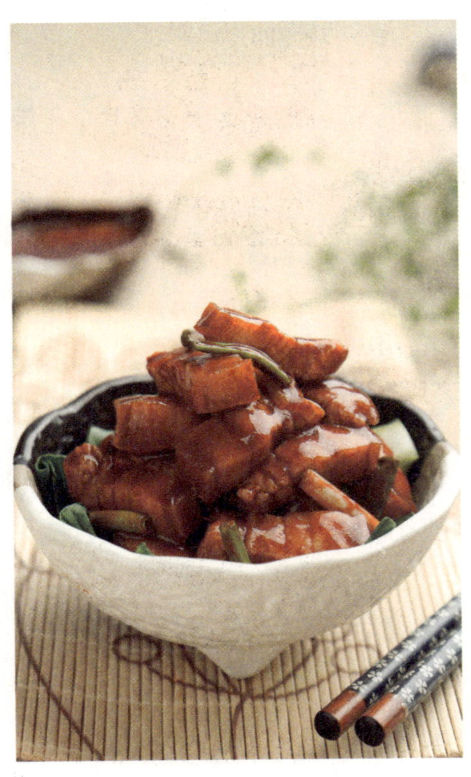

油菜烧肉

材料 五花肉块400克，油菜200克，香葱段30克，姜末20克。

调料 A.红腐乳40克，酱油100克，白糖3大匙，料酒2大匙；B.水淀粉1小匙，香油1小匙。

做法 ①将五花肉块放入沸水锅中汆烫5分钟；油菜洗净，对切，放入沸水锅中汆烫一下，铺在盘底。

②锅中放入适量水，放入葱段、姜、五花肉块、调料A拌匀。以大火煮沸，盖上锅盖，再转小火煮约1.5小时。

③将煮好的五花肉排放至油菜上。

④将汤汁加入水淀粉勾芡，淋上香油即可。

腐乳腌黄瓜

材料 黄瓜3根，蒜2片，辣椒片适量，白芝麻少许。

调料 辣豆腐乳2块，酱油1小匙，香油2大匙，盐、白胡椒粉适量。

做法 ① 黄瓜洗净去籽，切菱形片状，用盐腌制黄瓜20分钟，沥干水分，备用。

②将辣豆腐乳和其余的调料完全混合拌匀。

③加入做法①和其余的材料拌匀，腌渍约1小时即可。

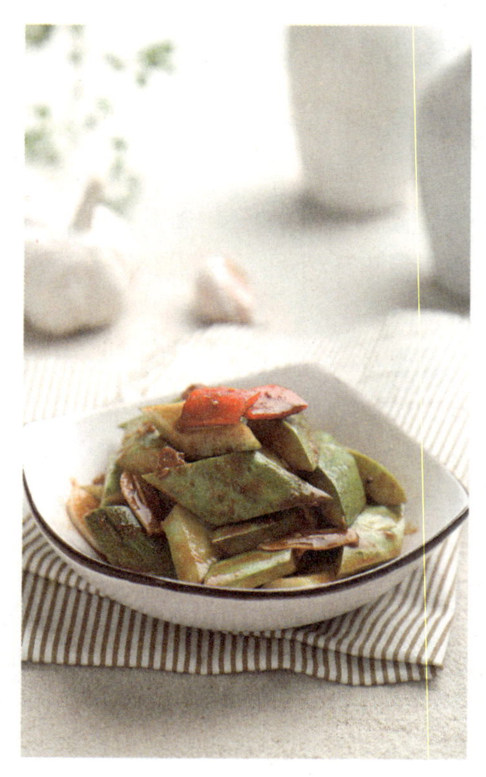

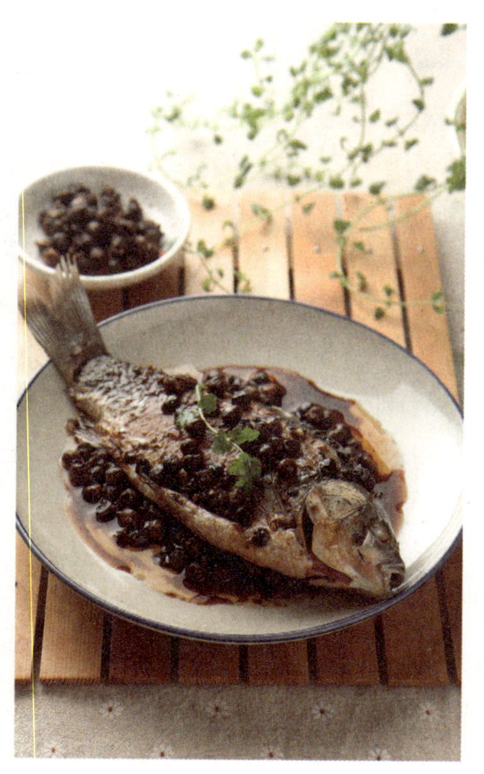

豉香鲫鱼

材料 鲫鱼2条，葱段、姜片、干辣椒各10克。

调料 盐、豆豉各适量，酱油2小匙，香油、味精各少许。

做法 ① 将鲫鱼处理干净；干辣椒切圈备用。

②鲫鱼用盐、味精、酱油腌5分钟，鱼肚中塞入葱段、姜片。

③油锅烧热，下入干辣椒圈炒香后捞出，下入鲫鱼，大火炸至两面金黄，下入豆豉翻炒均匀，最后调入盐、味精、酱油、香油炒至入味即可。

龙胆泻肝汤

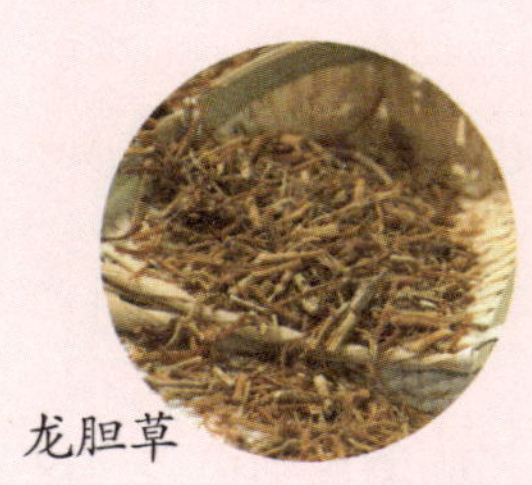
龙胆草

配方：龙胆草、生栀子、黄芩、黄连、白芍、怀牛膝、泽泻各10克，生地黄、车前子各15克，木通5克。

制法：将上述中药以水煎煮，取药汁。

用法：每日1剂，分2次服用。

功效：清肝利胆。

夏肉汤

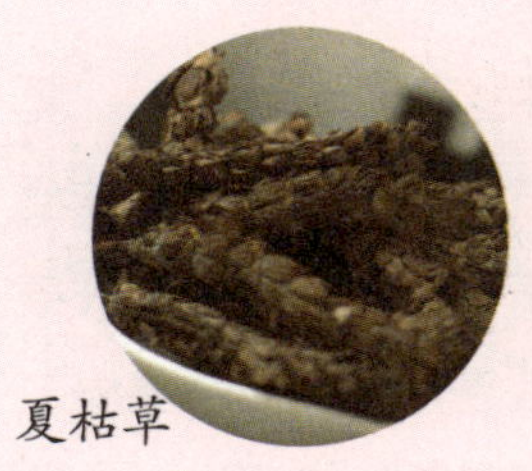
夏枯草

配方：夏枯草6～10克，猪瘦肉30～60克。

制法：夏枯草、猪肉入锅加水煮至肉熟即可。

用法：喝汤吃肉，每日1剂，分2次食用。

功效：清肝明目，解郁散结。

黄连生石膏饮

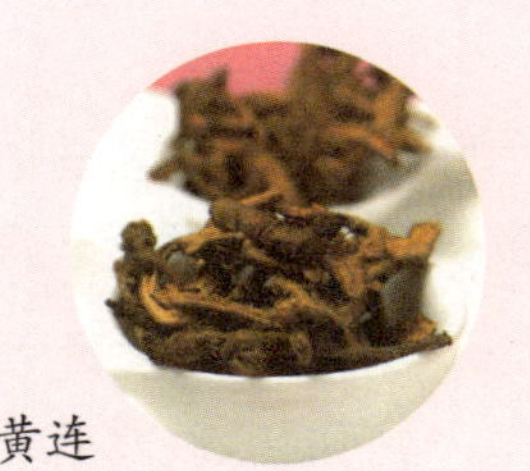
黄连

配方：生石膏（先煎）、竹茹各20克，黄连、柿蒂各10克，橘皮、炒栀子各15克。

制法：将上述中药加水煎沸15分钟，滤出药液，再加水煎20分钟，去渣，将两煎所得药液兑匀。

用法：分次服用，每日1剂。

功效：清热去火。主治呕吐有实火，口渴，腹痛。

绿豆清肝茶

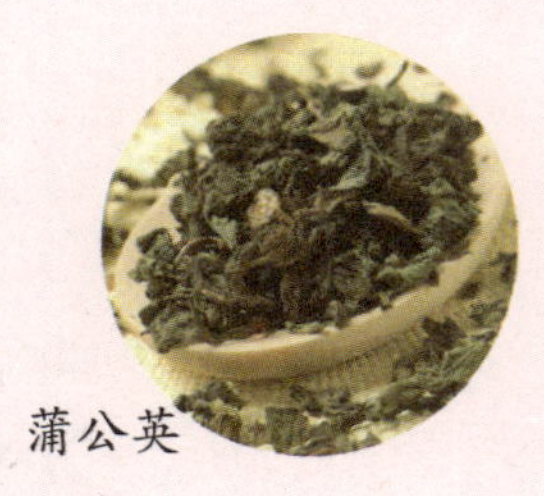
蒲公英

配方：绿豆20克，蒲公英10克。

制法：将以上茶材放入砂锅中，加适量水煎沸后，滤渣取汁。

用法：代茶温饮，每日1剂。药渣可再煎服用。

功效：此茶具有清热解毒、利水的功效，适用于热毒内盛以及酒后烦躁不安者。

桑银茶

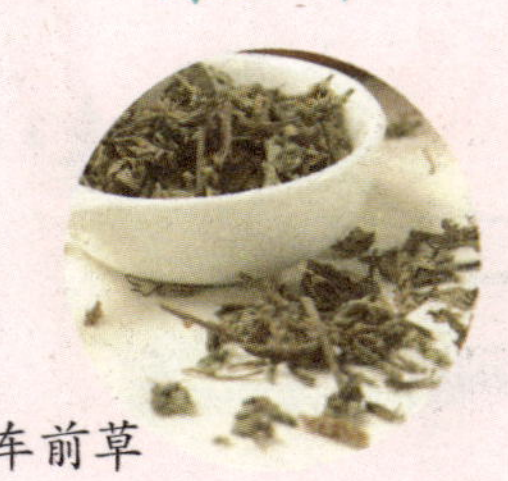
车前草

配方：霜桑叶12克，金银花、车前草各15克。

制法：将全部茶材洗净，以沸水500毫升冲泡，加盖闷泡10分钟左右即可。

用法：每日1剂，代茶饮用。

功效：此茶具有疏风清热，清肝明目的功效。

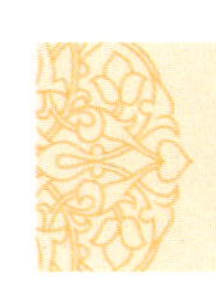

夏日炎炎防心火

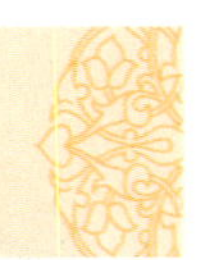

【夏季的养生要点】

夏季的三个月是自然界阳气最旺、阴气最弱的时候，阳长阴消达到极点。这个季节里日照时间长且强度大，昼长夜短，雨水充沛，是自然界万物生长最茂盛的季节。

夏日炎热，阳气盛，人体喜凉，五脏属心，适宜清补。中医学理论认为，“夏属火，主心”，夏天天气炎热，影响人体内阴阳平衡，人火气大，心火旺，苦味食品是“火”的天敌，适当进补可“清心除烦”。入夏后，由于气温升高，有的人身体与气候不相适应，造成植物神经紊乱，易出现头昏脑胀、疲乏无力、四肢酸痛、倦怠嗜睡、胸闷气短、精神不振、体重减轻、工作效率低下，甚至低热不退，并且伴有口淡无味、食欲不佳、睡眠不好等症状。这就是人们常说的“苦夏”。中医讲这是“暑伤气”。

引起“苦夏”的原因大约有两种：一是体质因素，二是气候因素，可以适当吃一些苦味食物。苦味食物具有解热除湿、抗菌消炎、增进食欲、促进血液循环、清心除烦、醒脑提神的作用。

夏日炎热，容易受到风寒湿邪的侵袭，睡觉时不要开风扇，更不能夜晚露宿，

夏季炎热，一定要做好防暑降温工作。

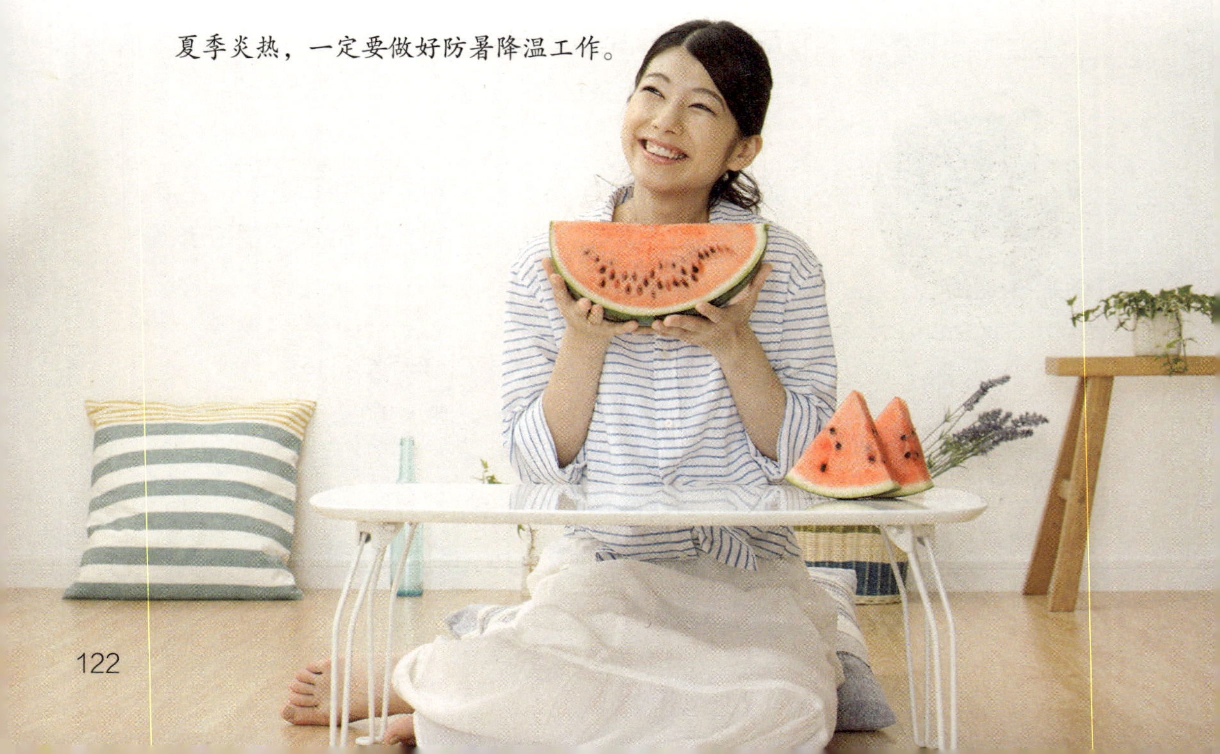

有空调的房间，室内外温差不能过大；乘凉时不要在房檐下、过道里，应在树荫下、凉台上，但时间不要过长；不可铺薄席于潮湿及冷石冷地上睡卧，以图凉快，否则湿气透入筋脉以后，在上则面目黄肿，在下则大腿关节、膝关节肿痛，深入内脏则胀满泄泻，滞留体外肌肉皮肤层则头重身疼，体内亢热不能排出则易生痈疽疔疮，体内凉湿不能排出则变成寒性痰涎，或患各类风湿性关节炎。

夏季的养生原则

夏季重养阳

夏季气候炎热，人体阳气外发，皮肤腠理开泄，加上乘凉饮冷，会损伤人体的阳气，所以夏季重养阳。

夏季宜养脾

夏季人体消耗较大，需要加强脾的运转，从食物中吸收营养，而且湿邪容易伤脾，所以夏季要养脾，有助于健脾益气，开胃增食。

夏季六大节气防火去火要点

节气	养生要点
立夏	立夏开始人们要注重心脏的养护
小满	要特别注重“未病先防”的养生观点
芒种	增强体质，以避免季节性疾病和传染病的发生
夏至	注意消化道疾病，脑卒中和中暑
小暑	高血压、冠心病、糖尿病等疾病之人，更要预防心衰的发生
大暑	酷暑多雨，暑湿之气容易乘虚而入，且暑气逼人，心气易于亏耗

夏季防火健康提示

夏季降火、养心的观念和方法，要遵从“心静自然凉”的养生理念。

◎ 夏季饮食宜清淡，可吃些凉拌菜，并多吃各种蔬菜和水果等，也可适当喝些冷饮。

◎ 长夏脾虚湿重者可多吃些健补脾胃、化除湿邪的食物。

夏季经络穴位去火养生

扶正助阳法

冬季常发慢性病，特别是阳虚阴盛的疾患，如慢性支气管炎、支气管哮喘等病证，此类疾患往往在寒冷的刺激下反复发作。在夏季三伏天进行治疗，可以减少冬季病情的复发，使疾病趋于好转，甚至痊愈，此即所谓的“冬病夏治”。此时给予推拿，能有效地刺激经络，调理气血，使患者阳气充实，抗病能力增强，体内寒凝之气易解，为秋冬储备阳气。

具体操作如下。

1.以轻柔缓和的掌揉法作用于背部脊柱两侧膀胱经，操作5~6分钟（图①）。

2.按揉肺俞（图②）、膏肓俞，刺激少顷，得气即可，每穴1分钟。前者能增强肺的生理功能，调整机体的内环境，并能提高免疫力，后者可理肺气，补虚损。

3.以手掌摩腹部，逆时针操作，时间为5~6分钟。

4.按揉关元、气海、神阙等穴，每穴各1分钟。具有壮阳补肾、补气助阳、健脾强壮之功效。

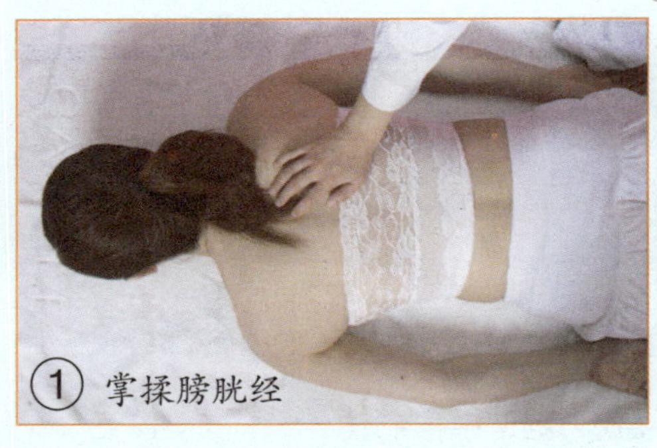
① 掌揉膀胱经

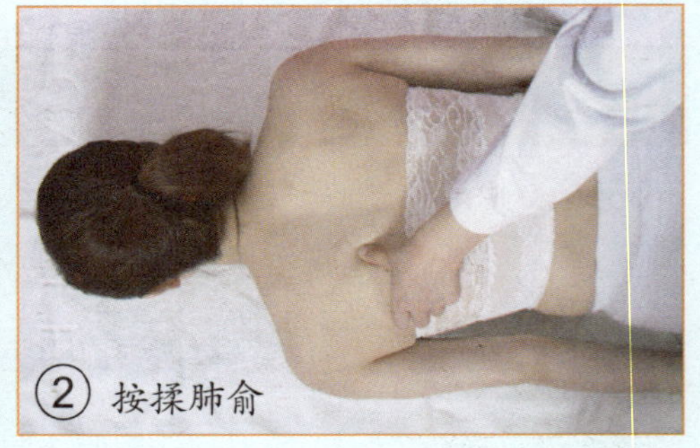
② 按揉肺俞

推拿养心法

在夏三月中，人体的新陈代谢显得非常旺盛，这是好事，但要是忽略了夏季养生要领，则可能会变成坏事。夏季患病，大都当即发作，故有“六月债，还得快”之说。但有一种病有潜伏期，到秋季才发作，若延至冬季就会很严重，这就是“心病”。

这里说的“心病”是包括心脏在内的整个循环系统甚至精神心理因素。五行中，夏季属火，心在五行中也属火。所以夏天对于心要重点养护。

1.掌摩胸前（心前区），操作3~5分钟（P125图③）。

2.分推八道（自第一至第四肋间隙做分推法）（P125图④）。

3.搓摩胁肋5~6遍（P125图⑤）。

4.擦胸前，透热为度（图⑥）。

5.掌揉背部两侧膀胱经3～5分钟（图⑦）。

6.直推背部膀胱经及督脉，分推背部，操作3～5遍（图⑧）。

7.拿揉上肢前侧（手三阴经循行部位），往返3分钟（图⑨）。

8.擦上肢前侧，皮肤发热为宜（图⑩）。

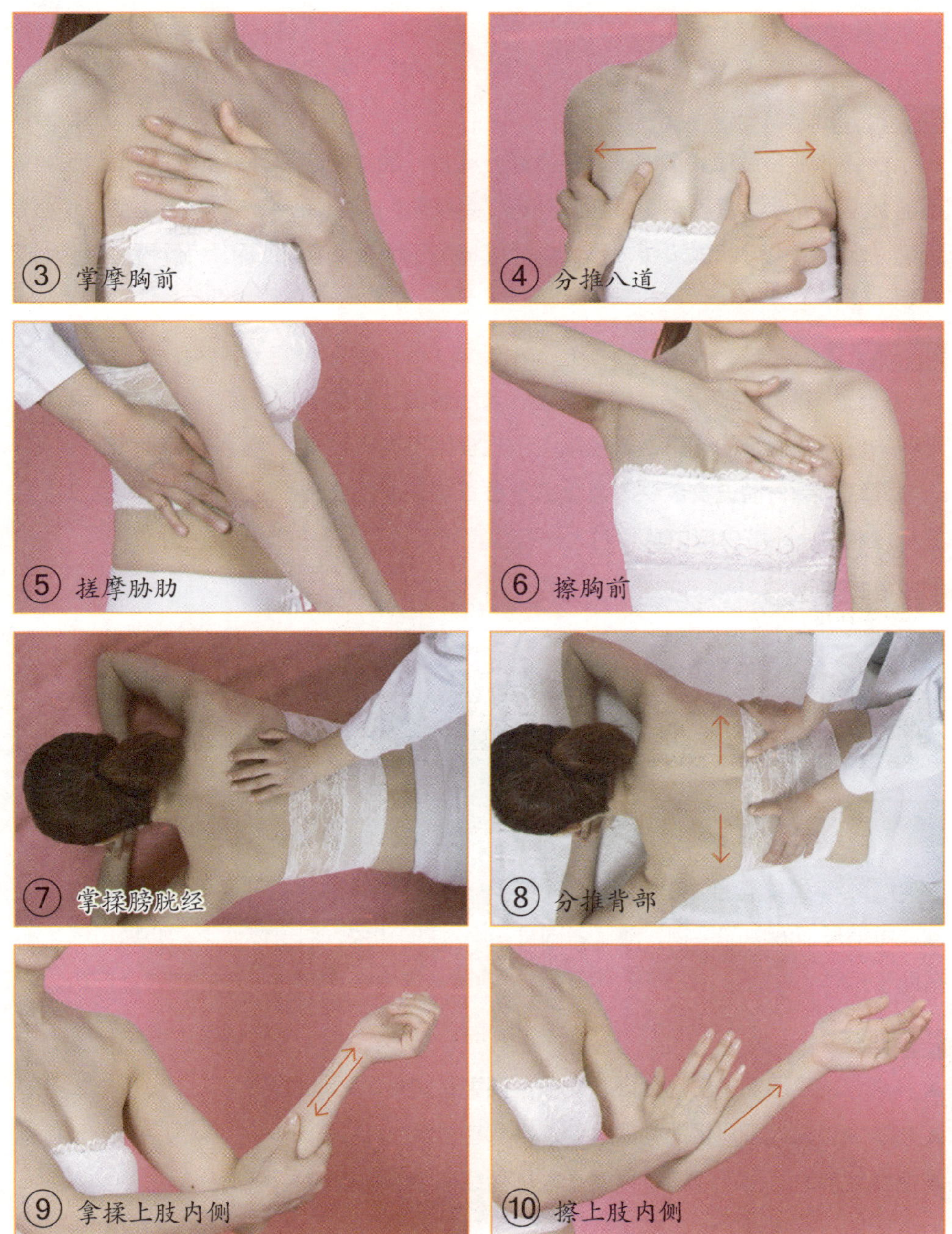

③ 掌摩胸前

④ 分推八道

⑤ 搓摩胁肋

⑥ 擦胸前

⑦ 掌揉膀胱经

⑧ 分推背部

⑨ 拿揉上肢内侧

⑩ 擦上肢内侧

西红柿

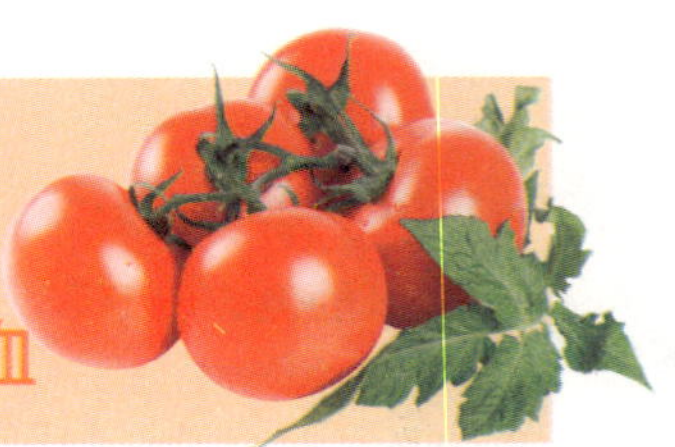

润肺生津，养阴凉血

食材简介

西红柿别名番茄、洋柿子，性微寒，味甘、酸，归心、肺、胃经。西红柿颜色娇艳，柔软多汁，营养丰富，在国外有“金苹果”“爱情果”之美称。西红柿可作蔬菜或水果，也可制成罐头食品，由西红柿加工而成的番茄酱和番茄汁也深受人们喜爱。

推荐理由

西红柿具有生津止渴、健胃消食、清热解毒、补血养血、降脂降压的作用。对于肝功能不是很好的人来说，经常会出现食欲不振、挑食、厌食等症状，这时，吃一些西红柿具有增进食欲、改善食欲不振等功效。西红柿中的番茄红素具有独特的抗氧化能力，能减少自由基，对人体各器官和系统具有保护作用。

营养搭配

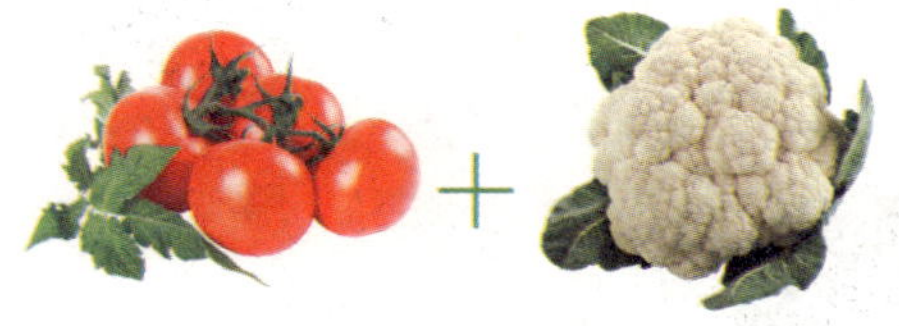

净化血液

西红柿和菜花都含有丰富的维生素，可清理血液中的杂物，故二者同食有助于预防心血管疾病。

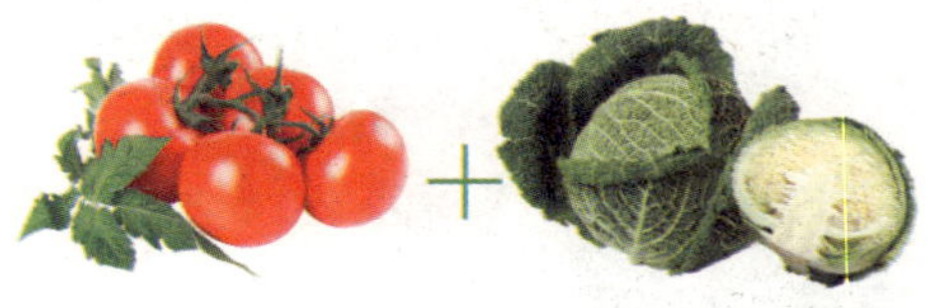

益气生津

西红柿与圆白菜同食，具有益气生津的功效，对身体疲乏、心烦口渴、不欲饮食等病症有一定的辅助食疗功效。

专家提醒

▲肝炎、发热口干、暑热烦渴、食欲不振患者宜食。

▲有痛经史且处于月经期间的女性、胃寒者忌食。

▲烧西红柿时宜稍加点醋，以便于破坏西红柿中的有害物质番茄碱。

西瓜

清热开胃，止渴利尿

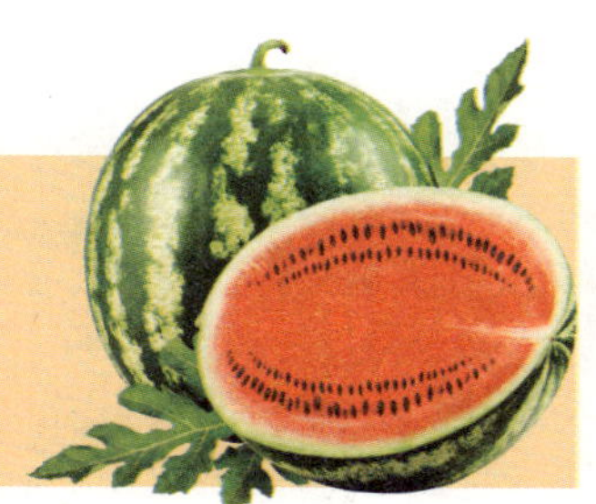

食材简介

西瓜又名寒瓜、夏瓜、水瓜，性寒，味甘，归心、胃、膀胱经。西瓜味道甘甜多汁，清爽解渴，是盛夏佳果。西瓜除不含脂肪和胆固醇外，几乎含有人体所需的各种营养素，是一种富有营养、天然、食用安全的水果。

推荐理由

西瓜具有清热解暑、止咳除烦的功效。西瓜味道甘甜多汁，清爽解渴，是夏季佳果，而且西瓜汁中所含的糖、蛋白质和微量的盐，能降低血脂、软化血管，对心血管病有一定疗效，适宜心烦口渴、小便不利、高血压、心血管疾病者食用。

营养搭配

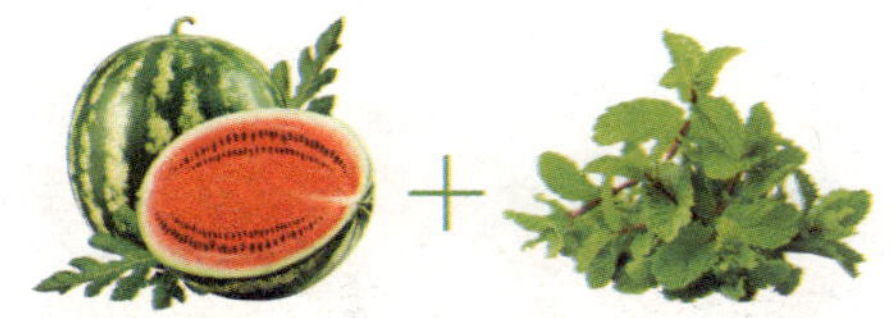

调节情绪

西瓜味甘、性寒，有清热解暑、除烦止渴、通利小便等功效，配合薄荷食用，能改善不良情绪。

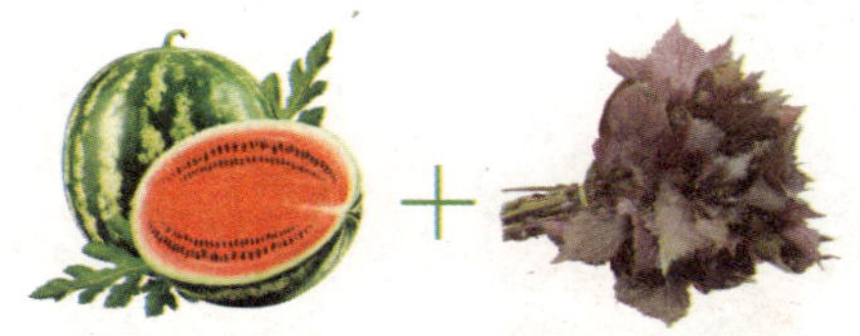

清热解暑

西瓜味甘、性寒，有清热解暑、除烦止渴、通利小便等功效，可缓解暑热烦渴、热盛伤津等症；紫苏也有清热解毒之功效。故二者共食，辅助食疗效果更佳。

专家提醒

▲ 黄疸肝炎、胆囊炎及水肿患者以及暑热口干多汗、口疮患者宜食。

▲ 口腔溃疡、脾胃虚寒、肾功能不全、糖尿病患者均不宜多食。

▲ 西瓜尾部较甜，不易保存，宜尽早食用。还没切开的西瓜置于常温通风处可存放2～7天。

草莓

润肺生津，养阴凉血

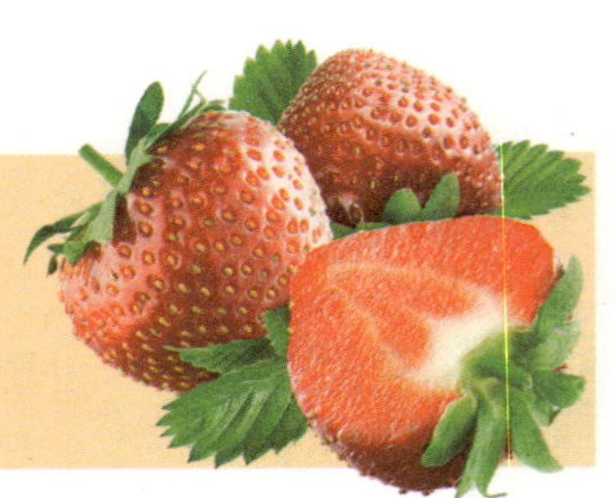

食材简介

草莓又名红莓、地莓，性凉，味甘、酸，归脾、胃、肺经，是世界上七大水果之一，形如鸡心，红似玛瑙，果肉多汁，酸甜适口，芳香宜人，是一种营养价值很高的水果。

推荐理由

草莓有利咽生津、解暑清热、去火等作用。另外，草莓含有大量的糖类、蛋白质、有机酸、果胶等营养物质，还含有钙、磷、铁、钾、锌、铬等人体必需的矿物质和部分微量元素，适宜夏季食用。夏季烦热口干、腹泻如水、便秘、高血压、白血病、再生障碍性贫血者非常适宜吃草莓。

营养搭配

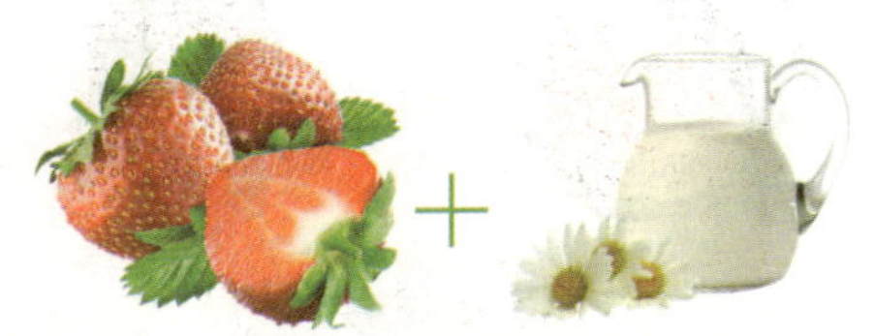

清热解毒、养心安神

牛奶与草莓搭配同食，不仅能清热解毒、生津润燥，还有养心安神的功效，对身体健康有益。

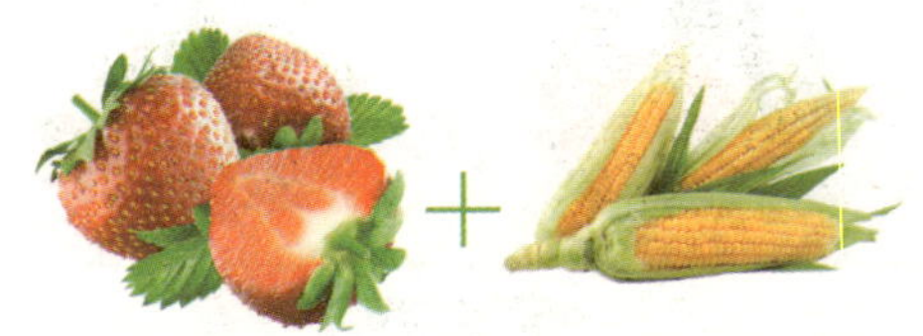

润泽肌肤

玉米中含有丰富的蛋白质，与富含维生素C的草莓同食，有助于预防黑斑、雀斑生成，使肌肤有光泽。

专家提醒

▲ 洗干净的草莓不宜马上吃，最好用淡盐水或淘米水浸泡5分钟。

▲ 草莓不仅能够生津止渴、利水止泻，还有清暑解热的功效，是夏季腹泻患者理想的辅助食疗水果。

绿豆

清热解毒，补益脏腑

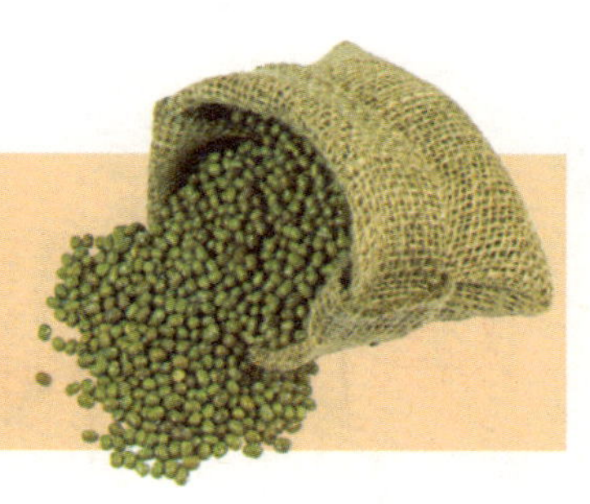

食材简介

绿豆因其颜色青绿而得名，在我国已有2000余年的栽培史。由于它营养丰富，用途较多，被称为“济世之良谷”。绿豆营养、药用价值都很高。绿豆性凉，味甘，归心、胃经。

推荐理由

绿豆性寒凉，有清热解毒、补益脏腑的功效。中暑、酒精中毒、丹毒、疮毒、肿痛、咽喉炎、湿气重者适宜饮用一些绿豆制成的饮品。绿豆称得上是夏令饮食中的上品。盛夏酷暑，喝些绿豆粥，既甘凉可口，又防暑消热。

营养搭配

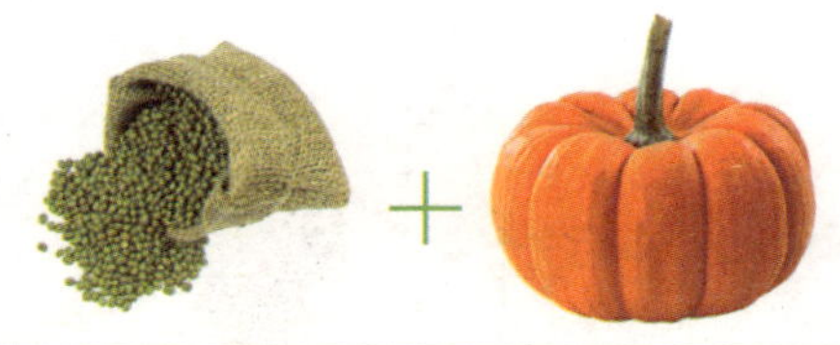

降低血糖、清热解毒

绿豆与南瓜都具有降低血糖的作用，二者若同时食用还可起到清热解毒的作用。

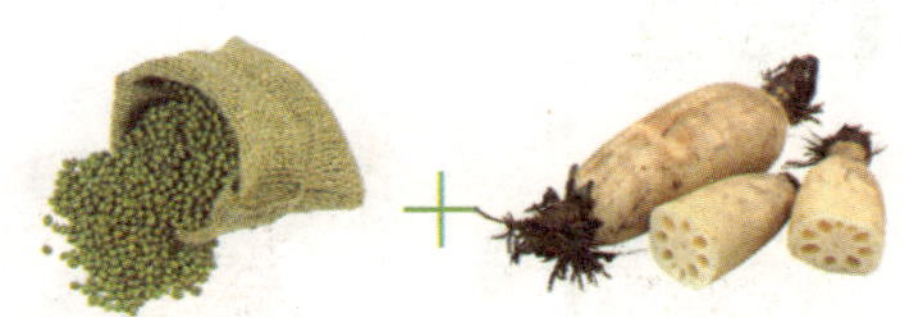

养心降压、疏肝利胆

绿豆若与藕同食，可和胃温脾、疏肝利胆、养心降压，对肝胆病、高血压有改善作用。

专家提醒

▲ 中暑、易患疮毒、高温环境工作者宜食。

▲ 脾胃虚弱、体质虚弱者不宜多食。

▲ 绿豆最好不要用铁锅煮，否则易致绿豆发生氧化而变黑。

▲ 煮绿豆忌加碱，否则会降低营养价值。

莲子

润肺生津，养阴凉血

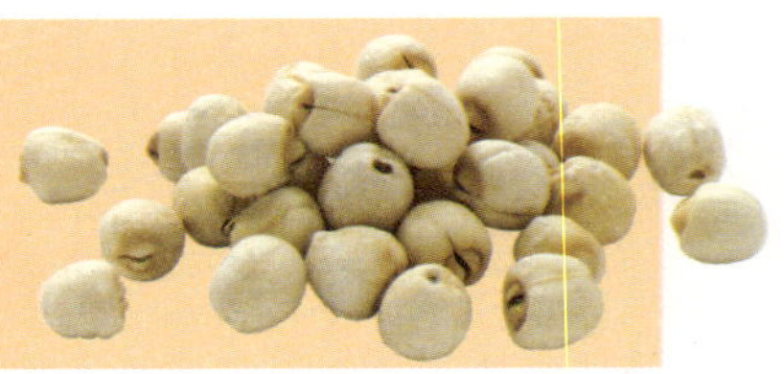

食材简介

莲子性平，味甘、涩，归心、脾、肾经，是常见的滋补品，有很好的滋补作用。因为它“享清芳之气，得稼穑之味，乃脾之果也”，所以古人认为，经常服食莲子，百病可祛。

推荐理由

莲子具有养心安神、收敛心火的功效，让人宁静且容易入睡，很适合夏季食用。药理研究证实，莲子有镇静、强心、改善更年期症状、抗衰老、抗肿瘤等多种作用。莲子中的莲子心味道极苦，却有显著的强心作用，能扩张外周血管，降低血压，还能去心火，缓解口舌生疮，并有助于睡眠。

营养搭配

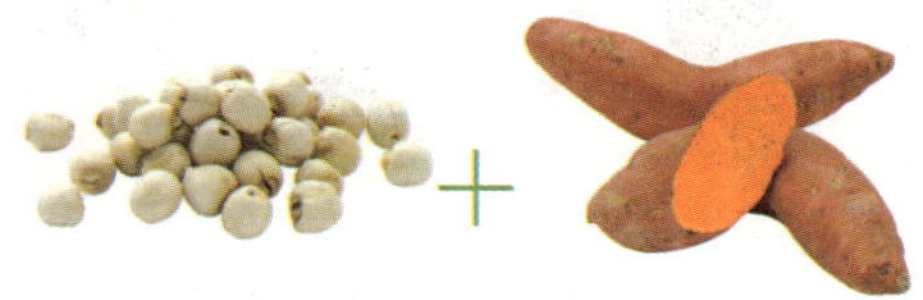

缓解便秘、美容养颜

红薯、莲子做成粥，适宜于大便干燥、习惯性便秘等患者食用，同时还具有一定的美容功效。

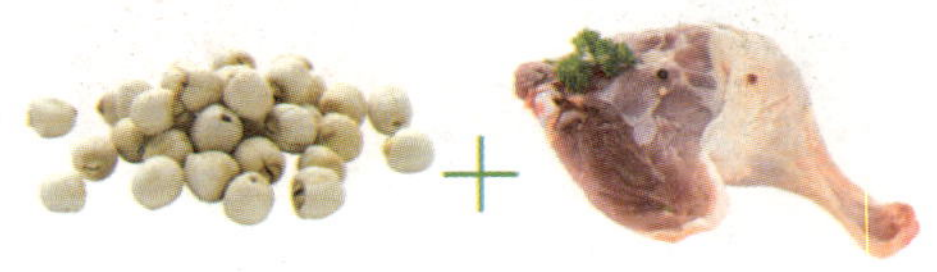

补肾健脾、滋阴壮阳

莲子与鸭肉搭配食用，可为人体提供丰富的营养，不仅能补肾健脾，还可滋阴补阳。

专家提醒

- 失眠、心慌者以及脾肾亏虚、白带过多的女性宜食。
- 莲子易阻滞气机、收敛病邪，因此脘腹痞胀、大便秘结或患有外感病者应慎食。
- 选购莲子时，以外观上有一点自然的皱皮或残留的红皮、莲子孔较小者为佳。

金银花

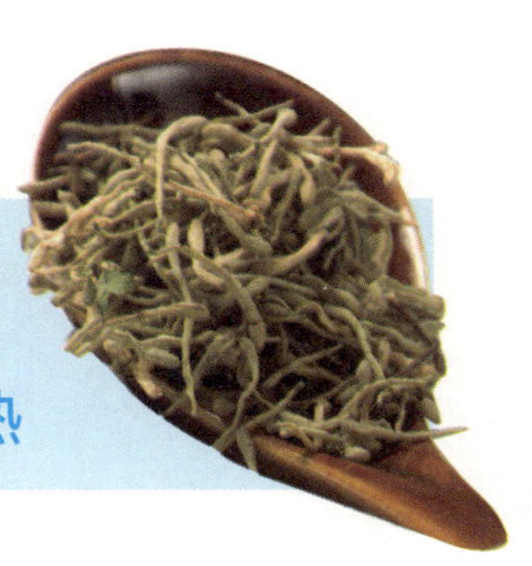

清热解毒，疏散风热

药材简介

金银花常生长于丘陵、山谷及林边，主产于山东、河南、安徽等地，为忍冬科多年生半常绿缠绕性木质藤本植物，药用部位为金银花的干燥花蕾。多在夏初采摘，阴干。

推荐理由

金银花具有清热解毒、消肿明目、疏散风热之功效。夏天常喝金银花茶，有助于预防中暑、肠炎、痢疾。现代医学认为，金银花具有显著的抗菌、消炎和清热等作用，还能降低血脂，减少肠内胆固醇的吸收，是祛病延年的佳品。

专家提醒

▲疮疡者忌用。

▲虚寒及气虚体弱者不宜服用。

方剂：

配方	金银花500克。
制法	将金银花放入1000毫升水中浸泡2小时，然后放入蒸馏锅，再加入适量水进行蒸馏，收集蒸馏液约1600毫升；再蒸馏1次，收集蒸馏液约800毫升，进行过滤分装，灭菌即可。
用法	代茶饮用，每次约50毫升，每日2次。
功效	预防和改善暑疖。

配方	金银花60克（干品30克）。
制法	将金银花稍加水浸洗后，放入砂锅内，加适量水煎沸3分钟，去渣取汤约250毫升。
用法	每日1剂，可作冷饮或凉茶，分2～3次饮服，连用3～5日。
功效	清热解表。

板蓝根

清热解毒，凉血利咽

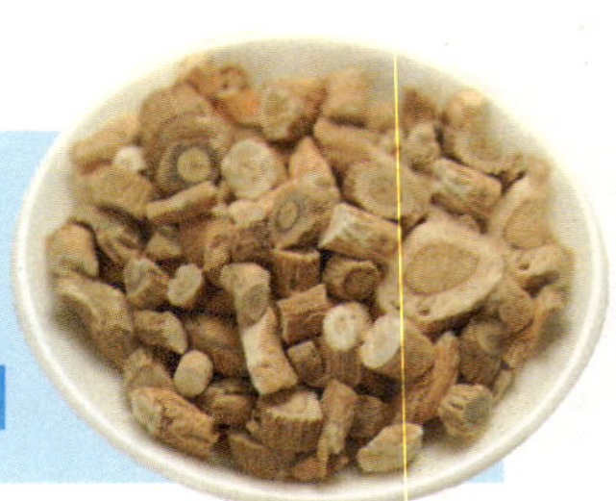

药材简介

板蓝根属十字花科草本植物，药用部位为其干燥根，一般适宜秋冬季采挖，洗净，晒干，生用。板蓝根主产于河北、浙江、安徽、江苏、陕西、甘肃等地。另外，板蓝根有北板蓝根和南板蓝根之分，其来源、产地、采收季节、产品性状均不相同。

推荐理由

板蓝根具有抗病毒作用，有清热解毒、凉血利咽的功效，常用于外感风热或头痛发热、咽痛以及热毒发斑、丹毒、火眼、痈肿等，还可用于病毒性、细菌性感染疾病。板蓝根与牛蒡子配伍可增强清热化痰、消肿利咽的效果。

专家提醒

▲ 脾胃虚寒而无实火热毒者忌用。

▲ 出血性患者及低血压患者不宜大量长期服用。

方剂：

配方	板蓝根45克。
制法	板蓝根加水煎沸10分钟，滤出药液，再加水煎20分钟，去渣，两煎兑匀。
用法	1次服下，每日1~2剂。
功效	可缓解腮腺肿胀、发热等。

配方	板蓝根30克，夏枯草20克，白砂糖适量。
制法	将板蓝根、夏枯草水煎后取汁，加白砂糖调味。
用法	每日3次，每次10~20毫升。
功效	清热解毒、凉血散结，适用于流行性腮腺炎，症见高热头痛、口渴欲饮、腹部肿胀、咽喉肿痛等。

藿香

祛暑解表，化湿和胃

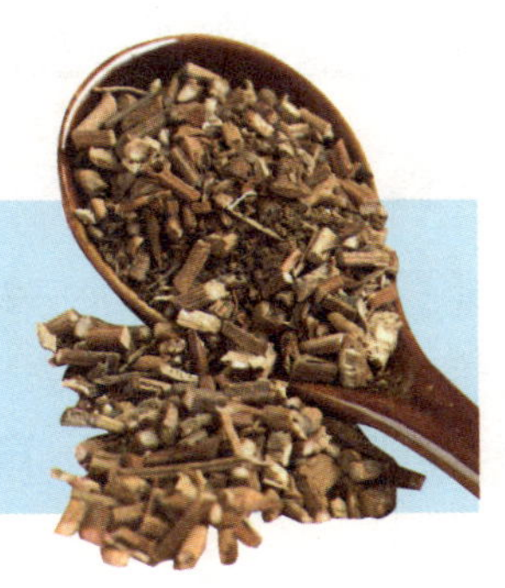

药材简介

藿香别名排香草、野藿香，性微温，味辛，归肺、脾、胃经。藿香为唇形科植物广藿香或藿香的茎叶，多生长于山坡或路旁，分布于黑龙江、吉林、辽宁、河北、河南、广东、福建、云南等地。多在夏、秋季节采收，去除杂质后切段生用。内服多煎汤或入丸、散；外用煎水含漱或烧存性研末调敷。

推荐理由

藿香具有祛暑解表、化湿和胃的功效，是夏季解暑去火的常用药材。常用于夏令感冒、寒热头痛、鼻渊、胸脘痞闷、呕吐泄泻、妊娠呕吐及手、足癣等症。藿香与半夏配伍，可加强健胃除湿的作用，多用于寒湿内阻、呕吐、停食气滞等症，搭配茯苓、陈皮健脾除湿的效果更好。

专家提醒

阴虚火旺者忌服。

方剂：

配方	藿香、金银花各5克，甘草2克。
制法	将上述所有中药加开水冲泡约10分钟。
用法	代茶频饮，10日为1个疗程。
功效	解毒、清热化浊

配方	藿香、防风、甘草、栀子、连翘、玄参各10克，石膏30克。
制法	将上述所有中药放入砂锅中加水浸泡30分钟，然后加热煎煮30分钟，倒出药汁，继续在锅中加水，煎煮20分钟后滤渣取汁，将2次煎得的药汁混合。
用法	早晚各1次，每日1剂，连用7～10日为1个疗程。
功效	清胃火、解毒凉血。

推荐食谱和药膳方

西红柿洋葱炒虾

材料 西红柿、海白虾各200克，白洋葱100克，老姜5克。

调料 料酒1大匙，白糖、盐各1小匙。

做法 ①将西红柿、洋葱分别去皮，切丁；姜去皮，切碎末；海白虾处理干净，备用。

②将处理好的虾放入蒸锅中，蒸至刚刚变色即可关火。

③油锅烧热，放入洋葱丁，中火慢慢炒香，放入西红柿丁炒至软烂，再放入虾。

④调入白糖、姜末、料酒、盐，翻炒几下，使洋葱和西红柿的汁裹住虾即可。

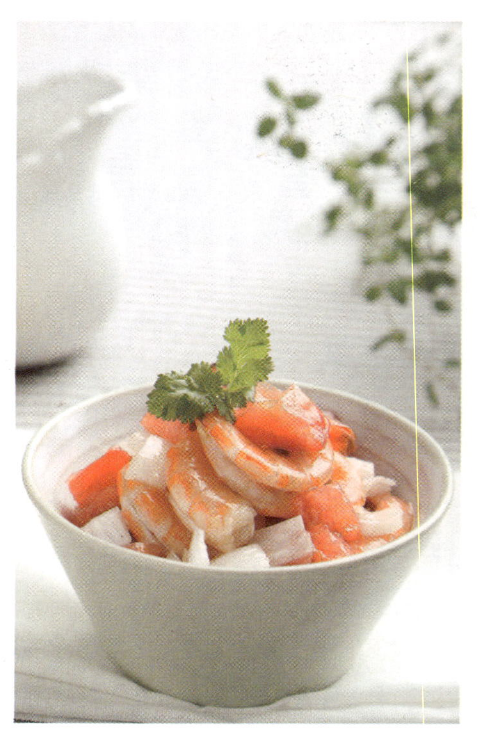

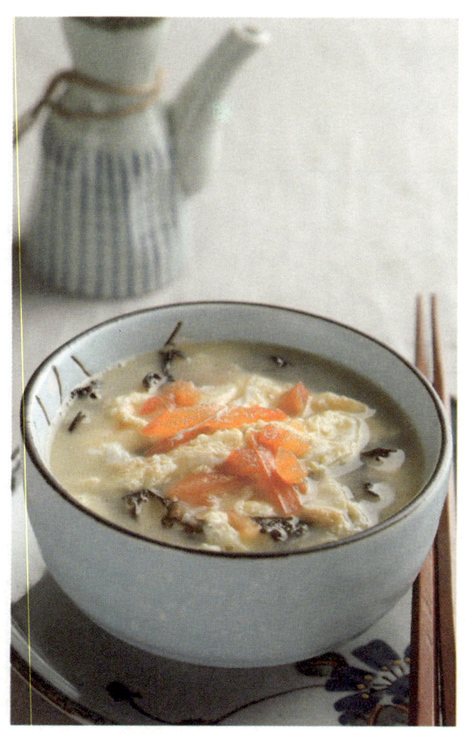

西红柿禽蛋汤

材料 鸭蛋2个（取蛋清），鸡蛋、西红柿各1个，水发黑木耳2朵。

调料 盐、香油、鸡汤各适量。

做法 ①西红柿洗净，切丝；水发黑木耳择洗干净，切丝。

②鸡蛋打散，放入热油锅中摊成蛋皮，切丝。

③锅置火上，放入鸡汤烧开，下入蛋皮丝、黑木耳丝、西红柿丝汆烫一下，捞出。

④放入鸭蛋清，用盐、香油调味，待蛋清片浮起后起锅，倒入汤碗内，将蛋皮丝、黑木耳丝、西红柿丝依次摆在蛋清上即可。

黄连阿胶鸡子黄汤

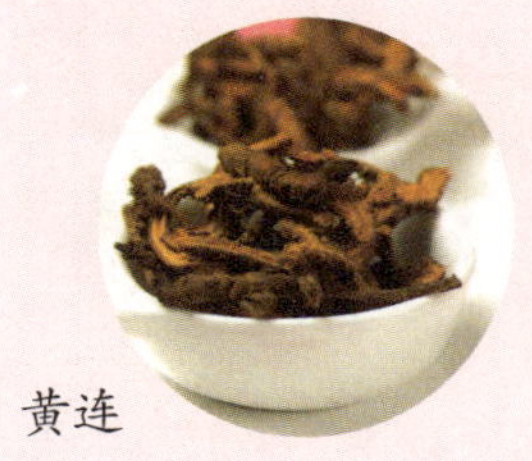
黄连

配方：黄连5克，生白芍10克，阿胶汁30毫升，鸡蛋2个（约120克）。

制法：前2味药加水1000毫升煎煮，去渣，兑入烊化的阿胶汁，候温；鸡蛋取蛋黄，入药汁搅拌即成。

用法：每晚临睡前服用，可辅助治疗心火上炎引起的失眠。

功效：适用于阴虚、失眠、夜热、热邪入营、发热不已等症。

黄芪淮山薏仁粥

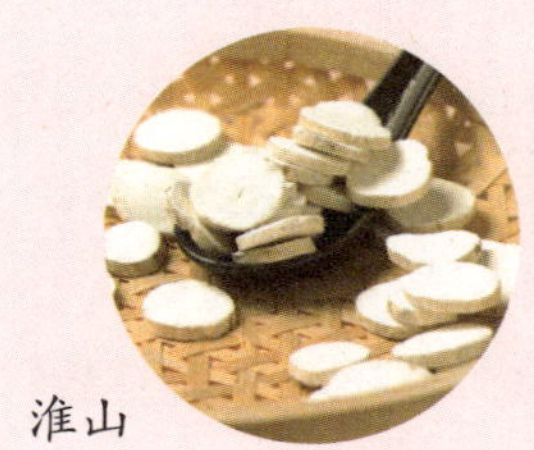
淮山

配方：黄芪、淮山、薏仁、竹荪各20克，粳米50克，糖适量。

制法：1.将淮山切成小片，与黄芪、薏仁一起泡透，倒入锅中。

2.加入竹荪和粳米，再在锅内加水，用大火煮沸后再用小火熬成粥，加糖调味即可。

用法：代餐食用。

功效：补肾健脾，益气养血，防上火。

甘草绿豆粥

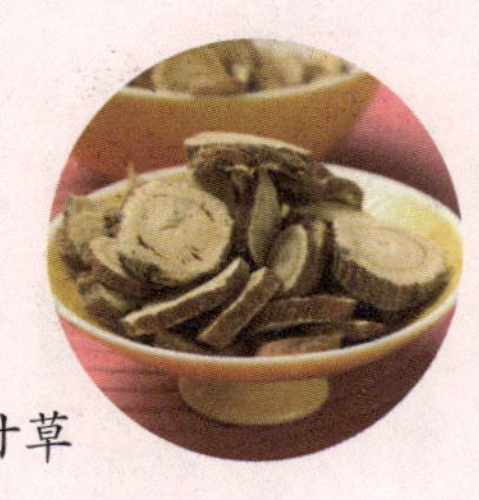
甘草

配方：绿豆50克，生甘草10克。

制法：绿豆洗净，与生甘草一同放入锅中，加适量水，以小火煮至粥熟即可。

用法：佐餐食用。

功效：清热解毒，滋阴降火。

洋甘菊薄荷茶

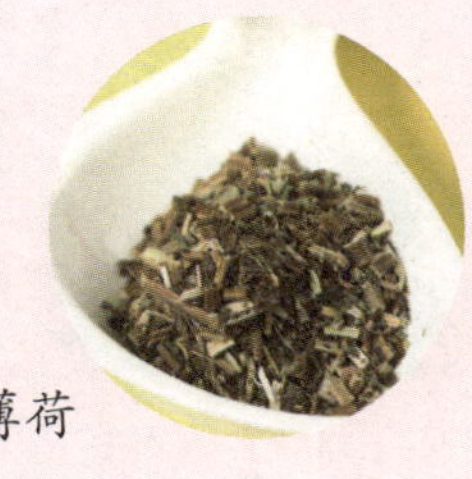
薄荷

配方：洋甘菊10克，薄荷5克，鲜柠檬汁、冰糖各适量。

制法：1.将洋甘菊用开水泡洗一遍。

2.加入2片洗净的薄荷叶到杯中，再倒入足够量的开水，浸泡3分钟左右。

3.最后加入柠檬汁、冰糖即可。

用法：每日1次。

功效：薄荷具有帮助消化、祛除口臭、祛暑、提神的作用，与洋甘菊一起冲泡，可清凉祛暑、化痰止咳。

秋燥伤身防肺火

秋季的养生要点

秋季的气候特点主要是干燥，人们常以“秋高气爽”“风干物燥”来形容秋天的气候。

秋天气候凉爽，五脏以肺气主时，适宜平补。在中医传统五行理论中，秋天和肺都与五行里的金对应，所以秋天肺比较容易出现各种问题，秋天干燥，易伤肺，若出现咳嗽、有痰等病症，这多属于秋天的火显现于肺火所致。再加上肺炎和支气管炎等在秋季高发，日常要注意清肺降火。中医学认为，酸味收敛肺气，辛味发散泻肺，而秋天宜收不宜散，所以此时要尽量少吃葱、姜等辛味之品，适当多食酸味果蔬。

从气候特点而言，秋季之风性属燥；从人体脏腑而言，秋季肺旺肝弱，脾胃易受其影响，秋季为收藏季节，人体也宜收敛。肺主一身之气，因此要防治干燥症，关键在于养肺。饮食上要柔润温养，尽量选择水分多且容易消化吸收的食物来滋润五脏六腑。多食滋养润燥、益中补气的食品，可以起到滋阴、润肺、养胃、生津的补益作用。

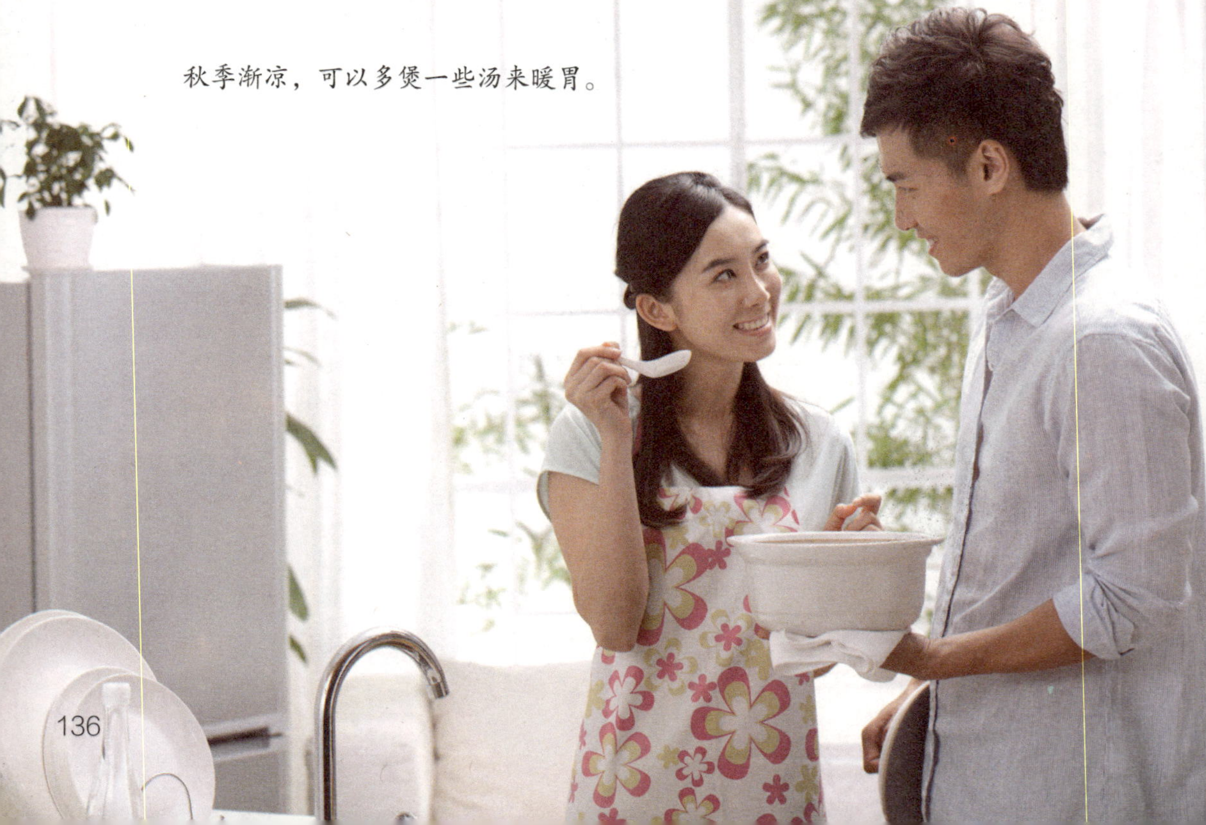

秋季渐凉，可以多煲一些汤来暖胃。

秋季的养生原则

秋季宜养阴

中医强调，秋季养生宜养阴。自然界万物因成熟而阳承收敛，阴精内蓄，及至严冬，天寒地冻，万物蛰伏，阳气潜藏。所以人体要顺应四时阴阳的变化规律，在秋冬之际顾护阴气，使其收敛潜藏，为来年升发奠定物质基础。这就是《黄帝内经》中“秋冬养阴”的真谛所在。

秋季宜养肺

肺为“娇脏”，性喜润而恶燥，故当秋季空气中湿度下降时，肺首当其冲受到影响。燥邪伤肺，最易伤阴液，轻者干咳少痰、痰黏难咳；重则肺络受伤而出血，见痰中带血。故中医学认为，秋季养生重点在肺。

秋季宜养胃

秋季，气温渐渐转凉，而胃肠道对寒冷的刺激非常敏感，如果防护不当，就会引发胃肠道疾病或使原有的胃病加重。因此，秋季养生宜养护胃，注意胃部的保暖、调养。

秋季六大节气防火去火要点

节气	养生要点
立秋	着重调精神，养肺气，注意防暑除湿
处暑	预防秋燥，保护睡眠
白露	秋高气爽，比较干燥，要养阴气，防秋寒
秋分	注意防止寒凉之气伤身
寒露	天气逐渐转冷，昼夜温差变化增大，特别注意防燥邪
霜降	要养阴生津，减少燥邪对肺的伤害，同时适度平补，以抵御寒邪

秋季防火健康提示

秋天的时候，一定要保证肺的肃降，通过肃降使肾水得到充分补充。

◎ 秋季应选用补而不峻、防燥不腻的平补食物。

◎ 仲秋时，仍可吃些滋阴润燥的食物。

秋季经络穴位去火养生

推拿养肺法

中医学认为，秋季为肺所主季节，肺主气，主宣发、肃降。按摩肺区肺经的穴位，可增强肺的呼吸运动、增强肺气，使肺主宣发的生理功能得到加强，全身气机协调通畅，以达到防病目的。

具体做法如下。

1.沿任脉自天突至剑突以手掌做环形摩擦3～5遍，然后自任脉向两旁沿肋间隙分别做环形摩擦3～5遍（图①）。

2.按揉膻中，以得气为宜（图②）。

3.自上而下直推前胸部，然后分推前胸部（图③）。

4.拿揉上肢桡侧手太阴肺经及手阳明大肠经循行路线，操作3～5遍（图④）。

5.按揉太渊、鱼际，以得气为宜，每穴各揉1分钟。

6.掌根按揉或滚法于背部两侧膀胱经，操作3～5分钟（图⑤）。

7.按揉肺俞、膏肓俞，以得气为宜，每穴各揉1分钟。

8.横擦背部，以透热为度（图⑥）。

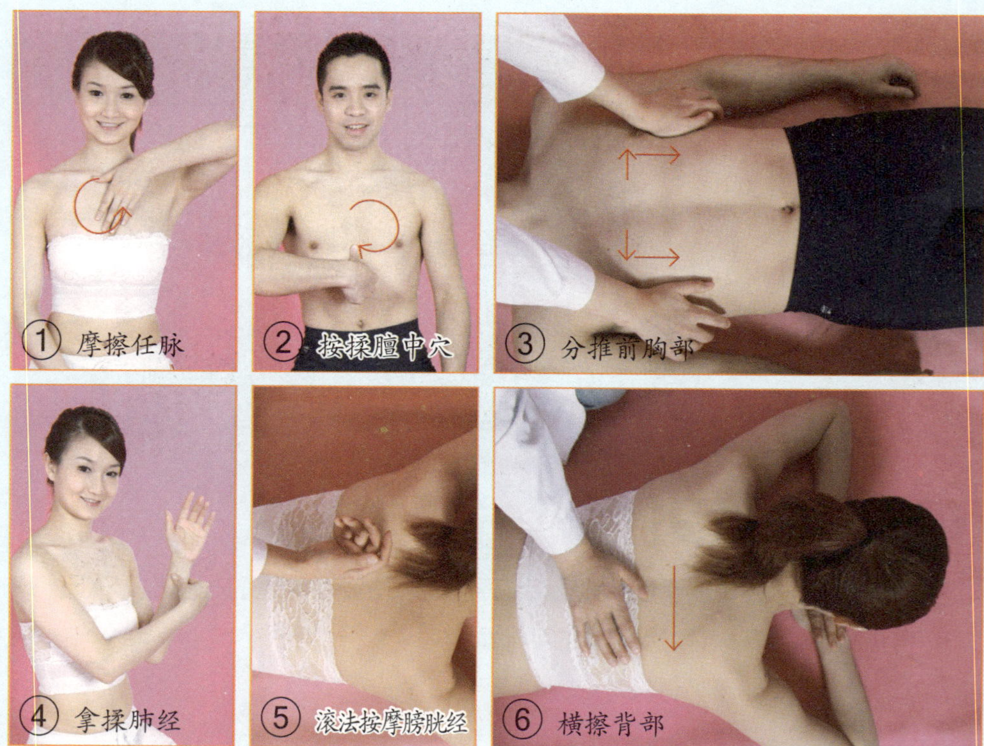
① 摩擦任脉
② 按揉膻中穴
③ 分推前胸部
④ 拿揉肺经
⑤ 滚法按摩膀胱经
⑥ 横擦背部

推拿润鼻燥

中医学认为，“肺气通于鼻，肺和则鼻能知香矣。”鼻子是呼吸道的门户，是肺系的一部分。外邪犯肺皆从口鼻而入，因此鼻窍的变化与肺有直接关系，可反映出肺部的病变。秋季气候干燥，人们经常会感到鼻燥干涩、鼻塞不通，严重时会引起鼻出血，同样会引起肺部不适。

通过对鼻部的推拿，能使鼻部的抗病能力提高，对于秋季防病，保健养生有很好的意义。

具体做法如下。

1.两手中指指腹置于鼻旁两侧，沿鼻梁骨两侧，从鼻翼向上擦揉到鼻根部，上下来回用力各擦揉20～30次（图⑦）。

2.以拇指指腹快速揉按迎香、山根、夹鼻等鼻周穴位，每穴10～20次。

3.用拇指指端掐按人中（图⑧）、素髎、鼻柱（鼻中隔），每穴按至产生酸胀痛感为止。

4.中指弹叩山根，弹至局部皮肤微红为度（图⑨）。

5.用拇指、食指夹住鼻根两侧，用力向下拉，由上而下连拉12次（图⑩）。

6.点按百会、印堂、迎香、风门、身柱、合谷等穴，以酸胀为度，每穴各1分钟。

7.提拿风池，手法宜重（图⑪）。

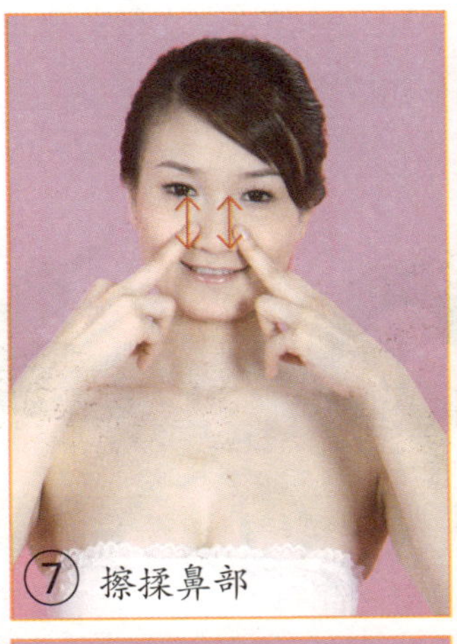
⑦ 擦揉鼻部

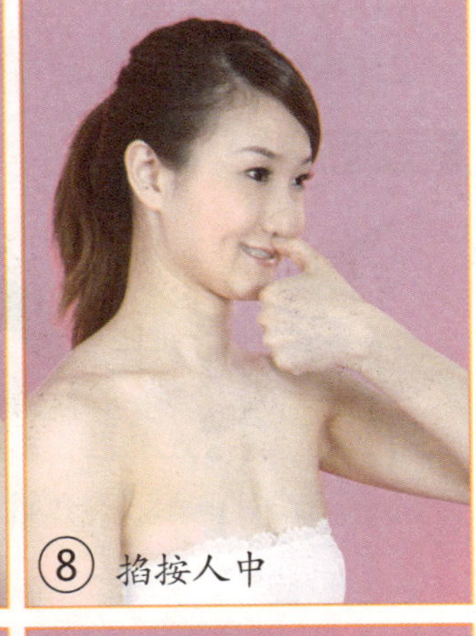
⑧ 掐按人中

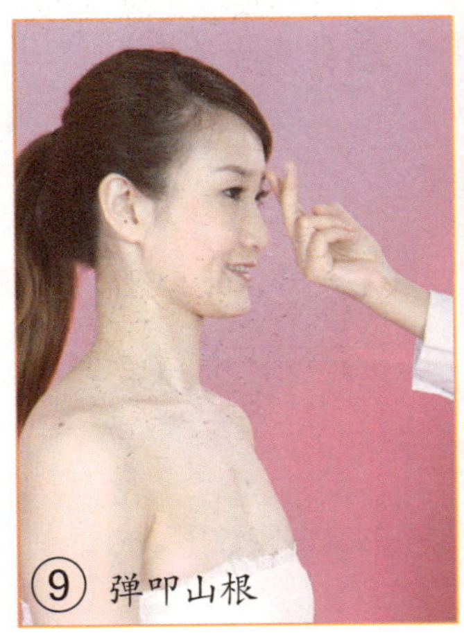
⑨ 弹叩山根

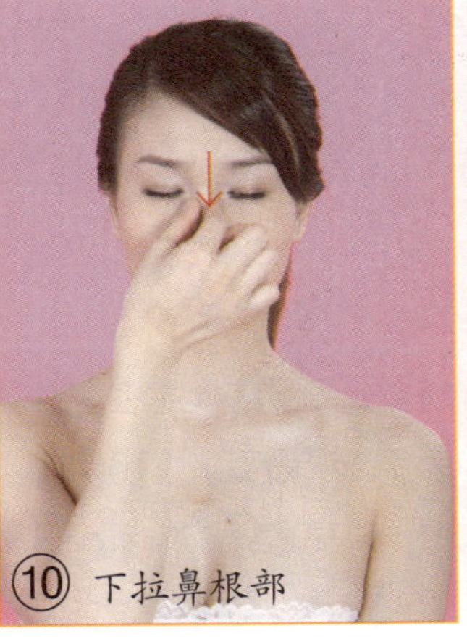
⑩ 下拉鼻根部

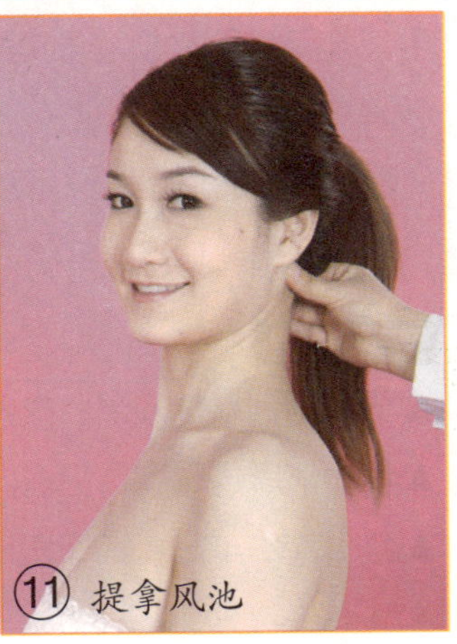
⑪ 提拿风池

丝瓜

清热化痰，凉血解毒

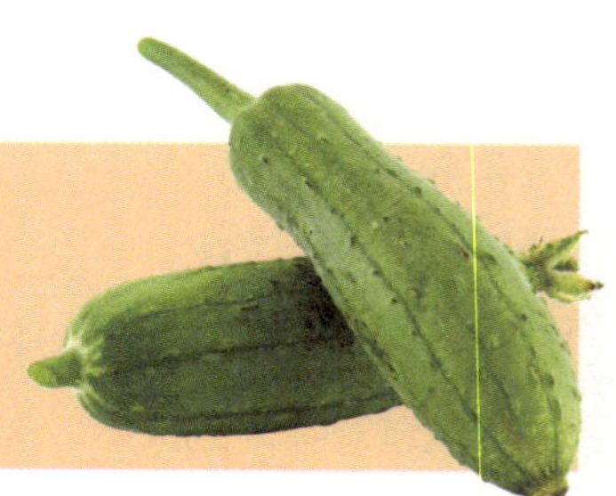

食材简介

丝瓜别名天罗、绵瓜、布瓜、天络瓜，性凉，味甘，归肺、肝经。丝瓜因其老熟后瓜瓤即成丝状而得名。丝瓜的药用价值很高，全株都可入药。例如丝瓜汁可保持皮肤光滑、淡化黑斑，有“美人水”之称，是美容的上好材料。

推荐理由

中医学认为，丝瓜具有润肤、清热解毒、消炎等功效。现代营养学认为，丝瓜富含维生素C，有祛斑、预防和改善青春痘、预防老年斑、延缓皮肤衰老等作用；丝瓜含有皂苷类物质，具有一定的强心作用。秋季很适合吃丝瓜防秋燥。

营养搭配

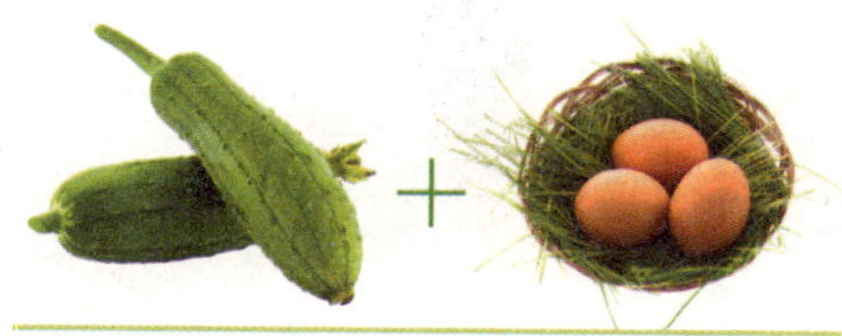

滋阴润燥、养血通乳

丝瓜若与营养丰富的鸡蛋一起食用，既可解暑凉血、润肤美容，又能清热解毒、滋阴润燥，还有养血通乳的辅助食疗效果，适用于缓解热毒、咽痛、目赤、消渴、烦热等症状。

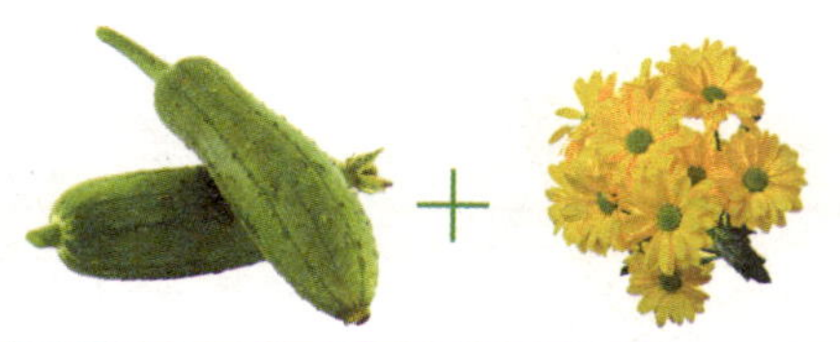

增强抵抗力、美肤养颜

丝瓜与菊花搭配食用，既可祛风化痰、清热解毒、凉血止血，又能增强机体抵抗力。此外，二者同食，美肤养颜效果较为显著。

专家提醒

▲ 热病期间身热烦渴、咳喘痰多、肠风痔瘘患者宜食。

▲ 性功能减退、脾胃虚寒、大便溏稀者不宜食用丝瓜。

▲ 丝瓜汁水丰富，宜现切现做，以免营养成分随汁水流走而影响食用效果。

柿子

润肺生津，降压止血

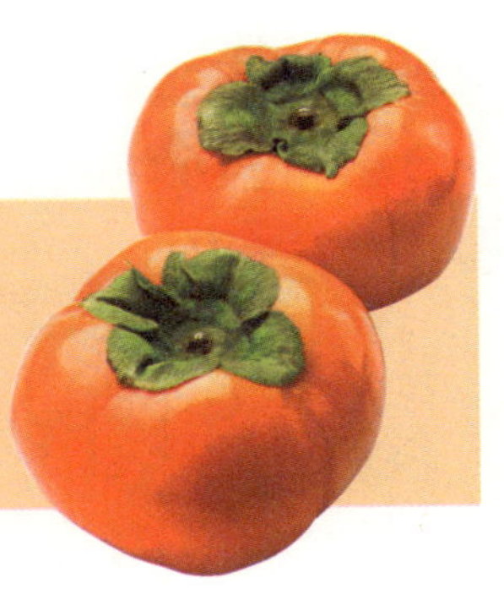

食材简介

柿子归脾、肺、大肠经。柿子甜腻可口、营养又丰富，深受人们喜爱。《本草纲目》中记载：“柿，味甘，性平，性能收敛，有健脾、润肠、治咳、止血之功。”

推荐理由

柿子中含有丰富的糖分、果胶和维生素，有很好的清热和润肠作用。秋天是吃柿子的季节，柿子不仅营养丰富，而且还可以入药。临床上常用柿霜来改善肺热疾咳、口舌生疮等症状。因此，柿子可以用来改善肺热咳嗽的症状。

营养搭配

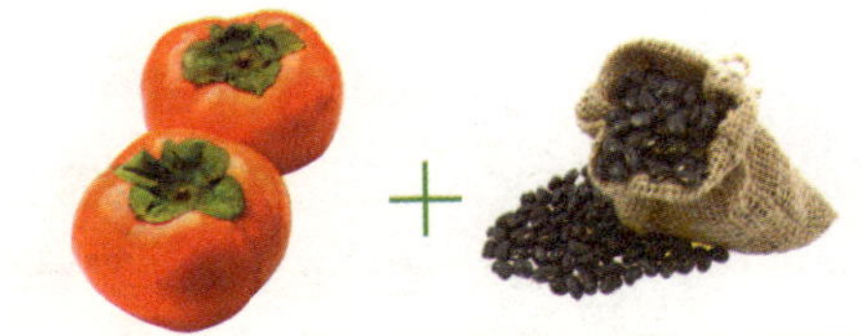

滋补身体

黑豆味甘性平，有补肾强身、活血利水、解毒的功效，特别适合肾虚者食用。与柿子搭配食用，对人体更有滋补作用。

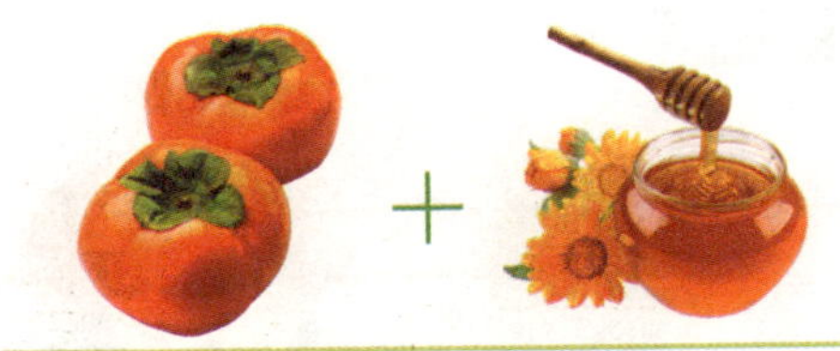

润肠通便

柿子富含果胶，它是一种水溶性膳食纤维，有良好的润肠通便作用，对于改善便秘、保持肠道正常菌群生长等有很好的作用。与蜂蜜一同食用更加滋润。

专家提醒

▲痔疮出血、大便秘结者以及饮酒过量者宜食。

▲脾胃虚寒、泄泻者以及空腹饥饿时不宜食用。另外，柿子中含有丰富的鞣酸，过多食用会影响人体对钙、镁等微量元素的吸收。

▲柿子不可与蟹同食，以免引起腹痛、腹泻。

哈密瓜

益气疗饥，清肺除烦

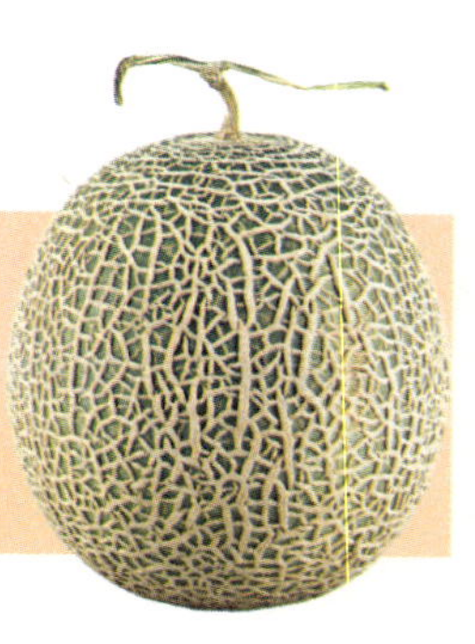

食材简介

别名甜瓜、甘瓜，性寒，味甘，归心、胃经。目前，哈密瓜大约有180多个品种及类型。其中最受人们欢迎的有：红心脆哈密瓜，它肉质红嫩，香脆甜爽；黑眉毛蜜极甘哈密瓜，它肉质软而多汁，甜蜜醇香；网纹香哈密瓜，瓜肉为绿白色，含糖量较高，风味香甜可口。哈密瓜是秋季当令水果。

推荐理由

中医学认为，哈密瓜具有清肺热、止咳、利小便、止渴、除烦热的功效，适合秋季咳嗽痰喘、身心疲倦、心神焦躁不安、发热、中暑、尿路感染、口鼻生疮、口臭、便秘者食用。

营养搭配

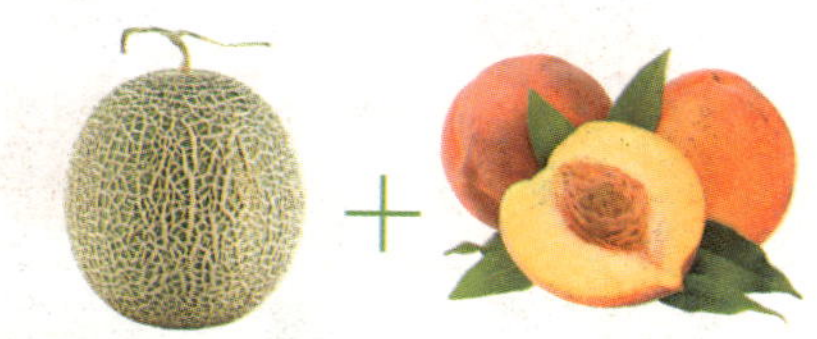

补充营养、预防贫血

桃子中含有丰富的铁元素，与哈密瓜中的维生素C相互作用，可促进人体对铁的吸收，使脸色红润，预防贫血。

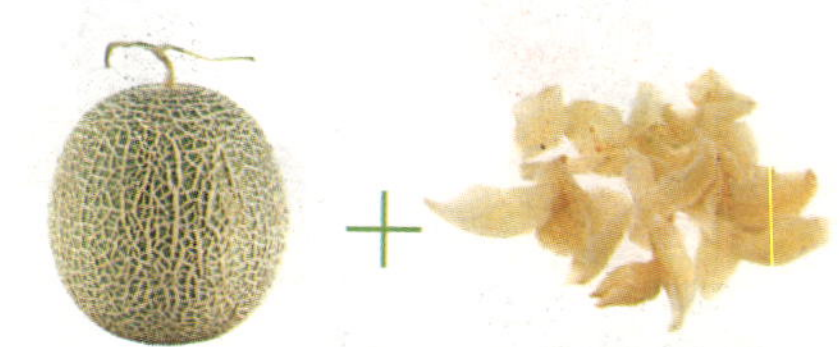

滋阴润肺、益气安神

哈密瓜对胃病、高胆固醇者有好处，百合则可润肺止咳、清心安神、养阴益气。二者同食效果更佳。

专家提醒

▲脚气病、黄疸、腹胀、便溏、寒性咳喘者以及产后、病后者不宜多食。

▲糖尿病患者忌食哈密瓜。

花生

止血散瘀，润肺和胃

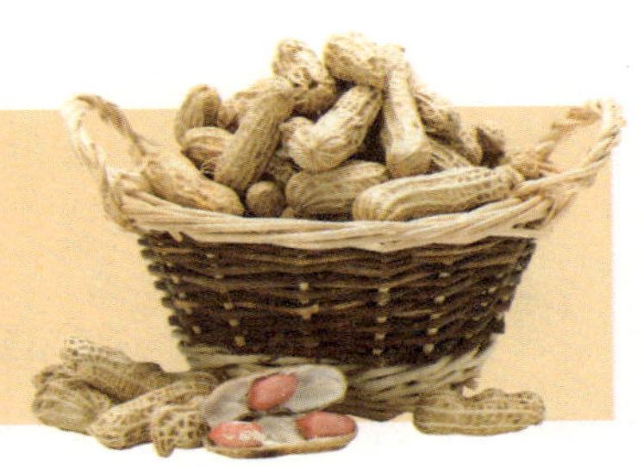

食材简介

花生性平，味甘，归脾、肺经。《本草纲目》中记载："花生悦脾和胃、润肺化痰、滋养补气、清咽止痒。"《药性考》中说：花生"生研用下痰。炒熟用开胃醒脾、滑肠，干咳者宜餐，滋燥润火。"在咳嗽痰多、肠燥便秘的秋季，可生吃一些花生。

推荐理由

花生有润肺化痰、清咽止咳的作用，秋季食用，可防因秋燥而生的肺火。适用于咳嗽痰多、咳嗽痰喘、肠燥便秘、脾胃失调、咯血者。花生含油脂多，消化时需要多耗胆汁，故胆病患者不宜食用。在花生的诸多吃法中以炖吃为最佳，这样更有利于人体吸收又不会引起上火。

营养搭配

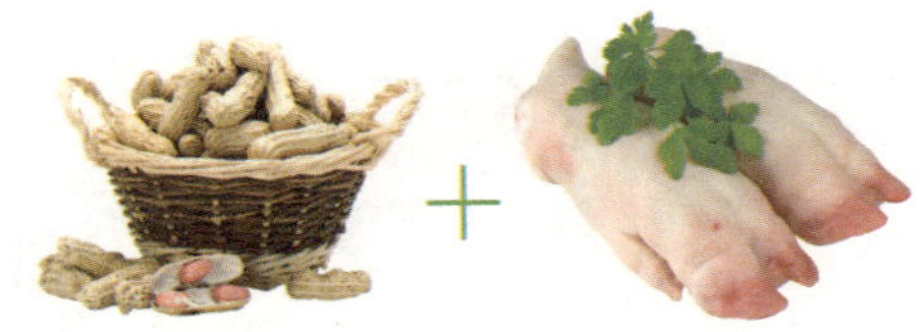

养血催乳

花生与猪蹄同食，不仅可养血止血，还能催乳增乳，适用于产后血虚、乳汁不足的女性。

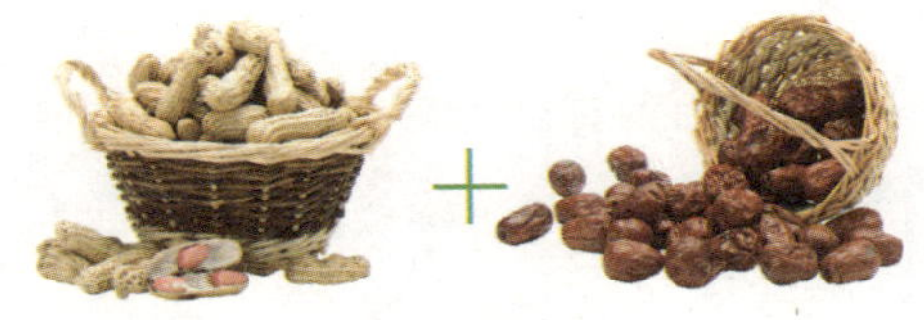

健脾和胃、通肠润肺

花生与大枣搭配食用，可滋阴养血、润肺化痰、润肠通便，起到健体防病的作用。

专家提醒

▲营养不良、食欲不振者以及高血压、高脂血症患者宜食。

▲胆病患者以及血栓患者不宜多食。

▲肝火旺盛、内热上火者不宜多吃油炸的花生。

百合

养阴润肺，清心安神

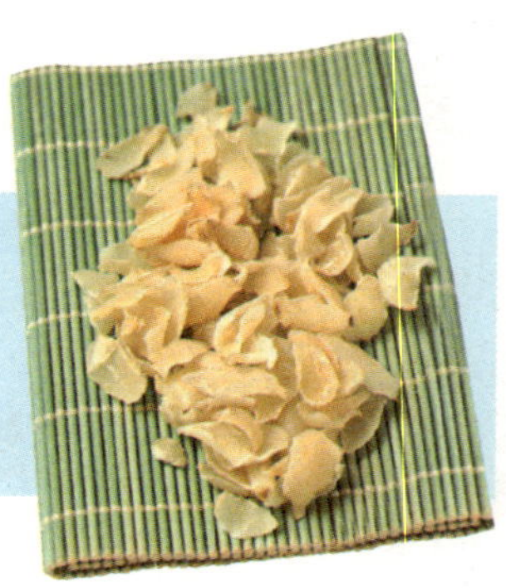

药材简介

百合属百合科多年生草本植物卷丹百合或细叶百合的肉质鳞茎，主产于甘肃兰州、江苏宜兴、湖南邵阳、浙江湖州等地。秋季挖取鳞叶，置沸水中略烫，干燥，为生百合；炼蜜拌匀，焖透，小火炒至不黏手，干燥，为蜜炙百合。

推荐理由

百合具有清心安神、润肺止咳、滋阴降火、促进睡眠的作用，适合秋季食用。百合常用于干咳少痰、痰中带血、热病后期虚烦失眠、更年期出现的神疲乏力、食欲不振、低热失眠、心烦口渴者。

专家提醒

▲百合不宜多食，多食反而伤肺气。

▲风寒咳嗽及中寒便溏者不宜食用百合。

方剂：

配方	鲜百合40克，蜂蜜15克。
制法	将百合和蜂蜜拌匀后蒸透。
用法	每次取数片嚼食，每日数次。
功效	适用于燥热咳嗽、咽喉干痛等。

配方	百合、木瓜、草豆蔻、乌梅各6～9克，银杏4～6克，青黛3克。
制法	将上述中药以水煎煮，取汁。
用法	每日1剂，分2次服用。
功效	宣肺降逆、健脾和胃、清热养阴，适用于小儿支气管肺炎。

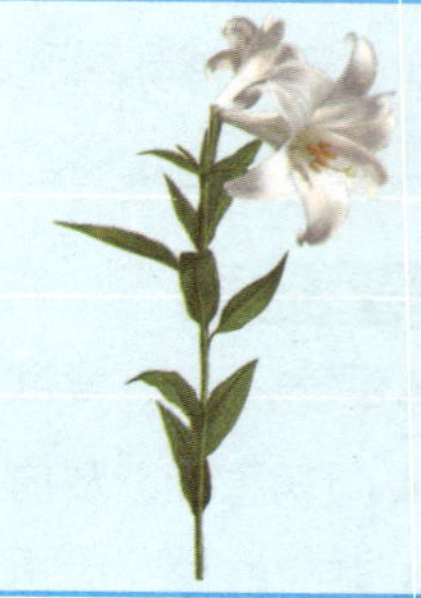

紫苏

行气宽中，清痰利肺

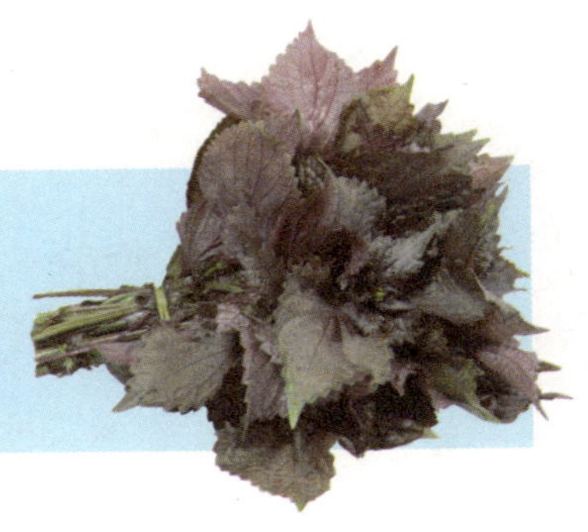

药材简介

紫苏别名白苏、苏麻、苏草，性温，味辛，归肺、脾经。紫苏叶为唇形科属植物的叶或带叶小软枝，多系栽培，分布于全国，野紫苏则多分布于长江以南各省。《本草纲目》中记载其具有“行气宽中，清痰利肺，和血，温中，止痛，定喘，安胎”的作用。

推荐理由

紫苏具有行气宽中、清痰利肺的功效，可防肺火上亢，常用于感冒胸闷、恶寒发热、咳嗽、气喘、胎动不安、胸腹胀满、呕吐及鱼、蟹中毒等症。

专家提醒

体虚乏力兼气短、溃疡病、糖尿病、婴幼儿、老年人等忌服。

方剂：

配方	紫苏叶12～15克，生姜3～4片。
制法	紫苏叶和生姜加水煎煮，滤渣取汁。
用法	每日1剂，分2～3次服用。
功效	可缓解食物中毒。

配方	紫苏叶10克，赤小豆60克，桑皮15克，生姜2片。
制法	将紫苏叶、桑皮、生姜用干净的布包好，扎紧后与赤小豆一同放入锅中加水煎煮，煮至赤小豆熟烂后，捞出药包。
用法	吃豆饮汤。
功效	本方具有清热解暑、利尿除湿的功效，适用于小便黄赤、大便不畅。

车前子

利尿通淋，渗湿止泻

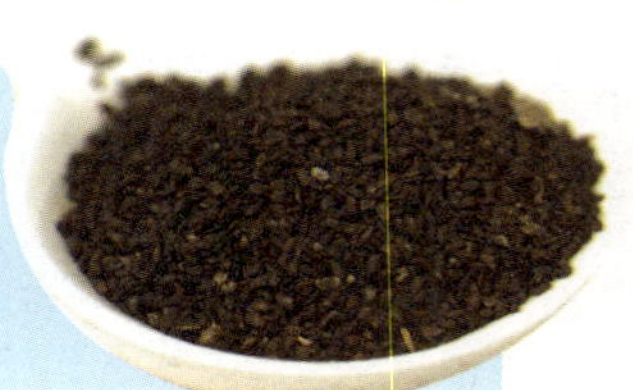

药材简介

车前子别名车前实、凤眼前仁，性微寒，味甘，归肝、肾、肺、小肠、膀胱经。车前子是多年生草本植物车前的种子，近似椭圆形，黑褐色，主要产于江西、河南等地。车前子一般是炮制之后入药，炮制的时候将净车前子置锅内用小火炒至鼓起，喷淋盐水，再略炒取出，晾干，就是所谓的“盐车前子”。

推荐理由

车前子具有清热利尿、明目祛痰、利尿通淋、祛风毒的功效，常用于水肿、暑热、泄泻、眼睛肿痛、咳嗽等症。很适合在有些燥热的秋天服用。将车前子与百部配伍，可加强祛痰止咳的作用，多用于小儿顿咳或慢性咳嗽。

专家提醒

▲大便秘结者及孕妇忌用。

▲内伤劳倦、阳气下陷、肾虚精滑及内无湿热者慎服。

方剂：

配方	车前子200克，枸杞子20克，姜1块，大枣6枚。
制法	将车前子用清水洗干净，同姜块一起放入1500毫升的水中，上火煎煮，大火煮至沸腾；加入大枣，大火再次煮沸后转小火继续煮20分钟，最后加入枸杞子，煮10分钟左右即可。
用法	每日1剂，分2次服完。
功效	清热解毒、养肝滋阴。

配方	车前子10克，大枣7枚。
制法	将上述中药加水煎煮。
用法	温服。
功效	健脾利尿、泻火，适用于青光眼。

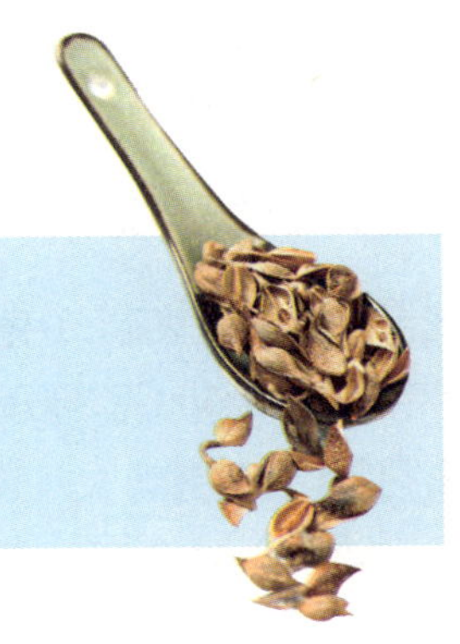

连翘

清热解毒，消肿散结

药材简介

连翘别名黄奇丹、青翘、落翘，性微寒，味苦，归肺、心、小肠经。连翘为木犀科落叶灌木连翘的干燥果实，果实初熟，尚带绿色，未开裂时采收的称为青翘，入药较佳，采收后置于沸水中略煮或蒸熟；果实成熟开裂后采收的称为老翘。

推荐理由

连翘具有清热解毒、消肿散结的功效，除用于外感风热、温病初起等，还可用于热毒蕴结引起的疮毒痈肿、瘰疬结核等。连翘与薄荷配伍，有散表风热、清头利咽的作用，多用于外感风热所致的发热、头昏眩晕、口渴等。

专家提醒

脾胃虚弱、气虚发热、痈疽已溃者忌服。

方剂：

配方	连翘、芦根各12克，金银花、葛根、牛蒡子各10克，柴胡、黄芩、薄荷、甘草各6克，蝉衣3克。
制法	将上述中药以水煎煮，取药汁。
用法	每日1剂，分2次服用。
功效	清热解毒、宣肺透疹，适用于麻疹。

配方	连翘、金银花各12克，荆芥、桑叶、防风、菊花、赤芍各6克，甘草3克。
制法	将上述中药加水煎煮，滤渣取汁。
用法	早晚各服1次，每日1剂。
功效	清热、疏风解毒，适用于迎风流泪、角膜炎、白睛发红、口苦、小便黄赤、大便不畅等。

推荐食谱和药膳方

火腿榄菜炒丝瓜

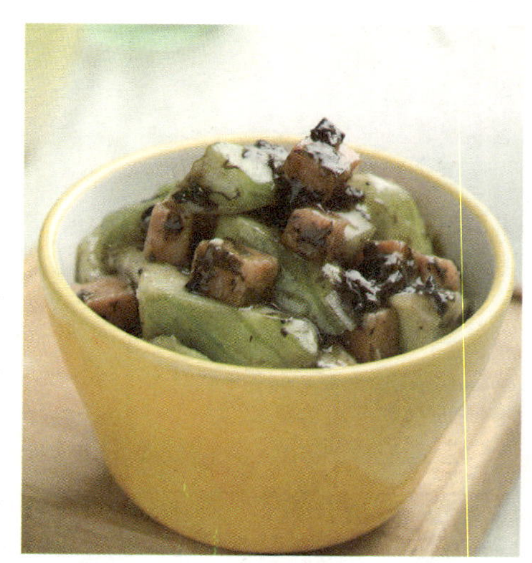

材料 罐装火腿50克，罐装橄榄菜30克，鲜丝瓜300克，葱碎少许。

调料 盐适量。

做法 ①鲜丝瓜洗净，去皮，切滚刀块，入沸水汆烫，捞出，沥干水分；火腿切成1厘米大小的丁，备用。

②油锅烧至七成热时，放入葱碎炒香，加入丝瓜块、橄榄菜和火腿小丁翻炒均匀，调入盐即可出锅。

丝瓜炖油豆腐

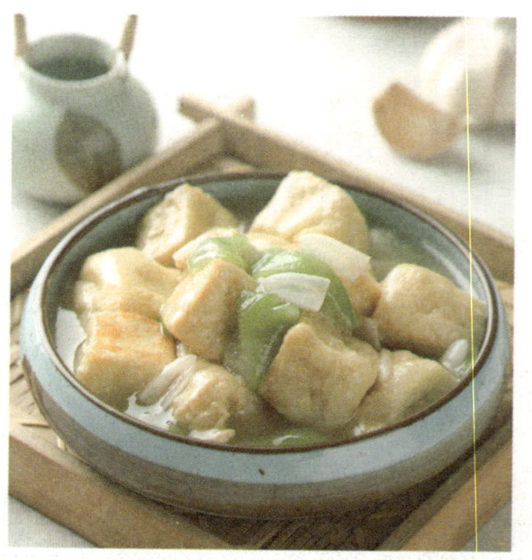

材料 丝瓜块80克，油豆腐100克，蒜片适量。

调料 盐、味精、料酒各少许，香油1小匙。

做法 ①油豆腐洗净，备用。

②油锅烧热，加蒜片略炸，再将油豆腐加入炒至熟软，加入丝瓜块翻炒3分钟。

③放入所有调料，加入适量水，收汁，起锅装碗即可。

老醋花生米

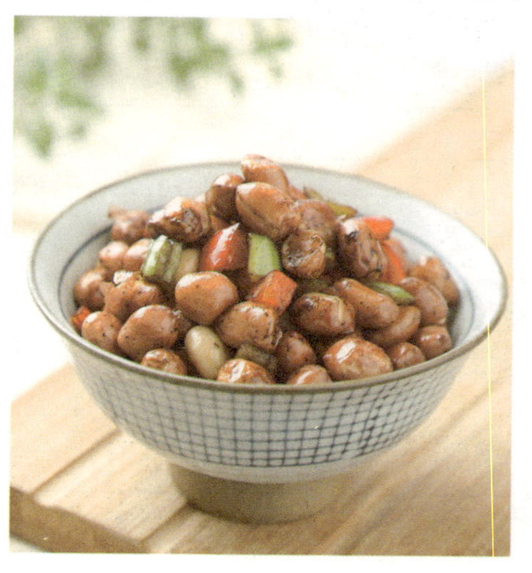

材料 花生米200克，青甜椒丁、红甜椒丁各10克。

调料 老醋3大匙，白砂糖1小匙，盐、香油各半小匙。

做法 ①油锅烧热，放入花生米炸至八成熟，关火，利用余温将花生米煨至全熟后捞出，沥油，凉凉备用。

②将花生米、红甜椒丁、青甜椒丁放入盘中，加入所有调料拌匀即可。

脆皮炸丝瓜

材料 丝瓜1根，酥脆粉1碗。

调料 椒盐粉2小匙。

做法 ①丝瓜以刀刮去表面粗皮，洗净后对剖成4瓣，去籽后切成小段，备用。

②酥脆粉放入碗中，加入约1碗水调成浆状，放入做法①的丝瓜段均匀蘸裹，备用。

③油锅烧热，放入丝瓜以中火炸约3分钟至表面酥脆金黄，捞起，沥干油，盛入盘中，食用时撒上椒盐粉即可。

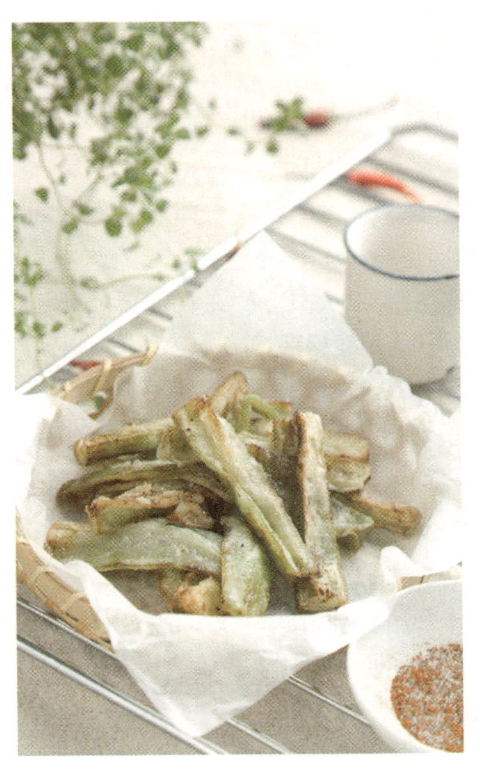

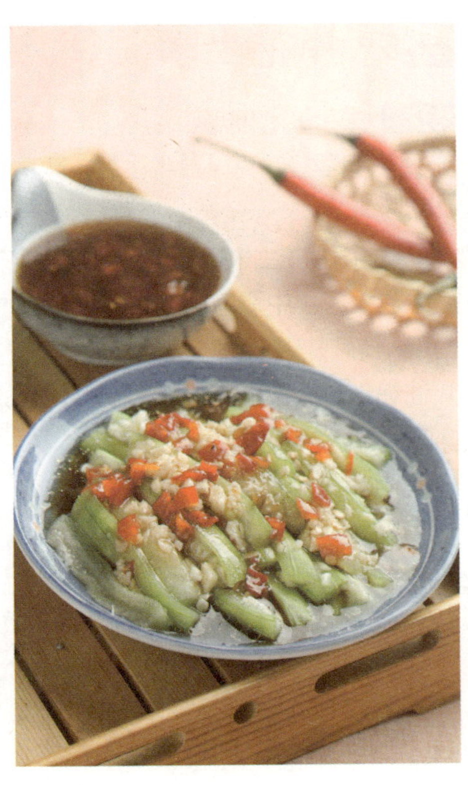

蒜蓉蒸丝瓜

材料 丝瓜500克，蒜3瓣，剁椒少许。

调料 白糖、酱油、水淀粉各1小匙，盐适量。

做法 ①丝瓜洗净，刮去外皮，切段，摆入盘中；蒜剁成蒜蓉。

②油锅烧至六成热，下入蒜蓉爆香，盛出浇在摆好的丝瓜段上。

③蒜蓉丝瓜段放入蒸箱蒸熟后取出。

④油锅烧热，下入剁椒炒香，加入酱油、白糖、盐，最后用水淀粉勾芡，浇在蒸好的丝瓜上。

凉拌四喜

材料 熟花生100克，毛豆、土豆、胡萝卜各80克。

调料 盐半小匙，香油1大匙，鸡精少许。

做法 ①土豆、胡萝卜洗净后去皮、切丁；所有材料均洗净。

②锅中盛水，将水煮沸后加入土豆丁、胡萝卜丁、毛豆一起汆烫至熟，再加入熟花生略烫一下，捞起，沥干水分。

③将毛豆、土豆丁、胡萝卜丁、熟花生与所有调料混合拌匀，放入冰箱冷藏，凉凉后即可食用。

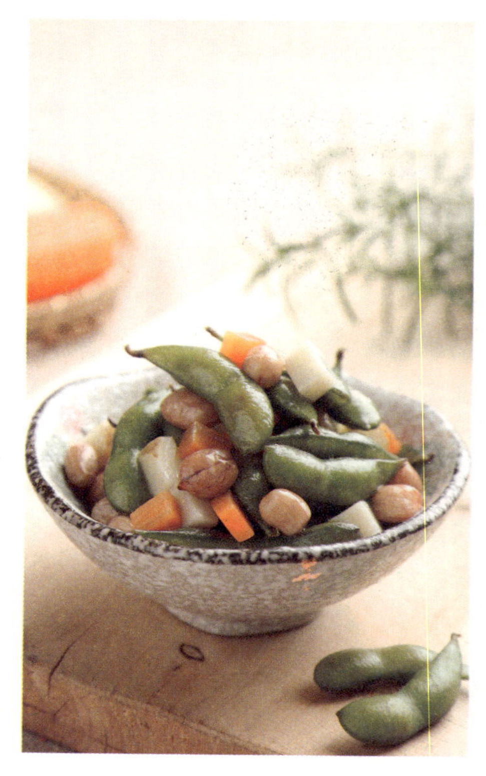

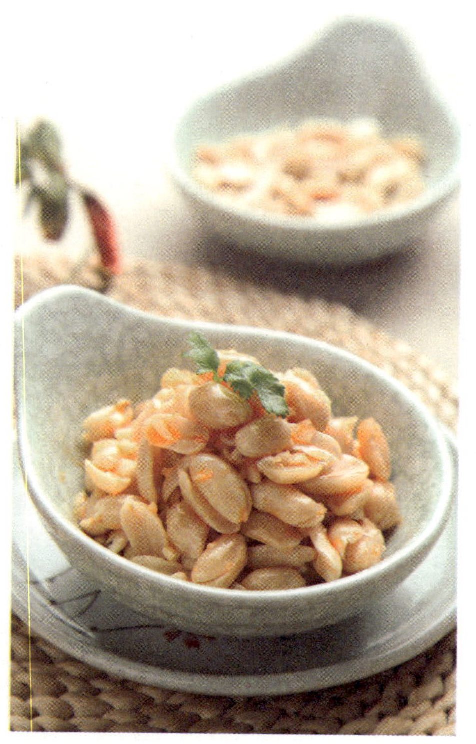

凉拌花生米

材料 生花生米300克

调料 蒜蓉酱20克，盐半小匙，味精1小匙。

做法 ①生花生米用热水泡制20分钟后，放入凉水中漂凉，剥去表面膜皮备用。

②油锅烧热，放入蒜蓉酱慢慢炒出香味时，起锅凉凉备用。

③盆中加入盐、味精、蒜蓉酱调匀后，放花生米后充分拌匀，装盘成菜即可。

猪肺汤

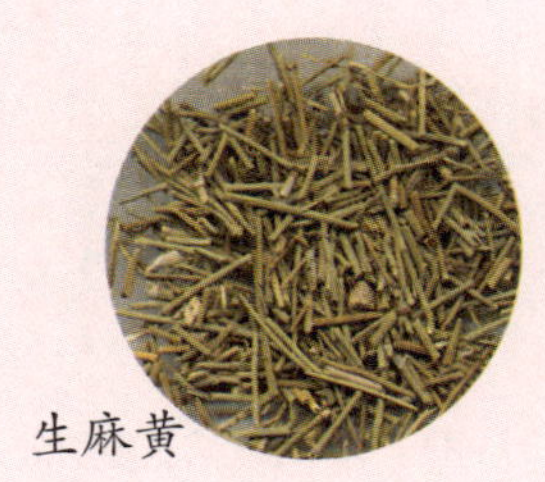
生麻黄

配方：猪肺片100克，生麻黄、生姜片、盐各适量。

制法：将猪肺片入沸水汆烫；麻黄洗净，用纱布包好。将猪肺片、麻黄和生姜片一起放到锅中，先用大火烧开，再用小火煮30分钟，加盐调味。

用法：佐餐食用。

功效：清肺润肺，十分适合秋季进补。

玉参焖鸭

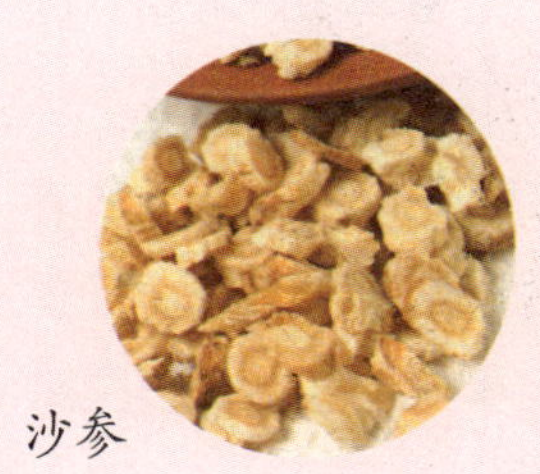
沙参

配方：玉竹、沙参各50克，净鸭1只（1500~2000克），细葱末、生姜末、味精、盐各适量。

制法：将鸭放入锅内，再放入沙参、玉竹，加水适量，先用大火烧沸，后改用小火焖煮。将葱末、姜末在鸭肉熟烂时加入，再放入味精、盐调味即成。

用法：佐餐食用。

功效：滋阴养肺，益气利湿。

麦门冬清肺茶

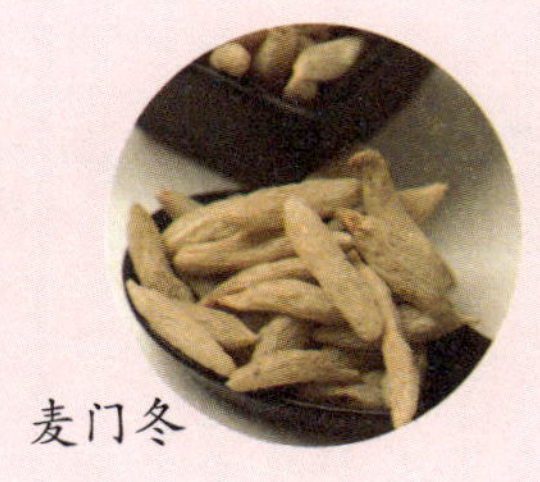
麦门冬

配方：麦门冬、百合各15克。

制法：将麦门冬、百合置于砂锅中，加适量水煎沸20分钟左右，滤渣取汁。

用法：代茶温饮，每日1剂，药渣可多煎两次服用。

功效：此茶具有养阴润肺、益胃生津、清心安神的功效，是秋季清肺去火最好的茶饮之一。

鸡蛋糯米粥

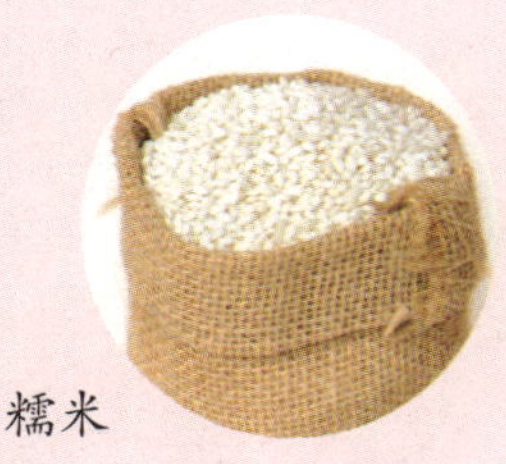
糯米

配方：鸡蛋2个，糯米半杯，白砂糖1大匙。

制法：1.糯米淘净；鸡蛋敲破，打散。

2.糯米放入锅中加适量水煮粥。

3.粥将熟时，放白砂糖，淋入鸡蛋，稍煮即可。

用法：佐餐食用。

功效：此粥具有宣肺利咽、滋阴润燥的功效，适用于热烦燥咳、目赤咽痛等症，十分适合秋燥时节食用。

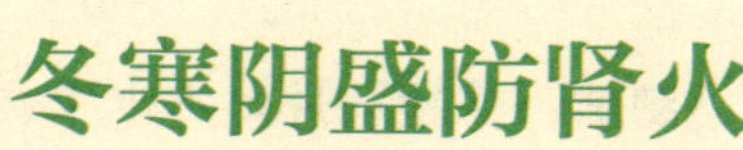

冬寒阴盛防肾火

冬季的养生要点

冬季是从立冬到立春之间的三个月，包括立冬、小雪、大雪、冬至、小寒、大寒六个节气。寒冬乃闭藏之季，冰天雪地，万物收藏，是一年中最寒冷的季节。冬天人体的阴阳代谢处于相对缓慢的水平宜养精蓄锐，为下一个春季做好准备，因此，养生要着眼于保藏阳气，顺应闭藏之气，以迎冬季阳光，防避寒冷。

冬季养生首先要精神安静，控制好情绪活动，有利于春季阳气的萌发。养生之法是摩擦肌肤腠理，活动躯体、肢节，呼吸吐纳，以养形体，以护阳表卫气。冬季起居要早睡晚起，保证充足的睡眠时间，有利于阳气收藏。冬季气候寒冷，要注意防寒保暖，预防春季温病。

中医学认为，冬时天寒，阳气内藏，若穿衣过厚，易生郁热，则阳太盛，至春夏之交，容易发生时行热病，这是冬天不善于保阴的缘故。冬季虽然寒冷，但要持之以恒地锻炼。

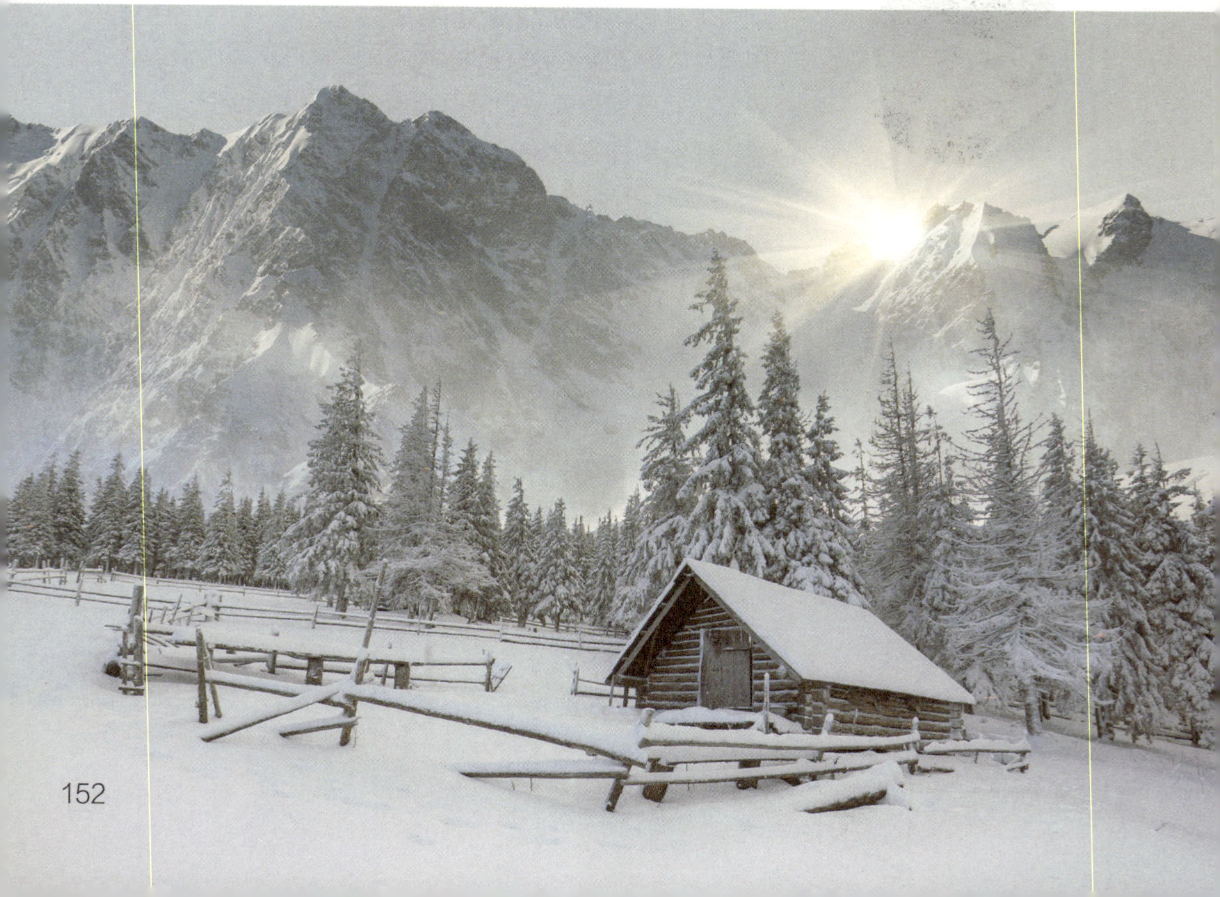

冬季的养生原则

冬季是天寒地冻、万物生机潜伏闭藏的季节，人体的阳气也随着自然界的转化而潜藏于体内。因此，冬季的养生总原则应顺应自然界闭藏的规律，以敛阴护阳为根本。

冬季宜养藏

冬天天气寒冷，此时应注意保护阳气，做到早睡晚起。注意避寒就温，不让皮肤开泄出汗，以免闭藏的阳气频频耗损。

冬季宜养肾

肾含真阴真阳，五脏之阴非肾阴不能滋，五脏之阳非肾阳不能养；肾阴为生命发育的基本物质，肾阳是活动的基本动力；肾阴是肾阳的物质基础，肾阳是肾阴的功能表现。冬季与肾相对应，因此冬季养生的重点是调摄肾之阴阳。

冬季六大节气防火去火要点

节气	养生要点
立冬	慢性病患者应该谨防疾病“缠身”
小雪	此时寒潮和强冷空气活动频繁，要注意身体保暖
大雪	昼夜温差大，血压高者警惕脑卒中
冬至	冬病易发作或加重，应注重冬病冬防
小寒	容易发生慢性胃肠炎、关节疼痛等疾病
大寒	这时寒潮南下频繁，是感冒等呼吸道疾病的高发期

冬季防火健康提示

冬天开始，万物进入收藏季节，日照开始变短，光照逐渐减弱。立冬时人们习惯于“补冬”，可吃一些增强体质的食品，如牛肉、羊肉、肉粥、豆粥等，以便为冬季养藏做准备。

◎冬要进补：冬天是养精蓄锐的日子，可选择温阳性的食物，如羊肉、牛肉、鳝鱼、松子等。

◎冬天要养藏：立冬之后，要注意藏阳，藏精护阳，阴虚的人要敛阴养阴，阳虚的人要养阳藏阳。

【冬季经络穴位去火养生】

推拿养肾法

《素问·六节藏象论》说："肾者，主蛰，封藏之本，精之处也，其华在发，其充在骨，为阴中之少阴，通于冬气。"说明了肾与冬季的密切关系。明代医家张景岳指出"以冬寒之气养肾"，就是说，冬季在天为寒，在人为肾，肾在五行中属水，冬季气候由凉转寒，人体以肾气转旺相应，冬季肾病较多，肾水多虚。

冬季养肾的具体做法。

1.掌根按揉或滚法于腰骶部，操作3~5分钟，手法宜深沉缓和（图①）。

2.点按肾俞、命门、志室、腰眼（图②）、关元俞，以得气为宜，每穴各1分钟。

3.直推背部两侧膀胱3遍，掌擦腰部（图③），小鱼际擦腰骶部八穴，搓肾区，以透热为度。

4.拿揉下肢后面（图④），按摩足少阴肾经、足太阳膀胱经循行路线，往返3~5遍（图⑤）。

5.点按水泉、照海、太溪、涌泉等穴，以得气为宜，每穴各1分钟。

6.逆时针掌摩小腹部100次（图⑥）。

7.掌根按摩中极、关元等穴。

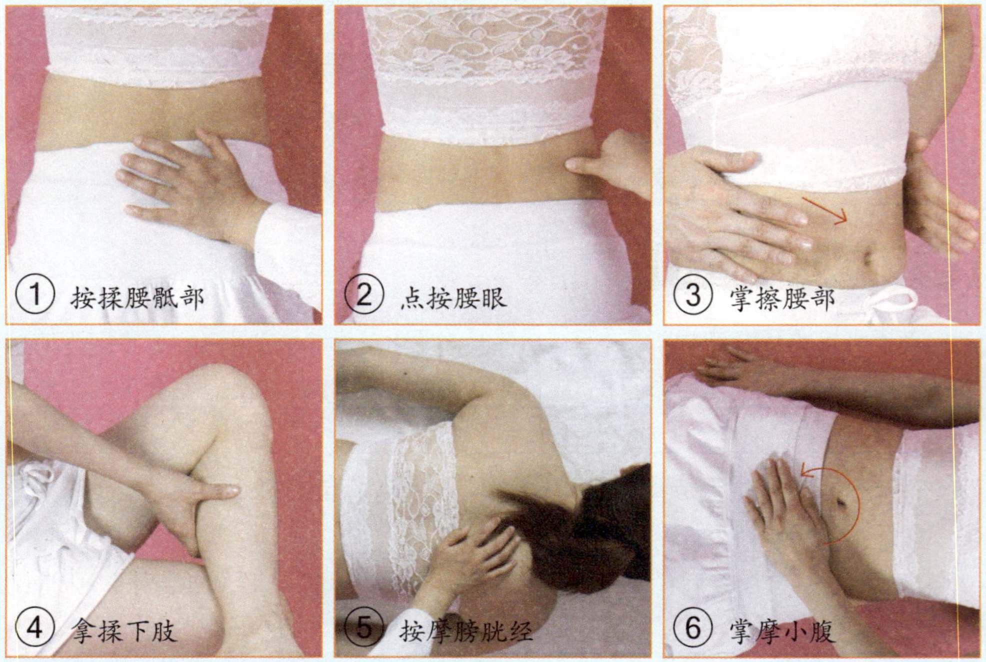

① 按揉腰骶部　② 点按腰眼　③ 掌擦腰部

④ 拿揉下肢　⑤ 按摩膀胱经　⑥ 掌摩小腹

推拿养阴法

冬季为肾所主季节，肾主水，主骨生髓，冬季多肾阴虚，选择滋阴补肾的穴位按摩，可以滋补肾阴。具体做法如下。

1.按摩肝俞、胆俞、肾俞、志室、命门，以得气为宜，每穴各1分钟。

2.按揉气海、关元、神阙、水分、中极，手法宜轻柔，每穴各1分钟。

3.用掌平推法直推腹部3～5遍（图⑦），擦胁肋，以透热为度。

4.按揉曲池、足三里、三阴交、然谷、血海、太溪，以得气为宜，每穴各1分钟。

5.擦足底涌泉，以透热为度（图⑧）。

推拿温阳散寒法

冬季要用温热的方法驱散回避寒冷之邪气。具体做法如下。

1.掌根按摩背腰部脊柱两侧膀胱经，手法轻柔缓和，操作3～5分钟。

2.直擦督脉（图⑨），横擦腰骶部。

3.揉神阙、关元，手法宜轻柔，每穴各1分钟。

4.逆时针掌摩腰部100次（图⑩）。

5.搓上肢3～5遍（图⑪）。

6.拿揉下肢3～5遍（图⑫）。

7.擦涌泉，以透热为度。

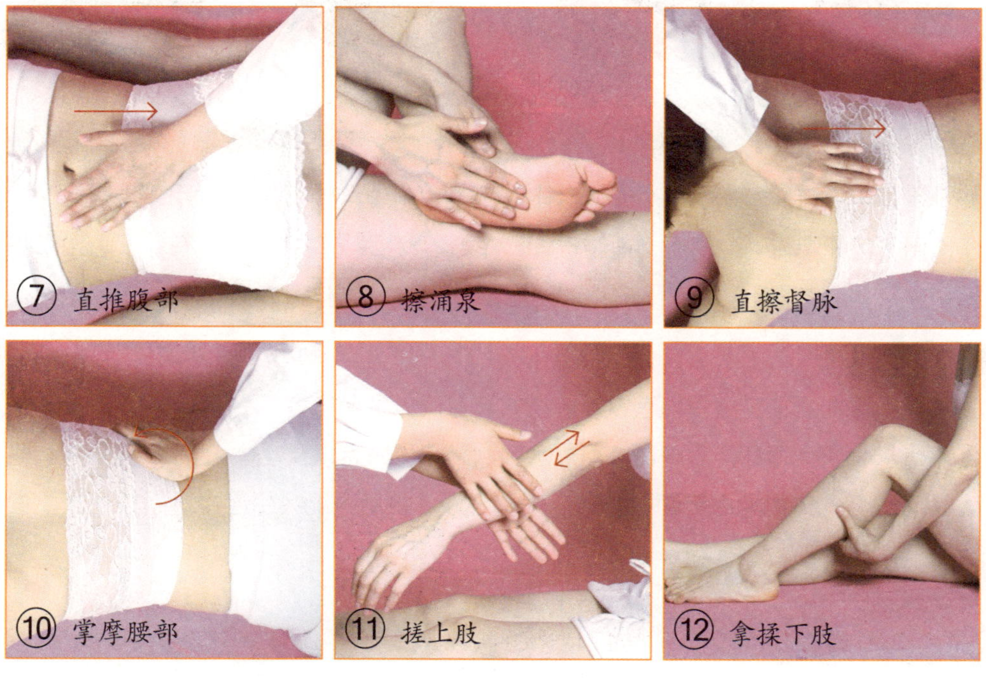

⑦ 直推腹部　⑧ 擦涌泉　⑨ 直擦督脉

⑩ 掌摩腰部　⑪ 搓上肢　⑫ 拿揉下肢

甲鱼

养血益气，补肾润肺

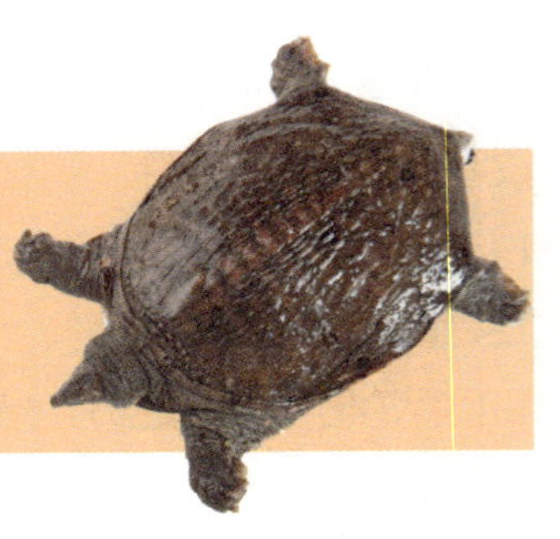

食材简介

甲鱼别名鳖、水鱼、团鱼。甲鱼性平，味甘，归肝、脾经。其实甲鱼并不是鱼，而是水陆两栖爬行动物。人们喜食甲鱼，是因为它肉味鲜美。尤其是甲鱼的鳖裙，肥嫩柔软，是味道最美的部分。

推荐理由

甲鱼具有滋阴凉血、清热散结、补肾益肾的作用，可防治身体虚弱、肝脾肿大、肺结核等症。适合身体虚弱、肝脾肿大、久病体虚、消瘦烦渴者食用。

营养搭配

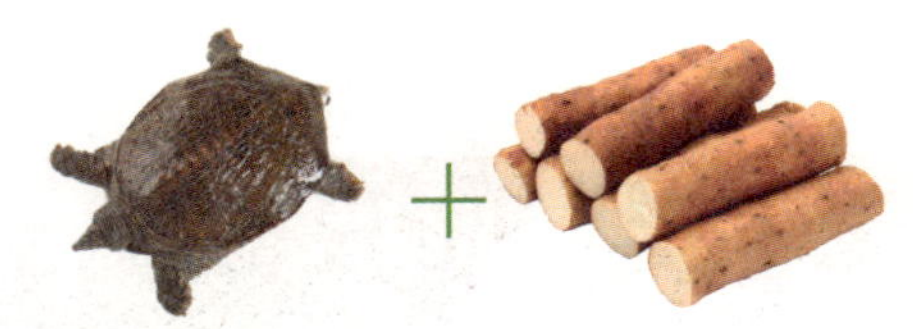

补脾胃、滋肝肾

甲鱼与山药相宜，同食对人体有补益作用，可补脾胃、滋肝肾，适用于大病初愈及体虚者食用。

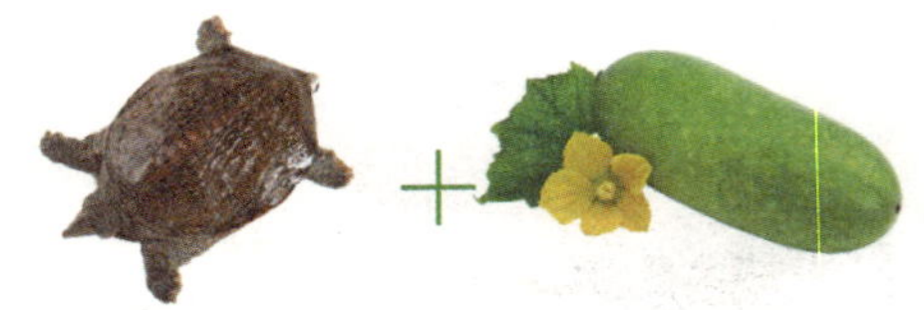

生津止渴、散热解毒

甲鱼与冬瓜搭配食用能生津止渴、除湿利尿、散热解毒，有助于阻止脂肪堆积，起到减肥的目的。

专家提醒

▲腹泻、贫血、子宫脱垂患者以及肺结核且有低热患者宜食。

▲腹满厌食、大便溏稀、脾胃虚寒、水肿、高脂蛋白者以及儿童和孕妇不宜多吃。

▲甲鱼死后，体内的组胺酶会分解出大量组胺，食后可能会引起中毒，故死鳖不宜食用。

甘蔗

下气和中，消痰止渴

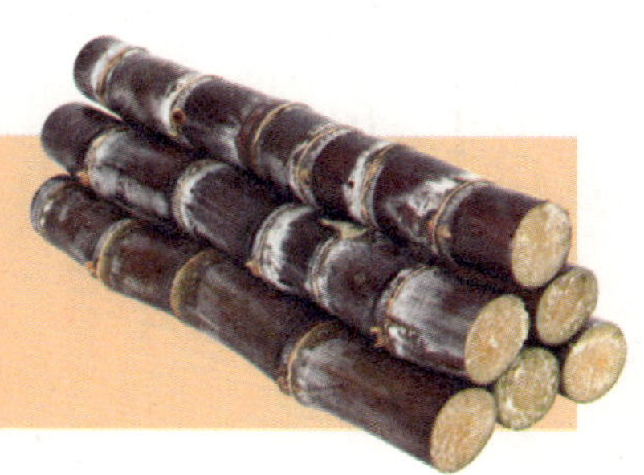

食材简介

甘蔗所含的水分比较多，水分占甘蔗的84%左右。甘蔗性寒，味甘，归脾、胃经。甘蔗含糖量较为丰富，其中的蔗糖、葡萄糖及果糖含量可达12%，甘蔗是制造蔗糖的原料。另外，甘蔗还含有帮助人体新陈代谢的各种维生素、有机酸、脂肪、蛋白质、钙、铁等物质。

推荐理由

甘蔗具有清热、生津、润燥、和中、止呕等功效。甘味入脾，清热生津，可以缓解口舌干燥、嘴唇干裂、目赤红肿、大便燥结等现象。非常适宜口干舌燥、高热烦渴、心烦口渴、头痛发热、大便燥结、易上火等人群。

营养搭配

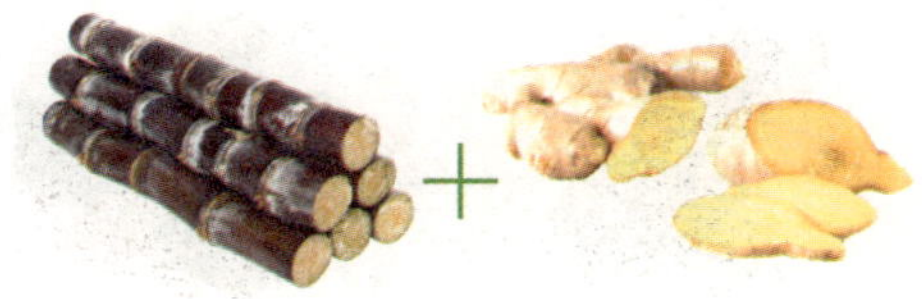

清热生津、和胃止呕

姜与甘蔗搭配榨汁同饮，可清热生津、和胃止呕，对反胃呕吐、胃虚呕吐有辅助食疗效果。

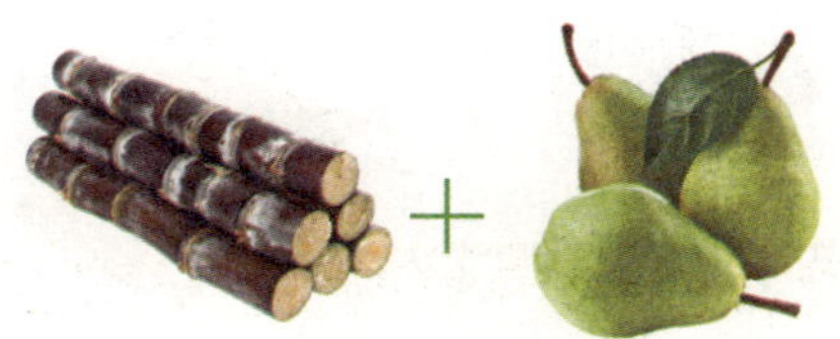

清肺润燥、化痰止咳

甘蔗与梨搭配食用，有清肺润燥、化痰止咳的功效，可用于肺燥咳嗽，咽干痰稠。

专家提醒

▲将甘蔗去皮、切块，榨汁饮用，不仅吃起来方便，味道也更加甘冽。

▲发霉变质的甘蔗千万不能食用，以免引起中毒。

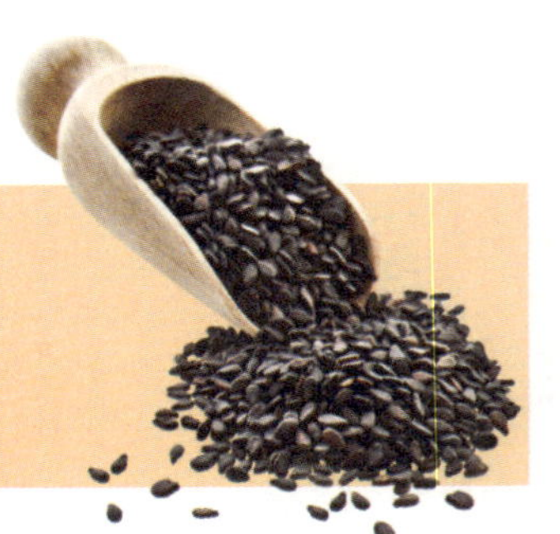

黑芝麻

滋五脏，益精血

食材简介

黑芝麻别名胡麻、油麻，性平，味甘，归肝、肾、肺经。黑芝麻被颂为“仙家食品”，能作用于肾脏及膀胱，有补肝肾、润五脏的作用。

推荐理由

根据中医“春夏养阳，秋冬养阴”的养生理论，这时应养阴防燥、润肺益胃。预防肺火，这时可多食黑芝麻。黑芝麻不仅能养黑发，还有护肤美肤作用，常吃黑芝麻，可以使干燥、粗糙的皮肤变得细致、光滑、柔嫩，从而起到延缓衰老的作用。黑芝麻营养丰富，常食黑芝麻对预防或缓解高血压有益。芝麻是高膳食纤维的食物，这显然是芝麻润肠通便的一个重要原因。

营养搭配

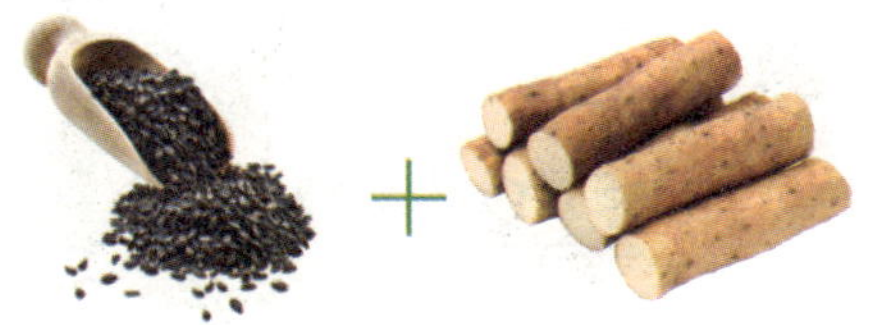

补脾和胃、益肝固肾

山药与黑芝麻搭配食用，不仅可补脾和胃，还能益肝固肾，对于脾虚食少、肺虚喘咳、肝肾精血不足所导致的眩晕、腰膝酸软等有食疗作用。

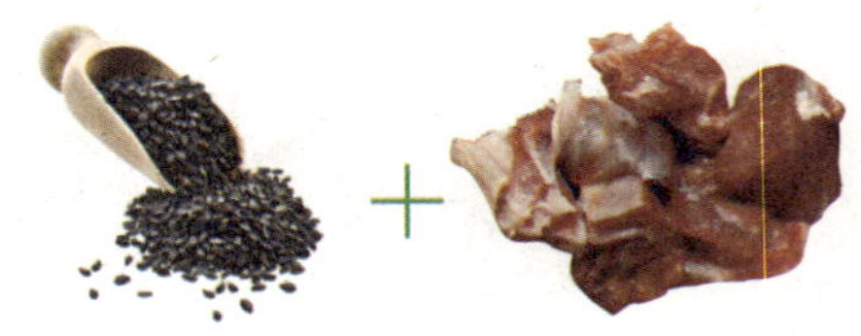

补益五脏、填精壮肾

狗肉与黑芝麻搭配食用，既能补益五脏，又能填精壮肾，适用于五脏虚损、阳痿、遗精及缺铁性贫血等症。

专家提醒

▲黑芝麻令人肠滑，所以大便溏稀者忌食。

▲遗精、早泄者慎用。

松子

补肾益气，养血润肠

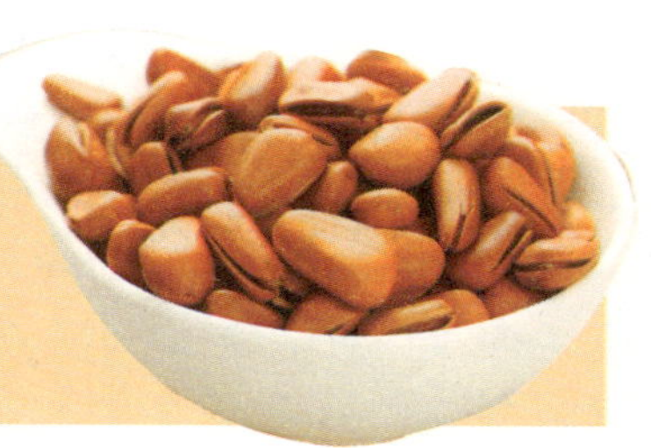

食材简介

松子别名罗松子、红松果、松仁，性温，味甘，归肝、肺、大肠经。唐代的《海药本草》中就有“海松子温肠胃，久服轻身，延年益寿”的记载。因此，人们把松子视为“长寿果”。

推荐理由

中医学认为，松子具有滋阴润燥、补气充饥、润肺止咳、润肌养颜、息风、滑肠通便的功效，秋季食用松子，可预防因上火导致的便秘。现代医学认为松子中所含大量钙、铁、钾等，能给机体组织提供丰富的营养成分，强筋壮骨，缓解疲劳。

营养搭配

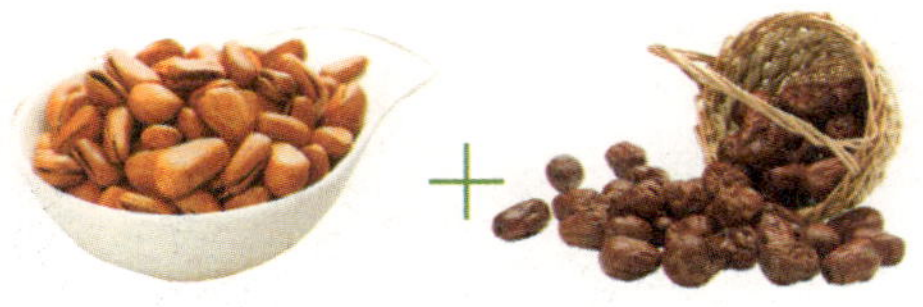

养颜、益寿

松子含有亚油酸和亚麻酸，可提高细胞的生长速度、减少皮肤病的发生等，是养颜、益寿的绝佳食品，配合大枣共同食用，效果会更加明显。

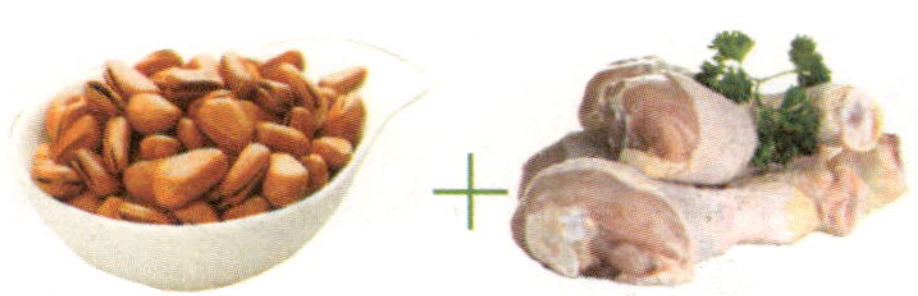

补益全身

松子对预防心脏病、卒中、心肌梗死的效果比较显著，与鸡肉搭配则为富含维生素E的美味佳肴，对身体健康有益，不妨在日常生活中多搭配食用。

专家提醒

- ▲ 食欲不振患者以及遗精、盗汗、多梦患者宜食。
- ▲ 大便溏稀者以及胆功能受损患者慎食松子。
- ▲ 散装的松子最好放在密封的容器里，以防油脂氧化变质。
- ▲ 由于松子油性较大，且属于高热量食品，每天食用松子的量以20～30克为宜。

芡实

固肾涩精，补脾止泄

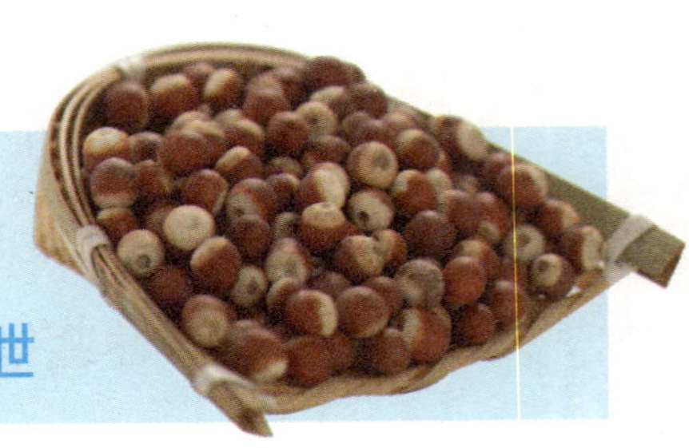

药材简介

芡实别名鸡头米、鸡头、雁头、乌头，性平，味甘、涩，归脾、肾经。芡实为睡莲科植物芡的成熟种仁。9～10月种子成熟时，割取果实，击碎果皮，取出种子，除去硬壳晒干。芡实功效堪与莲子媲美，也常与莲子同用，“仙方取此合莲实饵之，甚益人”，但芡实收敛镇静的作用比莲子要强。

推荐理由

芡实具有固肾涩精、补脾止泄的作用。芡实作为健脾益肾的佳品，有“永葆青春活力、防止未老先衰之良物”的美誉。冬季滋补肾气，有助于平衡阴阳，预防上火。因其性平，冬季进补不会引起身体上火。常用于遗精、淋浊、带下、尿频、泄泻等证。

专家提醒

大小便不利者以及食滞不化者慎服。

方剂：

配方	桂圆肉、酸枣仁、芡实各12克。
制法	将以上材料用水煎煮。
用法	每晚睡前1剂。
功效	益气敛阴。适用于气阴两虚型充血性心力衰竭。

配方	生黄芪、芡实、赤芍、大枣各30克，丹参、虎杖、白花蛇舌草、茵陈、贯众各15克，炒苍术、白术各10克，生甘草5克。
制法	将以上材料以水煎煮，取药汁。
用法	每日1剂，分2次服。3个月为1个疗程。
功效	益气健脾，清热解毒，活血化瘀。适用于乙型肝炎。

柴胡

解表退热，疏肝升阳

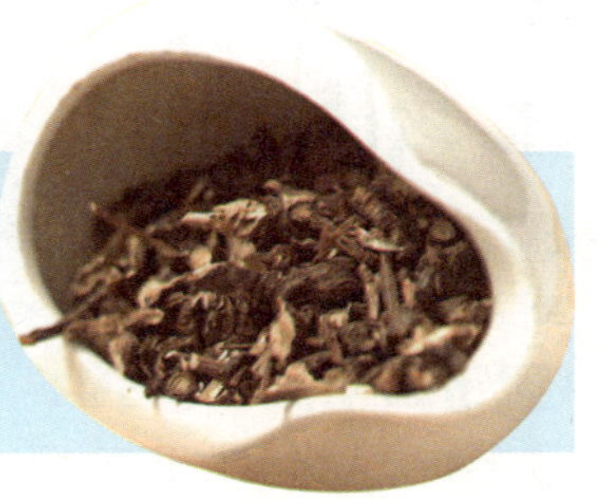

药材简介

柴胡别名柴草、香柴胡、茈胡，性微寒，味苦、辛，归肝、胆经。柴胡为伞形科多年生草本植物，以根入药，可分为南柴胡和北柴胡，两者药性相似，以北柴胡的药效更高。柴胡喜欢温暖湿润的气候，野生于较干燥的山坡、林中草丛、路边、沟边等地，主产于我国北方地区，如河北、山西、内蒙古等地。

推荐理由

中医学认为，柴胡具有和解表里、疏肝升阳之功，不仅可以调节情绪，而且有助于预防上火。南柴胡解热的作用比北柴胡效果好；而北柴胡辅助治疗肝炎的作用明显优于南柴胡，用药时一定要注意区分。

专家提醒

肝阳上亢、肝风内动、阴虚火旺及气机上逆者慎用。

方剂：

配方	柴胡、白芍、炙甘草、炙枳实各3克。
制法	将以上4味中药研为粉末，白开水调服。
用法	每日1剂，分3次服用。
功效	疏肝理气、解郁除烦，适用于肝气郁结者。

配方	柴胡、龙胆草、黄芩、栀子、黄连、蒲公英、生地黄、石膏、知母、大黄、玄明粉、枳壳、木通各10克。
制法	将以上中药以水煎煮，取药汁。
用法	每日1剂，分2次服用，10剂为1个疗程。
功效	泻肝清热、除菌抗炎、祛风退翳，适用于细菌性角膜炎。

【推荐食谱和药膳方】

核桃黑芝麻百合粥

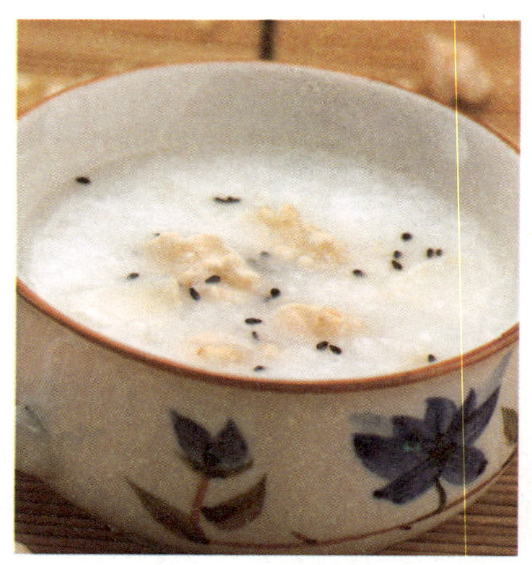

材料 大米100克，核桃仁25克，黑芝麻20克，干百合10克。

调料 盐（白砂糖）适量。

做法 ①大米淘洗干净，用水浸泡；干百合泡软。

②大米与核桃仁、百合、黑芝麻一起放入砂锅中，加水用小火炖煮，熟透成粥后撒入盐或白砂糖调味即可。

芝麻黑米粥

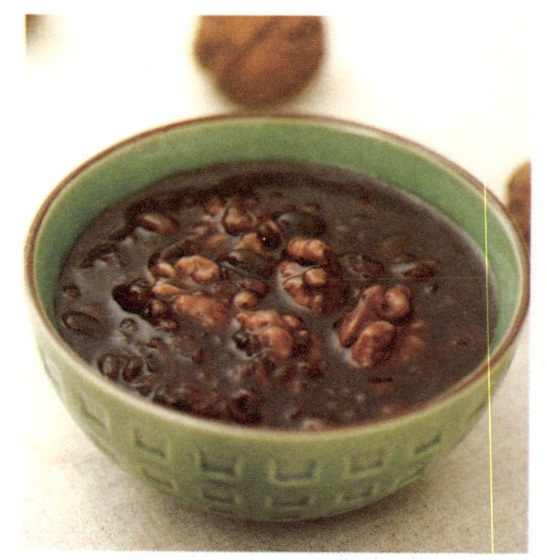

材料 黑米100克，黑豆30克，黑芝麻、核桃仁各20克。

调料 红糖适量。

做法 ① 将黑米、黑豆淘洗干净，然后用清水浸泡2小时左右；黑芝麻、核桃仁分别洗净，沥干水分。

②锅置火上，加适量清水，将做法①中的材料一起放入锅内，大火烧开，然后改用小火熬煮成稠粥，最后加红糖即可。

松仁玉米

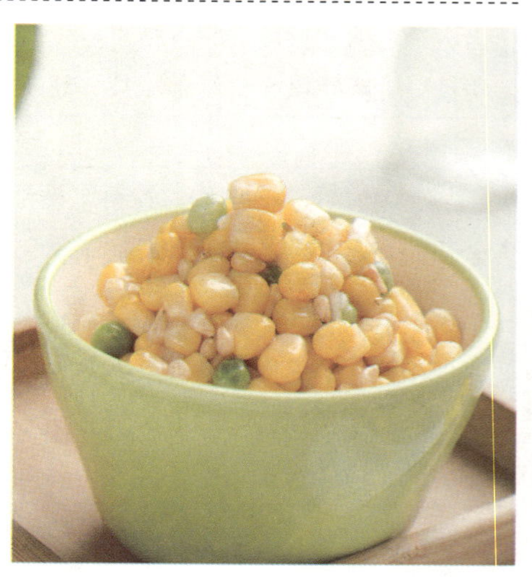

材料 罐装甜玉米粒200克，罐装甜豌豆30克，松子仁50克，葱花适量。

调料 白糖、盐、水淀粉各1小匙。

做法 ① 松子仁放入炒锅中，以小火焙至上色；打开罐装甜玉米粒和甜豌豆分别捞出，沥干水分。

②油锅烧热，爆香葱花，加入甜玉米粒和甜豌豆粒翻炒均匀，调入白糖、盐和水淀粉炒匀，撒入焙好的松子仁即可出锅。

荷花首乌肝片

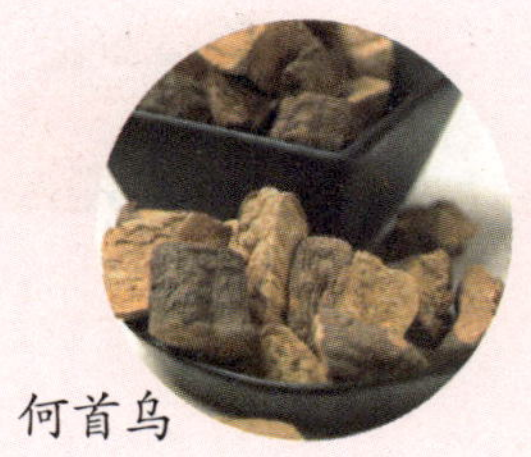
何首乌

配方：荷花2朵（约20克），制何首乌粉、小油菜、豆粉各20克，猪肝片200克，味精、葱、姜、蒜、盐各3克。

制法：把荷花洗净，切成3厘米宽的片；姜切片，葱切段，蒜切片备用；小油菜切段备用。将炒锅置大火上烧热，放油烧至六成热时，下入猪肝片（用制何首乌粉、豆粉抓匀）滑炒，随后放入葱段、姜片、蒜片、荷花片，再放入小油菜段，加盐和味精调味至熟即成。

用法：佐餐食用。

功效：此药膳有清心益肝、固精益肾的功效，立冬之后食用还可以增强食欲，改善消化不良。

黄精炖猪肉

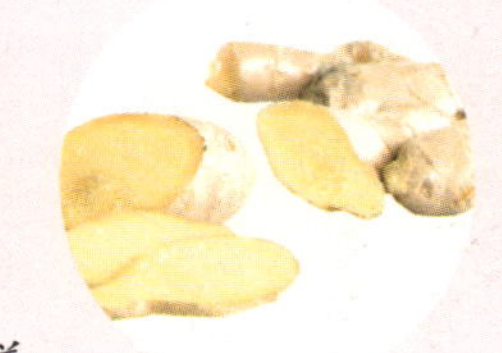
姜

配方：黄精块50克，猪瘦肉块200克，葱、姜、料酒、盐、味精各适量。

制法：将黄精和猪瘦肉块放入砂锅内，加水适量，放入葱、姜、盐、料酒，隔水炖熟，加入味精调味即可。

用法：佐餐食用。

功效：健脾胃，养肺阴，补中益气。

淮山黄连茶

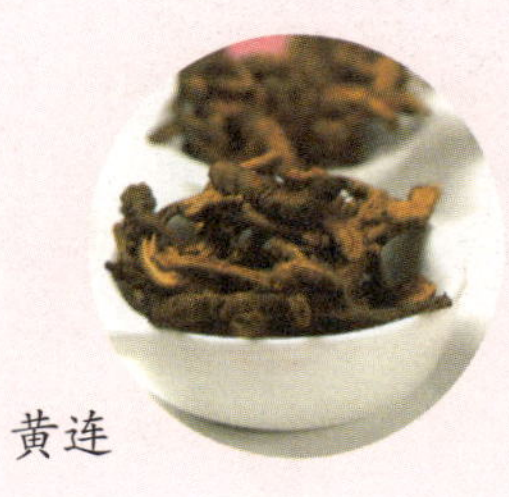
黄连

配方：淮山30克，黄连3克，甜叶菊适量。

制法：将淮山、黄连捣碎。将甜叶菊捣碎，与淮山碎、黄连碎共同放于杯中，用沸水冲泡，加盖闷20分钟即可。

用法：代茶饮，每日1剂。

功效：益气滋阴，补益五脏。

姜大枣桂圆蜜膏

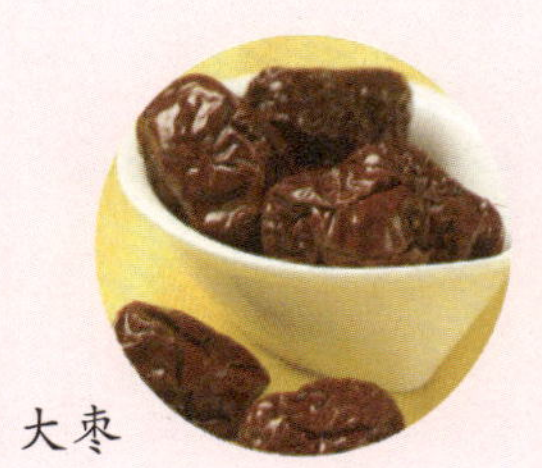
大枣

配方：桂圆肉、大枣各250克，生姜100克，蜂蜜适量。

制法：生姜洗净切碎，榨汁备用；大枣洗净蒸熟，去核取大枣肉；将大枣与桂圆肉混匀，放入锅中加水煮烂后，加入姜汁、蜂蜜调匀，冷后装瓶储存。

用法：每日早晚各服10克。

功效：桂圆肉、大枣均有补益心脾、益智宁心之功效。蜂蜜有增强脑力、改善心肌功能作用。三物相合能益心脾、增智力。

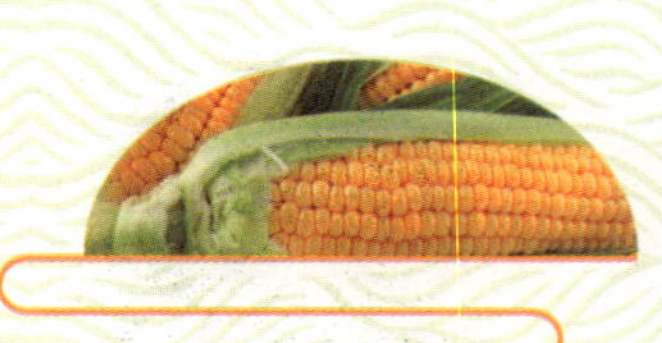

上火不仅和个人体质、自然环境有关，而且和性别、年龄也有一定关系。性别、年龄不同，其上火症状和原因也有所不同。例如，儿童属纯阳体质，阳气较旺，易上火；老年人则因阳气不足，身体机能较弱而易上火。本章详细介绍了男人、女人以及儿童、老年人各自上火的原因以及预防上火的一些方法技巧。

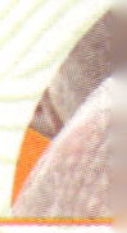

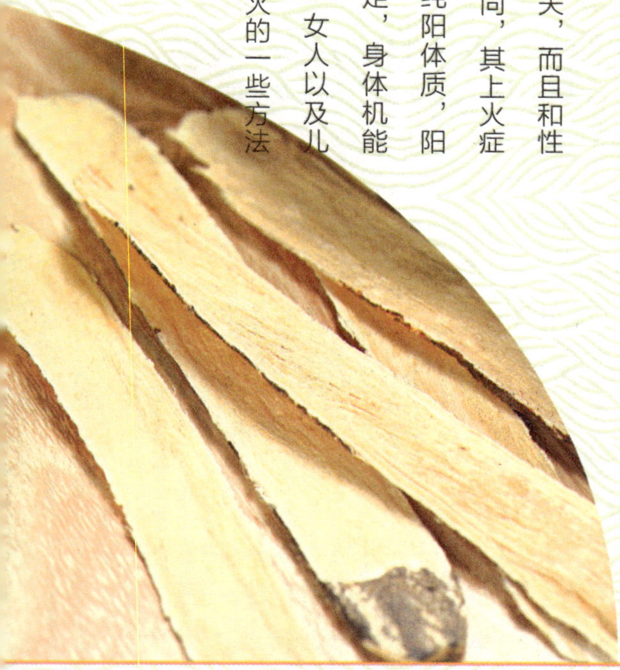

第四章

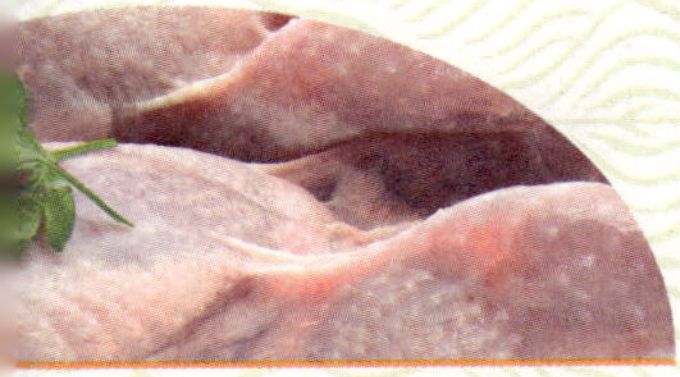

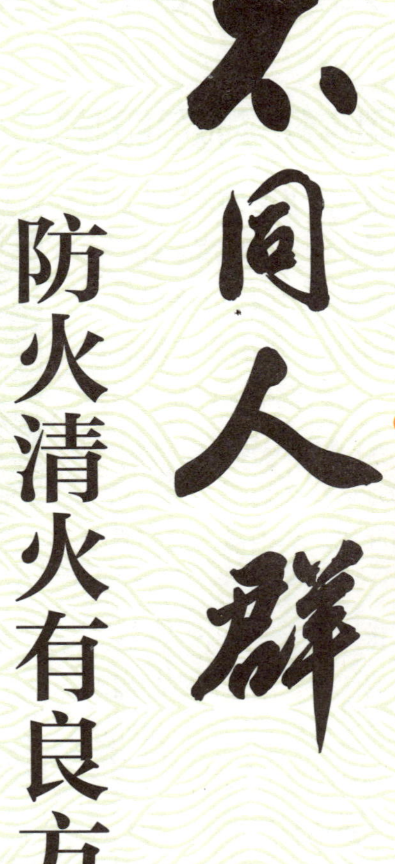

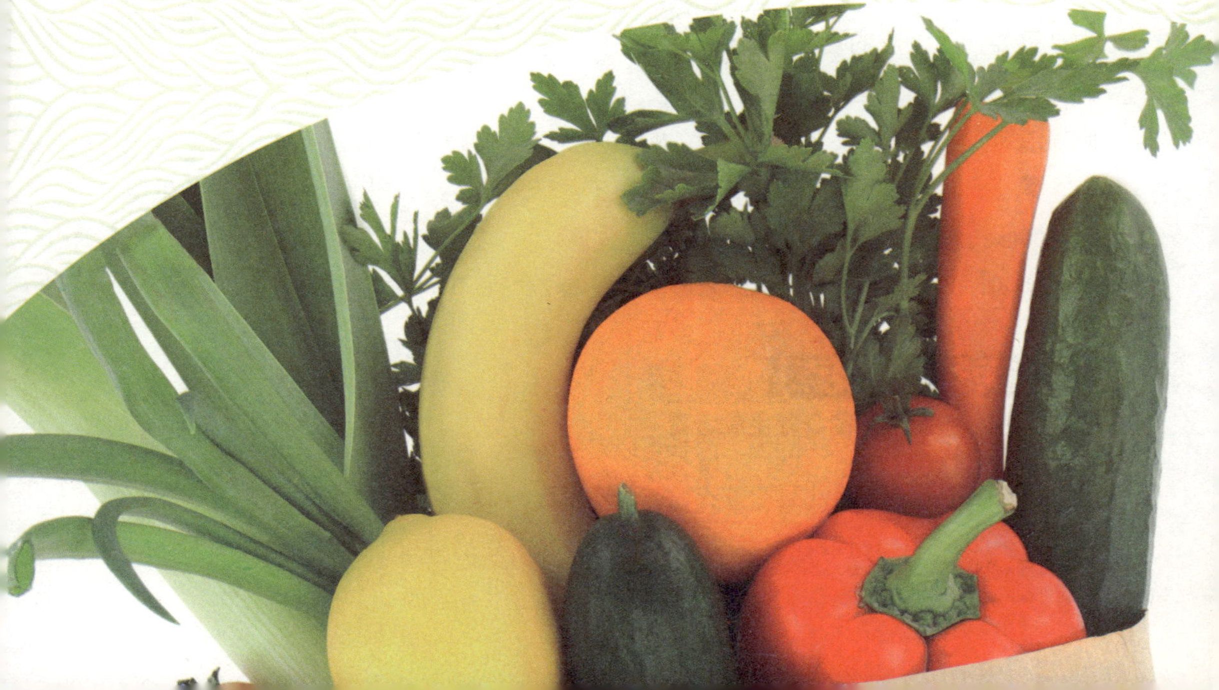

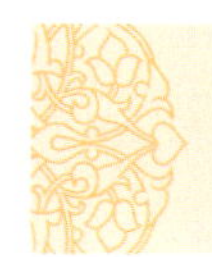

儿童阳气盛，远离上火有讲究

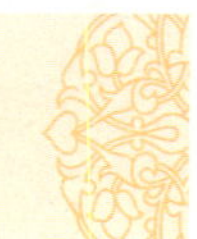

儿童易上火，找准原因才能对症下药

日常生活中，儿童的体温往往比成人要高一些，同样的温度条件下，儿童更耐冷。当然，我们也会发现，儿童更容易上火，易出现发热、咳嗽、咽喉肿痛、大便秘结等症，严重的会出现肺炎、心肌炎等症。

儿童为什么那么易“上火”呢？原因是多方面的，其中最主要的原因有四个。

第一，宝宝属于“纯阳之体”，体质本来就偏热，比成人更容易出现阳盛火旺的“上火”情况，这是儿童比成人更耐冷的原因。

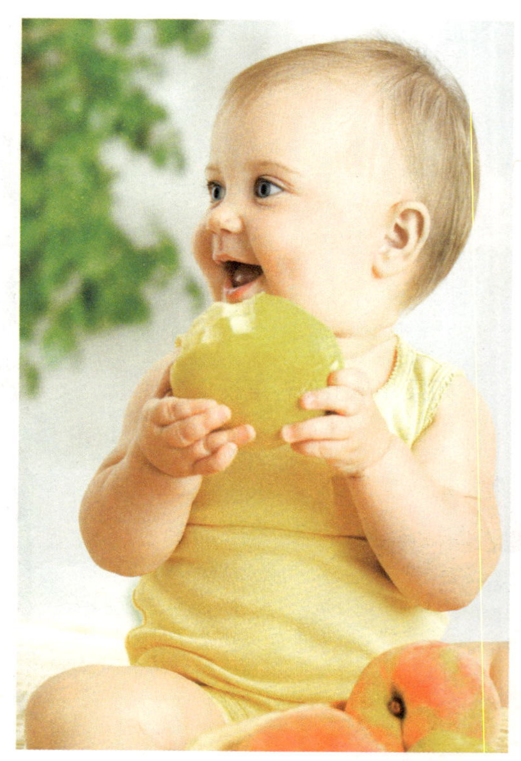

宝宝体质偏热，家长要注意在生活中预防宝宝上火。

第二，儿童的肠胃娇嫩，胃肠道功能尚未完善，容易出现胃肠积食、积热，引起上火。在儿童生长发育中，需要摄入大量的食物，以满足身体发育的需要，这些食物会给娇嫩的肠胃带来负担，久而久之胃火积存，儿童就会出现各种上火发热等症状。

第三，当天气干燥炎热时，宝宝由于不适应环境，往往出现烦恼情绪，不停哭闹，如此一来便易导致心火过盛，引起上火。

第四，儿童睡眠不足或睡眠质量不好，情绪焦躁，也会造成肝火上亢。

儿童降火调理要点

根据儿童上火的常见起因，家长可以对症施治。例如，儿童体质本身就热，所以，家长在根据天气给儿童增减衣物时应注意这一点，不能因为怕孩子感冒，一味地给孩子加衣服，这样反而会使其体内热气聚集，更易导致上火。天气炎热时，应及时给孩子减少衣物，注意防暑降温，保证孩子的睡眠，以防心火或肝火上亢。

儿童的消化系统并不完善，还很柔弱，其需要消化吸收的东西也多，对待儿童，尤其是婴幼儿宜采取按需不定时喂养的方式。

另外，家长在给儿童准备饮食的时候，一方面要保证营养的全面，另一方面要注意饮食的清淡，应给儿童多准备一些易消化吸收的食物。日常饮食应遵循“四少一多”的原则，即少糖、少盐、少酱油、少味精、多醋。

营养学家建议，2～6岁的幼童每天食盐不应超过2克，1周岁以前最好不为其提供含盐食物。容易上火的食物最好不要给孩子吃，如炒花生、薯条、辣椒等食物。上火容易出现在炎热和干燥的天气里，因此要注意给宝宝多补充水，或适量地喝一些蔬果汁及清热解毒的绿豆汤、红豆水等。给宝宝吃的食物中应避免辛辣刺激、热性的食物，如桂圆肉、葱、羊肉等。

为了避免儿童出现积食，家长应给宝宝适当吃一些促进消化的食物，如米粥、面汤、蔬果汁等。

如果儿童出现轻度积食的症状，家长可以通过中医按摩帮助缓解胃部不适。

◎按摩腹部。妈妈洗净双手后，快速把手搓热后覆盖在宝宝的腹部，并按顺时针方向轻轻按摩宝宝的腹部。按摩30次左右即可，力度要适当。

◎按压涌泉。给宝宝按揉脚底的涌泉，对改善积食有益，一般每天2次，每次30～50下。

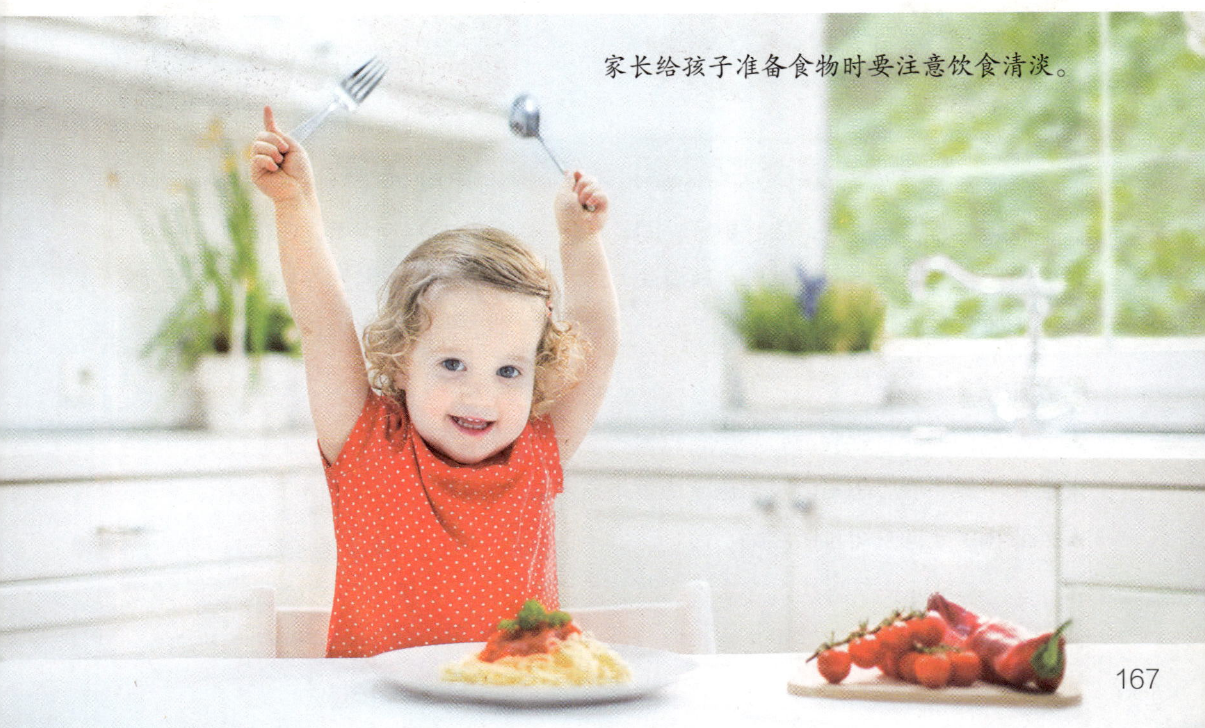

家长给孩子准备食物时要注意饮食清淡。

燕麦

活血补气，补益脾胃

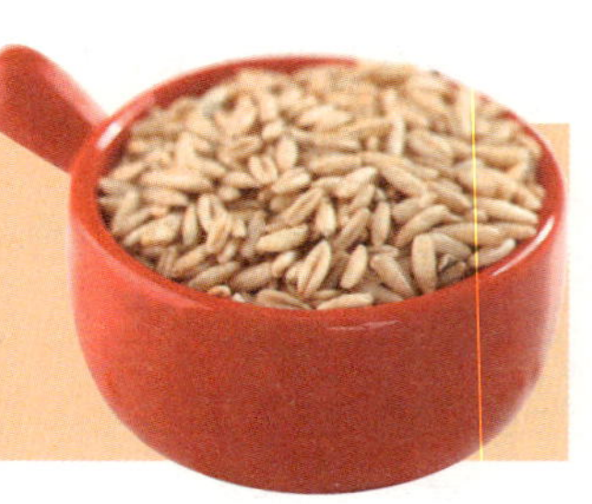

食材简介

燕麦性平，味甘，归肝、脾、胃经。燕麦是一种古老的粮食作物，中国燕麦的栽培，距今至少已有2000年的历史。我们的祖先自古就用燕麦入药。在美国《时代》杂志评出的十大健康食品中，燕麦名列第五。

推荐理由

儿童上火多由积食造成，而燕麦可促进胃肠蠕动，减少积食，预防上火。燕麦含蛋白质约15.6%，含有幼儿生长发育的8种必需氨基酸。燕麦中脂肪的含量超过了大米和面粉，小儿生长尤其需要的铁、锌等微量元素含量也特别丰富。燕麦中钙的含量也不少，对防止宝宝缺钙有一定的实际意义。

营养搭配

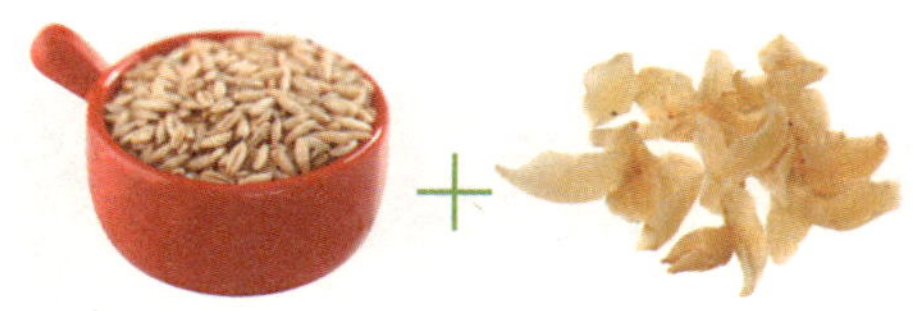

润肺止咳

煮燕麦时加入百合，口感更好；同时也因百合的加入，而使其具有解渴润燥的功效。

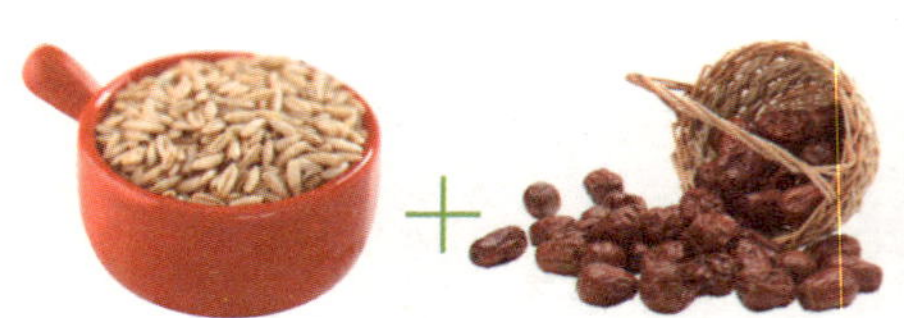

补血养血

燕麦中加入大枣，不仅口感香甜，而且大枣作为有名的滋补产品，可以发挥其补血养血的强大功效。

专家提醒

▲ 肥胖高脂血症、肥胖冠心病患者宜食。

▲ 消化不良、腹胀患者以及胃痉挛患者不宜多食。

▲ 燕麦和橙子同食可预防胆结石。

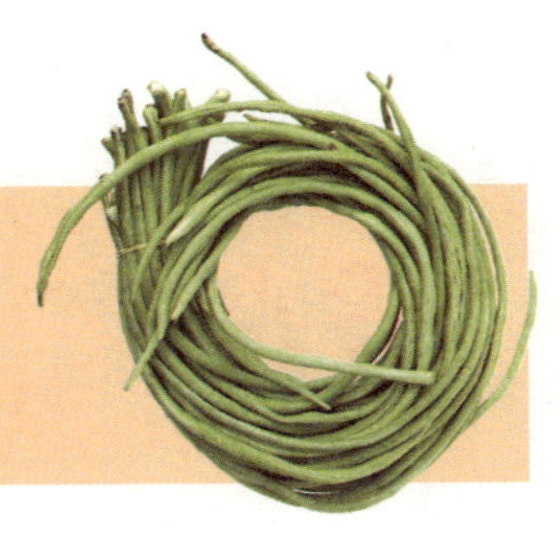

豇豆

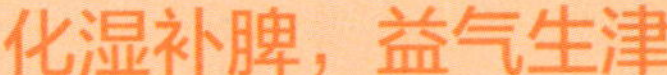

食材简介

豇豆别名角豆、带豆，性平，味甘，归脾、肾经。豇豆又称中国豆，分为长豇豆和饭豇豆两种。作蔬菜食用的豇豆品种很多，根据豆荚的皮色不同分为白皮豇、青皮豇、花皮豇、红皮豇等。豇豆一般作为蔬菜食用，既可热炒，又可汆烫后凉拌。

推荐理由

豇豆能提供易于消化吸收的优质蛋白质，适量的碳水化合物及多种维生素、微量元素等。豇豆所含B族维生素能维持消化腺的正常分泌和胃肠道蠕动，抑制胆碱酶的活性，可帮助消化，预防儿童因积食上火，很适合给孩子佐餐食用。

营养搭配

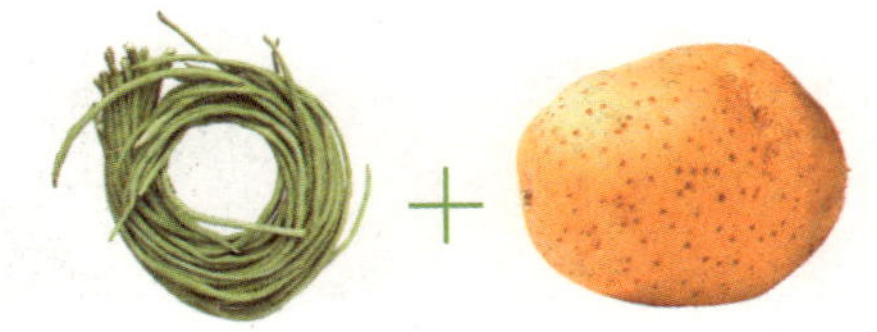

调理肠胃、止吐止泻

豇豆的营养成分可调理消化系统、减少胸膈胀满。豇豆配土豆有助于防止急性肠胃炎、腹泻等。

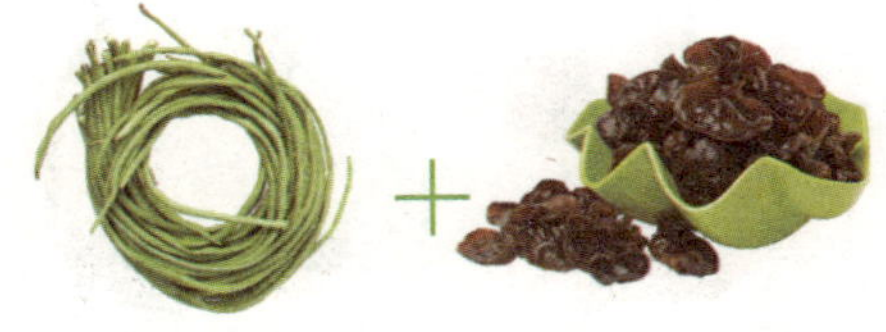

降“三高”

豇豆可健脾解渴、补肾止泻，黑木耳能益气养胃、凉血止血、降脂减肥，故二者同食对高血压、高脂血症、糖尿病均有改善作用。

专家提醒

孩子食用时，长豇豆每餐宜40克，饭豇豆每餐宜20克。

香菇

益胃和中，增进食欲

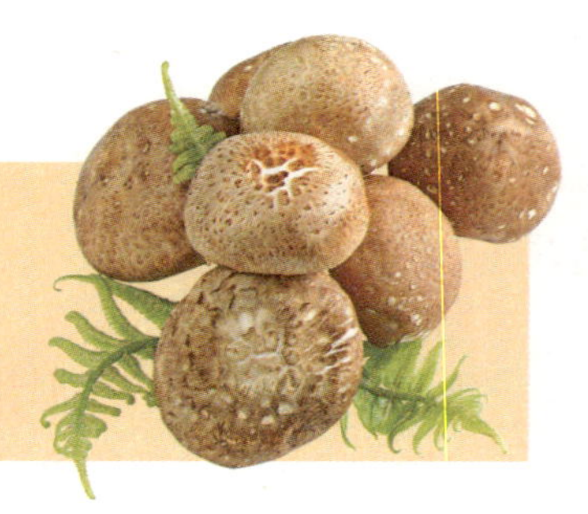

食材简介

香菇别名冬菰、菊花菇、花蕈，性平，味甘，归肝、胃经。香菇不仅味道鲜美，香气沁人，而且营养丰富，其营养位列草菇、平菇之上，为“山珍”之一。香菇具有高蛋白、低脂肪、多糖、富含多种氨基酸和维生素的营养特点。

推荐理由

香菇中除含有蛋白质、脂肪和碳水化合物三大营养素外，还有较丰富的氨基酸、维生素、矿物质及多种营养物质，而且香菇蛋白质中氨基酸多达18种，含人体必需的8种氨基酸中的7种，经常食用可提高孩子身体免疫功能，预防上火，特别适宜抵抗力差、易上火的孩子食用。

营养搭配

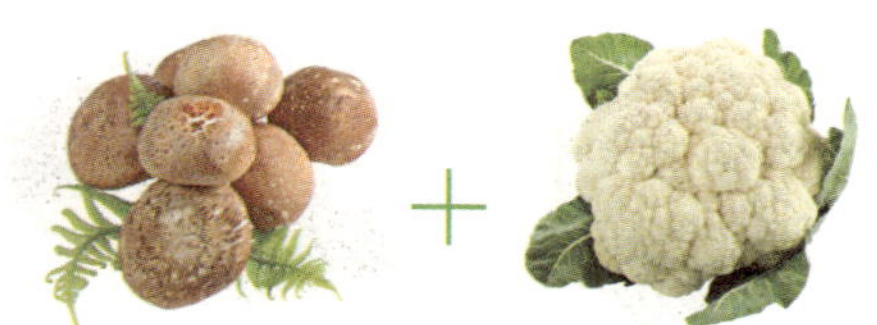

利肠胃、开胸膈、壮筋骨、降血脂

香菇营养丰富；菜花是较好的血管清理剂，能够阻止胆固醇氧化，防止血小板凝结成块。因此二者同食可利肠胃、开胸膈、壮筋骨，并有较强的降血脂作用。

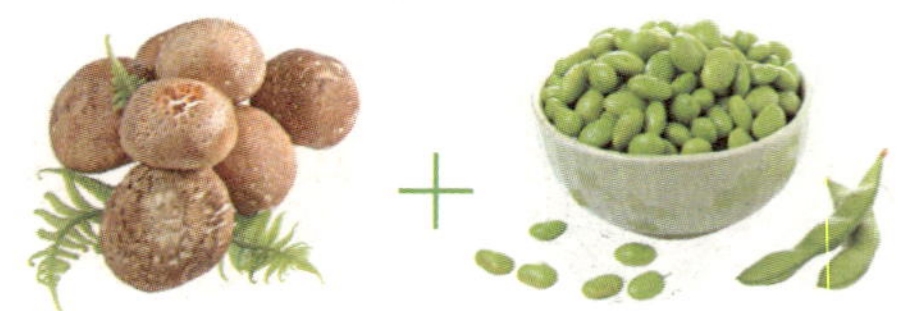

预防心血管疾病

香菇中含有三十多种酶，有抑制血液中胆固醇升高和降低血压的作用；毛豆可以提供丰富的B族维生素。故二者同时食用可预防心血管疾病。

专家提醒

▲ 香菇若菌盖表面色深黏滑、菌褶有褐斑则不宜食用。

▲ 无论是鲜品还是干品，都不适宜长时间浸泡在水中，以免营养成分大量损失。

莱菔子

消食除胀，降气化痰

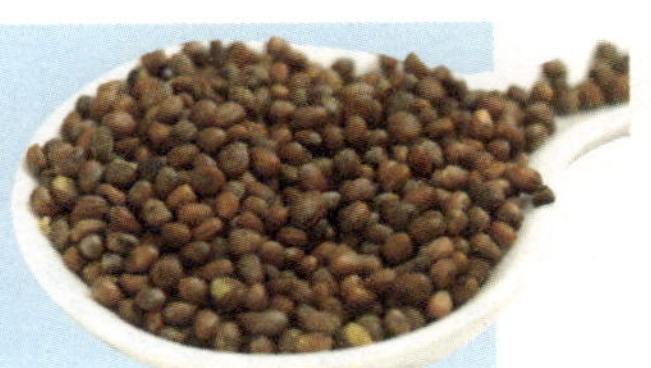

药材简介

莱菔子别名萝卜子、萝白子、菜头子等，性平，味辛、甘，归脾、胃、肺经。莱菔子为十字花科植物萝卜的成熟种子，全国均可种植。夏、秋间种子成熟时割取全株，晒干，搓出种子，除去杂质，再晒干。内服煎汤或入丸、散；外用研末调敷。

推荐理由

莱菔子具有消食除胀、降气化痰的功效，可用于饮食停滞、脘腹胀痛、大便秘结、积滞泻痢、痰壅喘咳等病症。莱菔子常与山楂配伍，因为这两种药物都是消食化积的良药，合用效果更佳，可减少儿童积食，预防上火。

专家提醒

▲无食积痰滞、中气虚弱者慎用。

▲服补药者忌用莱菔子。

▲痰多咳嗽、痰多色黄者不宜单味药服用。

方剂：

配方	莱菔子、枳实各10克，槟榔12克，醋适量。
制法	将前3味中药研成粉末状，加醋调匀。
用法	外敷于腹痛处。
功效	适用于小儿积滞引起的腹痛。

配方	莱菔子、山楂核、白芥子各等量。
制法	将上述中药加水煎煮，滤渣取汁。
用法	温服。
功效	适用于儿童消化不良。

鸡内金

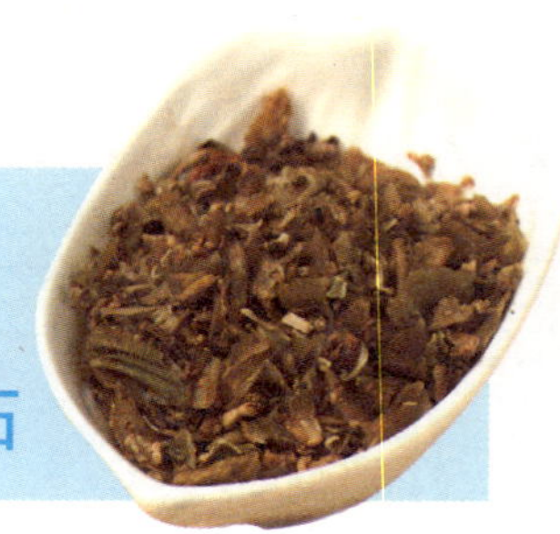

消食健胃，化坚消石

药材简介

鸡内金别名鸡肫皮、鸡黄皮，性平，味甘，归脾、胃、小肠、膀胱经。鸡内金是雉科动物家鸡的沙囊内壁。杀鸡后，取出鸡肫，立即取下内壁，洗净，晒干，生用；也可用中火炒至表层黄色或焦黄色，即为炒鸡内金。炮制方法不同，其功效也不同。

推荐理由

鸡内金有运脾消食、固精止遗、化坚消石的作用，对小儿积食上火有很好的防治作用。鸡内金就是鸡的胃内膜，因为皮韧又为金黄色，所以称为鸡内金。它能消食积、止遗尿、化结石，常用于消化不良、反胃呕吐。鸡内金能促进胃腺分泌，提高胃液的分泌量、酸度和消化力，促进胃部运动，加快排空速度。鸡内金与鳖甲二者合用可用于小儿疳积、腹胀及胁下痞硬。

专家提醒

鸡内金研末服用比水煎服用效果好。

方剂：

配方	鸡内金1个，生姜适量。
制法	鸡内金焙干研为细末；生姜煎汤。
用法	用生姜汤冲服，每日3次。
功效	适用于小儿食积、呕吐厌食。

配方	鸡内金10克，大枣10枚。
制法	锅中加清水入鸡内金煮至汁成，滤渣取汁后加大枣煮汤。
用法	温服。
功效	消食健脾，适用于小儿疳积。

麦芽

消食健胃，回乳消胀

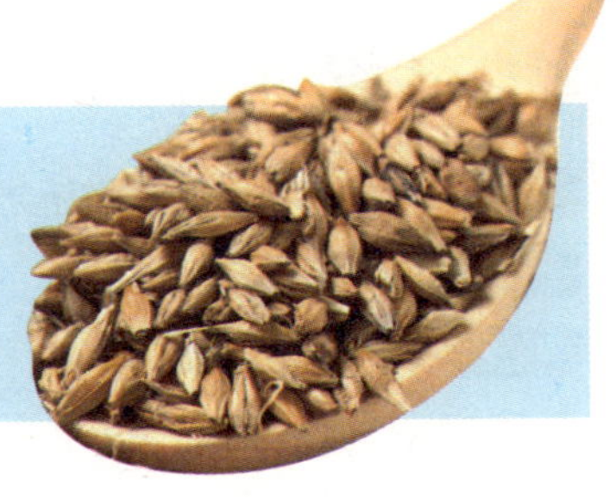

药材简介

麦芽别名大麦芽、大麦毛、草大麦，性温，味甘，归脾、胃经。麦芽为大麦的成熟果实经人工发芽干燥而成，一年四季均可制备。将成熟的大麦用水浸泡1日，捞出，经常洒水，直至发芽，晒干，即为生麦芽。麦芽按其炮制方法可分为生麦芽、炒麦芽、焦麦芽三种。其中炒麦芽是炒至棕黄色，焦麦芽是炒至焦褐色。炮制方法不同，功效主治就不相同。

推荐理由

麦芽具有回乳、通乳、健脾、开胃、行气消积的功能，能够帮助胃气上行而资脾健运，使浊气下降而除胀宽肠；也可以消导淀粉类饮食造成的肥胖，常与谷芽同用。将麦芽与粳米两者同食具有健脾开胃消食的功效，可用于小儿厌食、积食上火等症。

专家提醒

脾胃虚弱而无积滞者不宜单味长期服用。

方剂：

配方	麦芽、茭白笋各15克。
制法	将上述中药炒焦，加水煎煮，取汁。
用法	每日1剂，分2～3次服用。
功效	适用于儿童发热。

配方	麦芽、山楂各10克。
制法	将麦芽和山楂加沸水冲泡。
用法	代茶频饮，可常服。
功效	健胃消食、美容，适用于脾胃功能较弱、消化不良者。

推荐食谱和药膳方

燕麦玉米甜粥

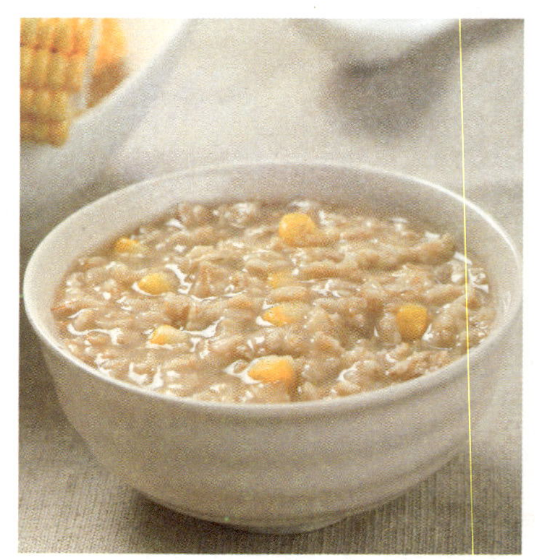

材料 燕麦片100克，甜玉米粒50克。

调料 白砂糖适量。

做法 ①将甜玉米粒洗净。

②锅中倒入清水大火煮开后，放入甜玉米粒，转小火，煮至八成熟。

③放入燕麦片继续煮5分钟，并且不停地搅拌，待锅中燕麦呈黏稠状，调入白砂糖即可。

燕麦南瓜粥

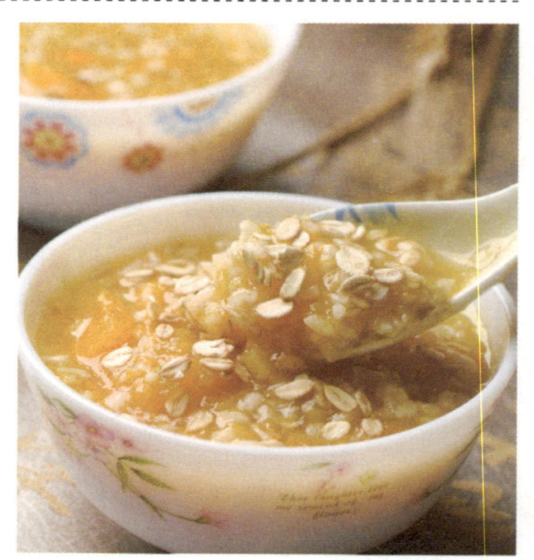

材料 燕麦、大米各50克，南瓜、葱花各适量。

调料 盐适量。

做法 ① 大米淘洗干净，浸泡30分钟；南瓜去皮、去瓤后洗净，切成小块。

②大米放入锅中，加入适量清水，大火煮沸后，转小火煮20分钟。放入南瓜块儿，小火煮15分钟，放入燕麦，熬煮10分钟，加盐，拌匀，熄火，撒上葱花即可。

燕麦红薯粥

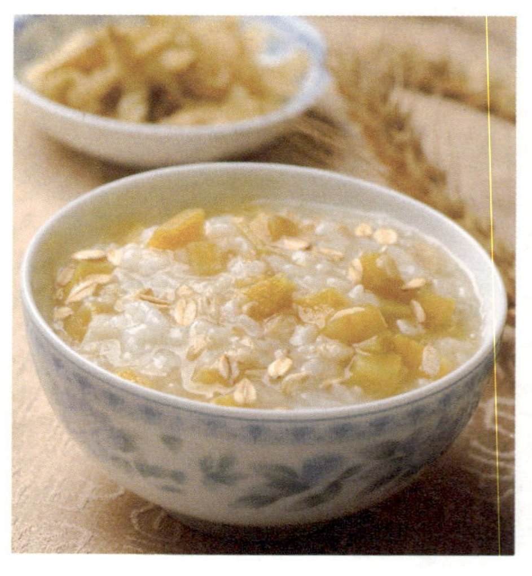

材料 燕麦各150克，大米、红薯各50克。

调料 蜂蜜适量，淡盐水少许。

做法 ① 红薯洗净，切丁，放在淡盐水中浸泡半小时左右；燕麦用水泡开备用。

②大米淘洗干净后放入砂锅，加适量清水，用大火煮沸。放入红薯丁，转小火熬煮至红薯熟烂、粥黏稠，放入燕麦，煮5分钟，关火，等粥温热后，加蜂蜜拌匀。

姜汁豇豆

材料 豇豆300克，姜1小块，蒜2瓣。

调料 盐、红油、生抽各适量。

做法 ①豇豆去头、尾，洗净，切长段；姜、蒜去皮，洗净，切末。

②豇豆段放入沸盐水中汆烫至七成熟，捞出，沥水，装入盘中。

③油锅烧热，放入蒜末、姜末炒香，调入盐、红油、生抽拌匀，做成调料，与豇豆拌匀即可。

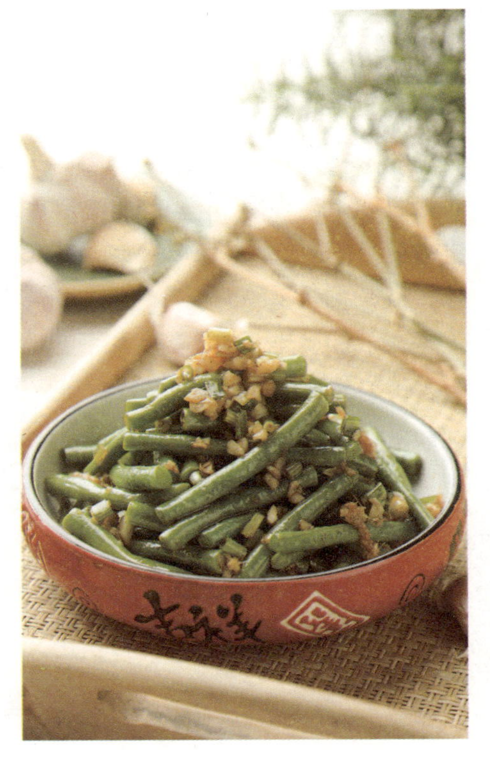

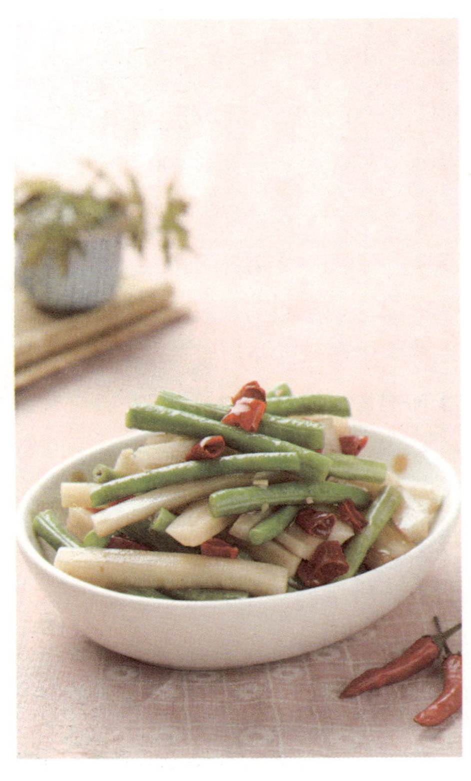

姜汁豇豆莲藕

材料 鲜豇豆、莲藕各100克，鲜姜适量，干辣椒圈少许。

调料 生抽、香油各1小匙，白砂糖、盐各半小匙。

做法 ①鲜豇豆洗净，切段；莲藕洗净，切条；将鲜姜洗净榨汁。

②炒锅内倒入适量油烧热，放入干辣椒圈炒香，倒入碗中，加所有调料和鲜姜汁拌匀，调制成酱汁。

③将豇豆段和莲藕条放入沸水中汆烫至熟，捞出，冲凉，装盘，浇上酱汁即可。

香菇炒生菜

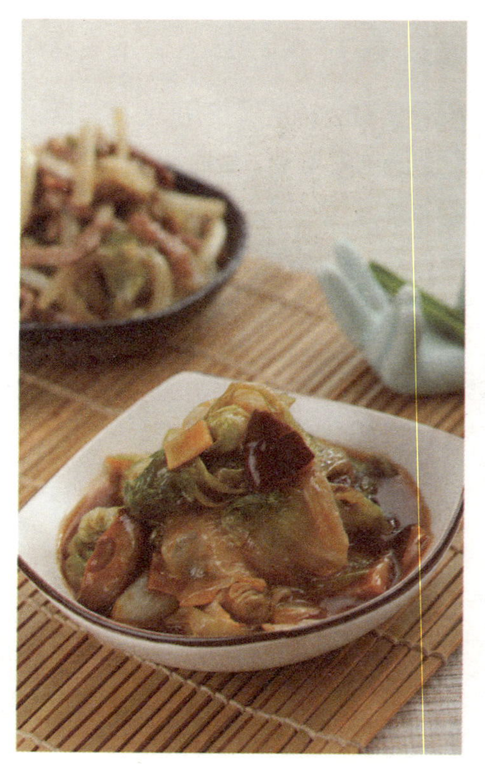

材料 香菇50克，生菜100克，姜片、葱花各少许。

调料 蚝油、鸡精、盐各适量。

做法 ①将香菇泡发后洗净，切小块；将生菜择洗干净。

②锅中放油烧热，放入姜片和葱花爆香，再下入香菇块翻炒约2分钟，调入盐炒匀。

③转大火，倒入生菜、蚝油、鸡精稍炒一下，装盘即可。

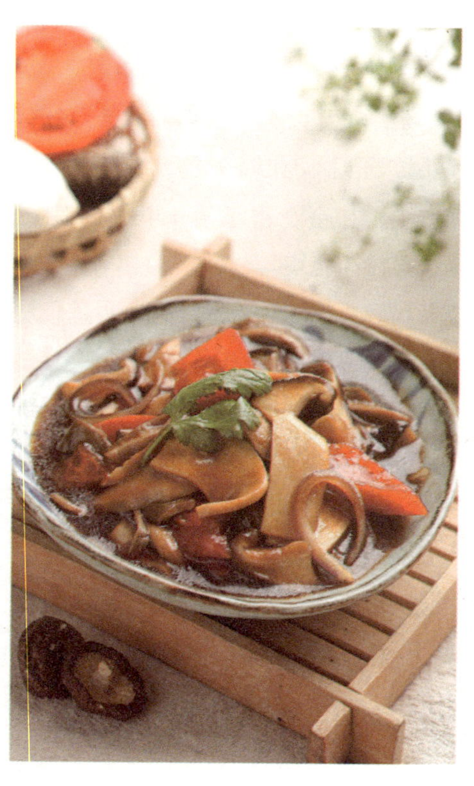

寿喜鲜菇

材料 鲜香菇、柳松菇、珍珠菇、杏鲍菇、袖珍菇、蘑菇共400克，西红柿1个，洋葱半个，葱3根，奶油少许。

调料 酱油、醪糟、白糖各1大匙。

做法 ①菇类切片；西红柿切瓣状；洋葱去皮切丝；葱切段，备用。

②所有调料混合均匀，备用。

③油锅烧热，放入奶油烧至融化，放入做法①的所有材料炒香，再放入做法②的调料煮熟即可。

鸡内金山楂粥

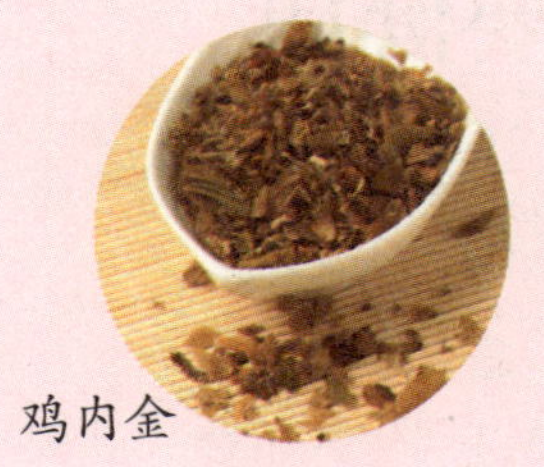
鸡内金

配方：鸡内金10克（研碎），茯苓、玄参、山楂各10克，粳米50克。

制法：将所有药材水煎，过滤取汁，与浸泡至软的粳米入砂锅中，小火煮30分钟。

用法：每日1次。

功效：健胃消食，增加食欲。

菠菜虾皮粥

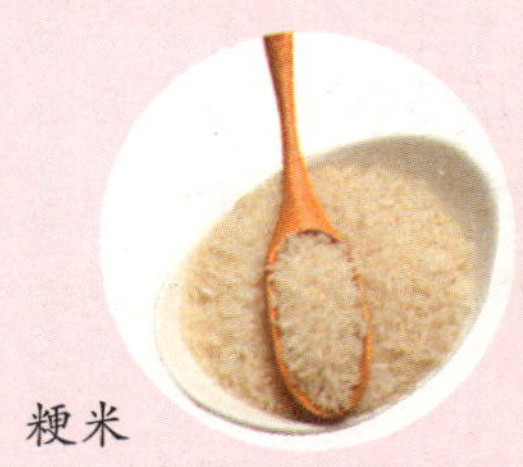
粳米

配方：菠菜200克，粳米100克，虾皮20克，盐适量。

制法：将菠菜择洗干净，入沸水稍微氽烫一下，捞出切碎；虾皮洗净。粳米淘洗干净，放入锅中，加入适量清水，以大火煮沸后，放入虾皮，转小火熬煮至待粥快煮熟时，加入菠菜，煮熟后加入盐调味，搅拌均匀即可。

用法：佐餐食用。

功效：适用于小儿便秘。

山楂糕鸡蛋方

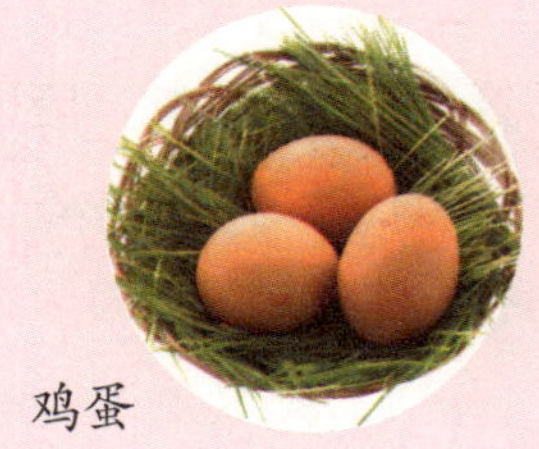
鸡蛋

配方：山楂糕100克，精细面粉、白砂糖各50克，鸡蛋1个。

制法：将鸡蛋打碎后不断地搅拌，然后加入面粉与白砂糖和匀。将搅拌后的鸡蛋调成糊状，匀摊于湿布之上，放入蒸笼里蒸，30分钟后取出。将山楂糕切成片状，摆在鸡蛋蒸糕上，随即卷起，用干净的布包扎紧，待凉后解去布包，切片即可食用。

用法：佐餐食用。

功效：适用于小儿厌食。

葱白陈皮茶

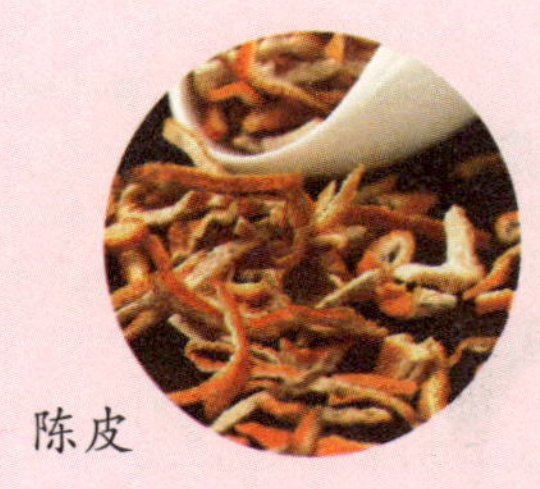
陈皮

配方：葱白、陈皮各30克，红糖或蜂蜜适量。

制法：葱白洗净，切成段；陈皮洗净备用。将上述茶材一起放入砂锅内以小火煎煮10分钟左右，滤渣取汁。最后用红糖或蜂蜜调味即可饮用。

用法：每日1剂，代茶温饮。

功效：在流感爆发时期或寒冷的冬季饮用此茶可起到抗病毒、预防流感的作用，还可增强儿童的抵抗力。

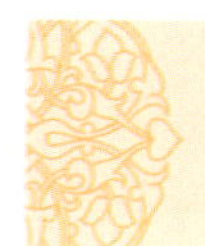

老年人要降火，生活习惯要健康

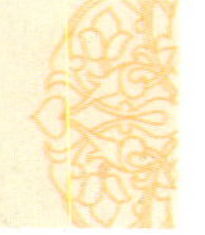

【科学饮食防上火】

老年人正气虚弱，阴液亏虚，加上体质下降，各种病邪容易侵入机体，病邪滞留体内，很容易出现“虚火”“实火”同来的“上火”现象。另外，老年人口味较差，为了更有滋味的进食，老年人往往会养成一些不良的饮食及生活习惯，他们会偏好油炸或辛辣的食物。因为老年人牙齿的咀嚼功能下降，肠道蠕动功能不好，消化功能弱，吃下这些不易消化的食物后，更易造成食物积滞于胃肠，从而化热化火，虚火内燥，出现眼睛红肿涩痛、喉咙肿痛、牙龈肿痛、口腔溃疡及舌尖糜烂等各种上火症状。

老年人上火容易，降火却不能急。在日常生活中，老年人要注意个人卫生，养成良好的生活习惯，减少各种感染。如经常洗手，不要用手揉擦眼睛；注意每天进行口腔清洁，坚持早晚刷牙、饭后漱口。在饮食方面要以清淡为主，老年人腺体分泌较少，体液缺乏，应多吃蔬菜、瓜果等含水分多的食物，少吃油炸、煎烤及熏制等不宜消化吸收的食物，对于姜、葱、辣椒、胡椒、大蒜、肉桂、丁香等辛辣的食物，老年人要少吃。容易便秘的老年人，要多吃燕麦、玉米等富含纤维的食物。腹式呼吸运动或腹部按摩有利于促进肠道蠕动，加快消化，老年人可在饭后做一些腹部按摩。如果出现严重便秘，可以短期服用一些蜂蜜水，或者在医生的指导下服用麻仁等润肠通便的中成药进行调节。

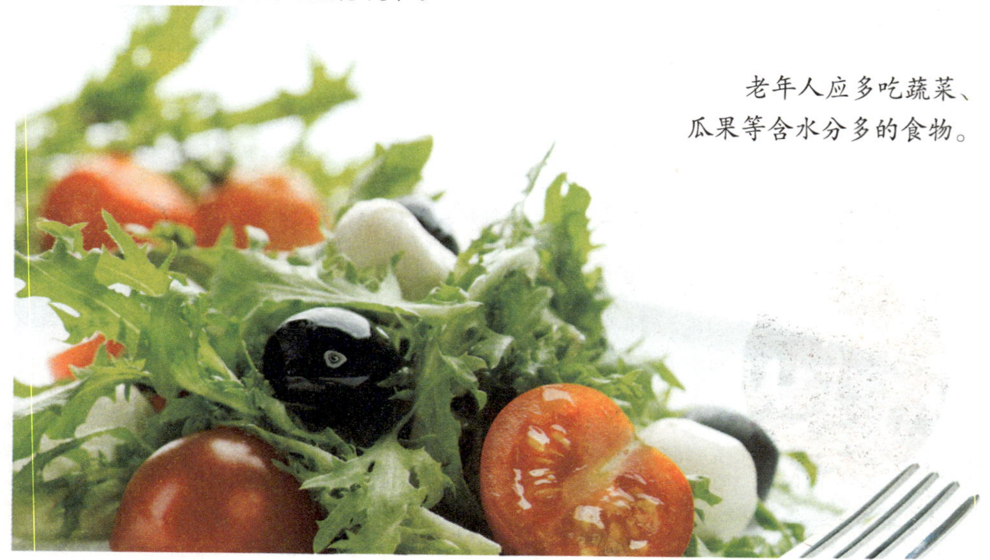

老年人应多吃蔬菜、瓜果等含水分多的食物。

老年健身操，增强体质

咽津养生法

咽津亦称“赤龙搅海”“胎食”，是古代一种强身健体的方法。古代养生家认为，咽津可以灌溉五脏六腑，滋润肢体肌肤；流通血脉神气，增强消化功能，延缓机体衰老。具体做法如下。

上身自然挺直，安然坐于凳上，两腿分开与肩同宽，两手轻放于大腿上，嘴唇微合，全身放松，摒除杂念；自然呼吸，轻闭双目，思想集中在口腔处；先用舌搅动口齿，一般是围绕上下牙齿运转，先左后右，先上后下，依次轻轻搅动各36次，用力要柔和自然；然后用舌尖顶住上腭部1～2分钟，促使腮腺、舌下腺分泌唾液，待口中唾液满时，鼓腮含漱36次；漱津后，将口中津液分3小口咽下，咽时意识由口腔转移到“丹田”。初练此功时津液不多，久练自增。此功清晨、午休、睡时都可做，多做效果更佳。

摩腹养生法

唐代名医孙思邈“常以手摩腹”作为养生之道；宋代诗人陆游也常作“摩腹功”，他们都是古代闻名的长寿者。现代医学证明，摩腹不仅可以调节胃肠道的蠕动功能，而且还能加强胃肠道的血液循环，防止胃肠消化功能失调。

具体做法如下。

1.以两手的食指、中指、无名指按剑突下（即心窝部），顺逆时针各按摩21圈（图①）。

2.三指由剑突向下顺摩，边摩边移，摩至耻骨联合处为止，往复21次（图②）。

3.由耻骨联合处向两边分摩而上，边摩边移，摩至剑突下为止（图③）。

4.以脐为中心，用右手掌向顺时针按摩21圈（图④），再以左手掌向顺时针按摩21圈。

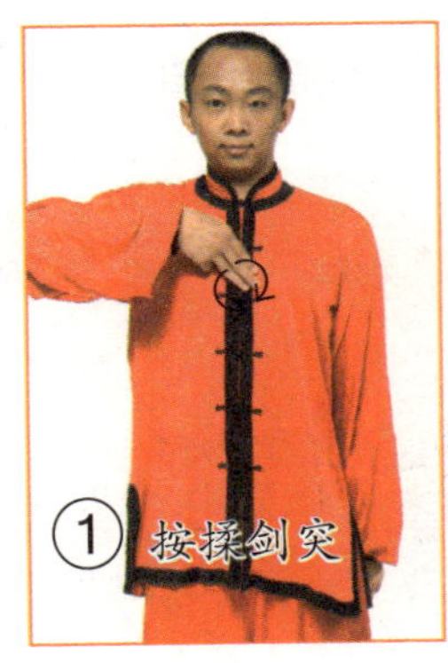
① 按揉剑突

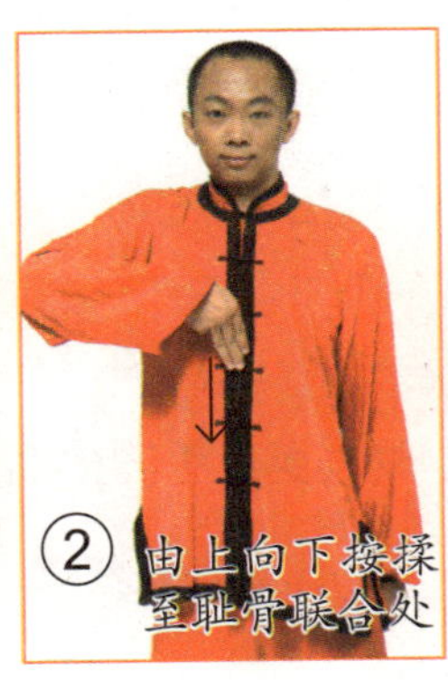
② 由上向下按揉至耻骨联合处

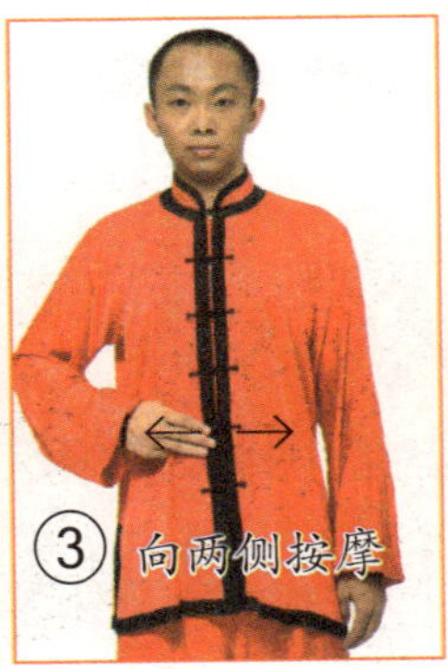
③ 向两侧按摩

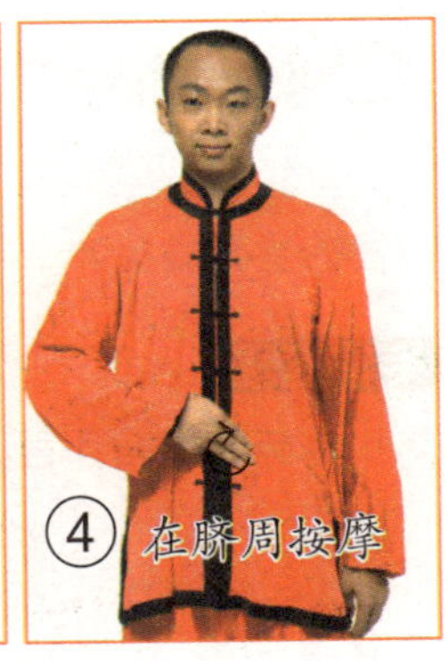
④ 在脐周按摩

西蓝花

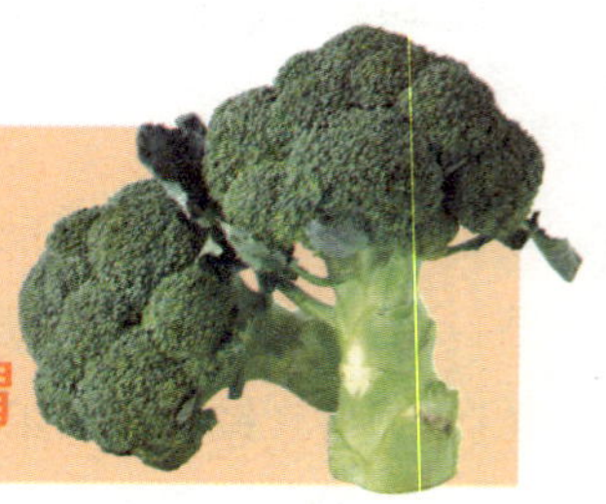

健脑壮骨，补脾和胃

食材简介

西蓝花别名花椰菜，为十字花科芸薹属一年生植物，性凉，味微苦，归肝经。西蓝花是一种高价值的天然食材。西蓝花是甘蓝的一个变种，这种菜的心部为球形花蕾，质地脆嫩、色泽鲜绿、味甜美、易消化，为蔬菜中的珍品。

推荐理由

西蓝花具有补肾填精、健脑壮骨、清肝的作用，常食可增强体质，预防肝火。西蓝花中含有的异硫氰酸盐可激活机体免疫细胞的许多抗氧化基因和酶，使免疫细胞免受自由基损伤。老年人多吃西蓝花，可提高免疫力，减少细菌和病毒感染。用西蓝花煎汤服用具有清热解渴、利尿通便的功效。

营养搭配

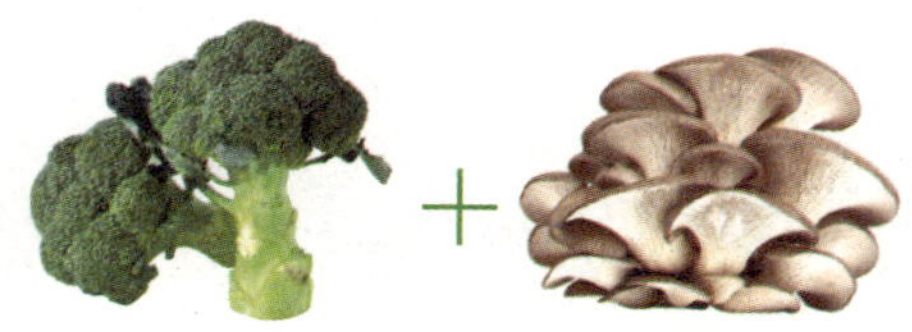

改善身体虚弱状况

平菇含有多种营养成分及菌糖、甘露醇糖、激素等，具有改善人体新陈代谢、增强体质、调节植物神经功能等作用。平菇与西蓝花搭配食用，可作为体弱者的营养食品。

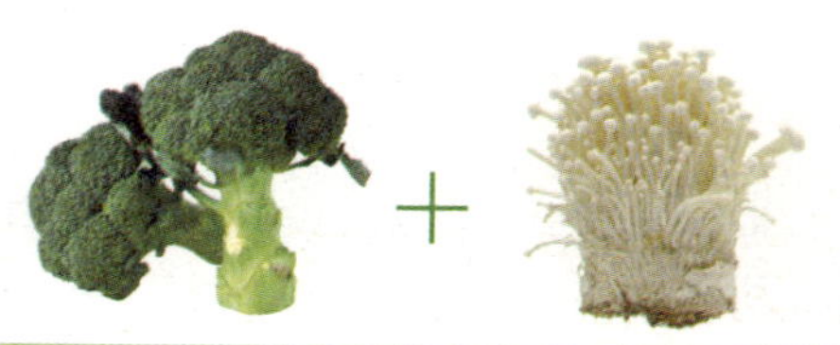

增强免疫力、预防感冒

常吃西蓝花能增强肝的解毒能力，并能提高机体免疫力，可预防感冒和维生素C缺乏症的发生。同金针菇搭配食用，效果更明显。

专家提醒

老年人在食用西蓝花时注意细嚼慢咽，这样更有利于吸收西蓝花的营养成分。

南瓜

补益肝肾，降糖止渴

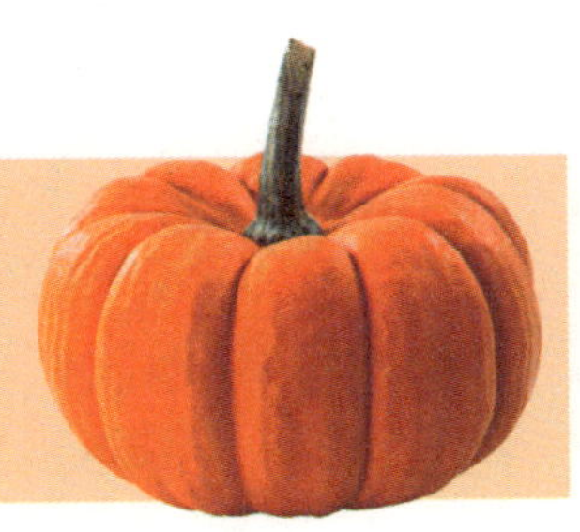

食材简介

南瓜别名倭瓜、番瓜、麦瓜、饭瓜，性温，味甘，归脾、胃经。在我国，南瓜既当菜又代粮，很受欢迎。南瓜营养丰富，不但可以充饥，而且还有一定的食疗价值。

推荐理由

南瓜具有补益肝肾的作用，在温补肾阴的同时也可清降肾火。南瓜含有丰富的钴，钴能活跃人体的新陈代谢，促进造血功能，并参与人体内维生素B_{12}的合成，是人体合成胰岛素细胞所必需的微量元素，对缓解糖尿病、降低血糖有特殊的疗效。南瓜还含有维生素和果胶，而果胶有很好的吸附性，能黏结和减少体内细菌毒素和其他有害物质，从而起到解毒作用，对于季节性便秘也有改善作用。

营养搭配

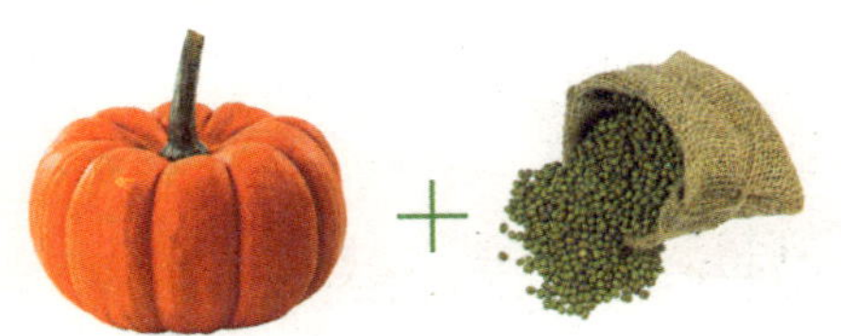

降糖生津

南瓜可补中益气；并且富含维生素，是一种高纤维食品，能降低血糖。绿豆有清热解毒、生津止渴的作用，与南瓜同食有很好的保健作用。

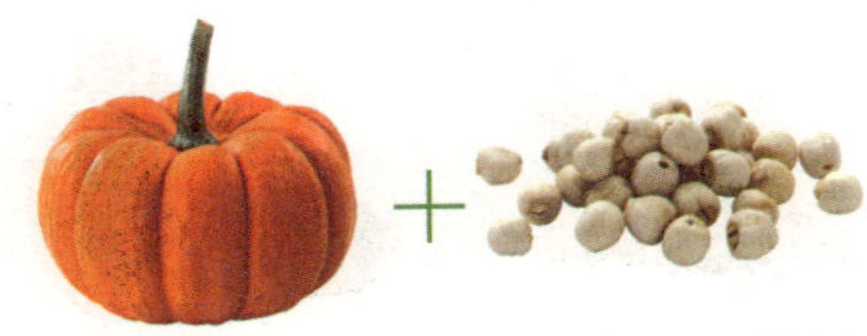

抗“三高”及慢性病

南瓜如果与莲子搭配同食，可增强人体机能，对糖尿病、冠心病、高血压、高脂血症、肥胖症及便秘患者均有一定辅助食疗功效。

专家提醒

▲中老年便秘、胃黏膜溃疡患者以及糖尿病、动脉粥样硬化患者宜食。

▲黄疸以及气滞湿阻、下痢胀满、产后痧痘者慎食。

▲南瓜中含较多的糖分，胃热、气滞湿热内蕴以及糖尿病患者不宜多食，以免引发腹胀。

玉米

开胃健脾，除湿利尿

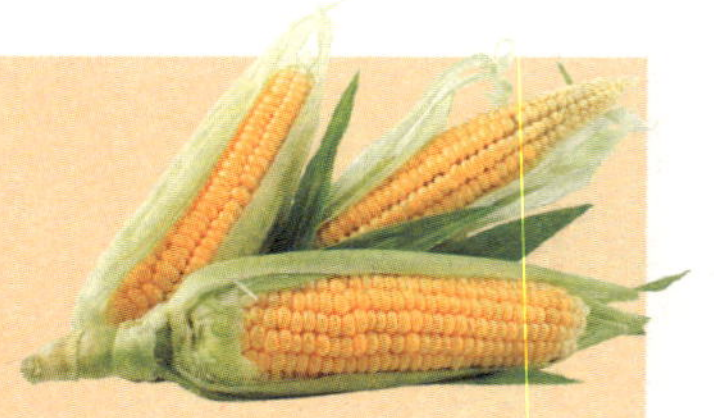

食材简介

玉米别名苞谷、棒子、玉蜀黍，性平，味甘，归胃、肾经。玉米是粗粮中的保健佳品，它是全世界公认的“黄金作物”。

推荐理由

玉米中亚油酸的含量高达60%以上，它和玉米胚芽中的维生素E协同作用，可降低血液中的胆固醇浓度并防止其沉积于血管壁。因此，玉米对冠心病、动脉粥样硬化、高脂血症及高血压等都有一定的预防和辅助治疗作用。另外，玉米中的维生素B_6、烟酸等成分具有刺激胃肠蠕动，加速粪便排泄的特性，可起到预防便秘作用，也可预防胃火上亢。

营养搭配

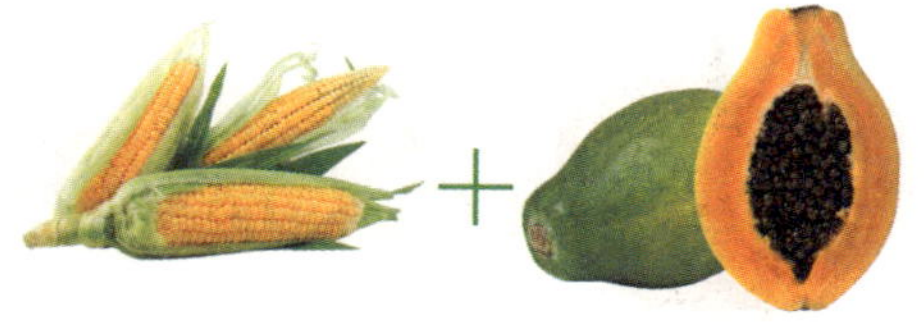

降血糖、强心脉

木瓜能帮助消化及清理肠胃，可以防衰老和降血压，与玉米同食可改善慢性肾炎和冠心病，对糖尿病也有一定的疗效。

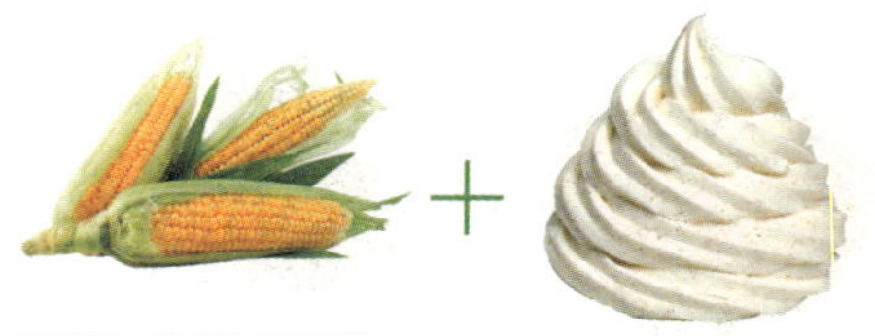

健脑护脑、通便润肠

玉米开胃、健脾、除湿、利尿，与奶油搭配食用，含有丰富的蛋白质和脂肪，有强身、健脑和通便等功效。

专家提醒

▲ 脾胃气虚、气血不足、营养不良患者以及脂肪肝患者宜食。

▲ 皮肤病以及遗尿患者不宜多食。

▲ 吃玉米时一定要把玉米粒中含大量维生素E和不饱和脂肪酸的胚尖全部吃进去。

红薯

健脾开胃，补虚强肾

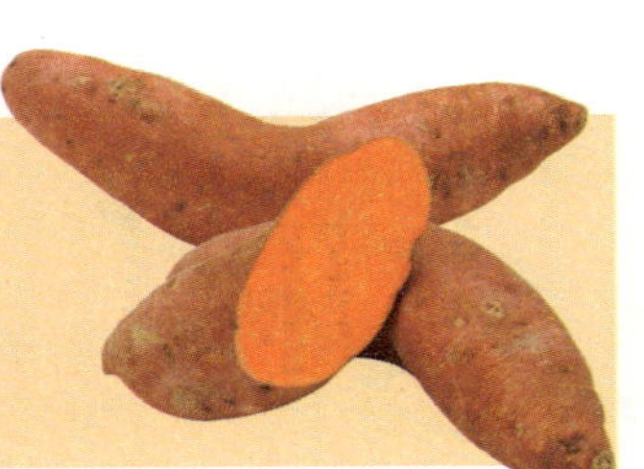

食材简介

红薯别名甘薯、金薯、地瓜、番薯，性平，味甘，归脾、胃、大肠经。《本草纲目》中记载红薯“补虚乏、益气力、健脾胃、强肾阴”，常食红薯可使人“耳目聪明，耐饥延年”。

推荐理由

由于红薯属碱性食物，有利于维护血液的酸碱平衡，增强人体免疫力，预防上火。红薯中含有大量黏液蛋白、黏多糖等，它们能保持人体心血管壁的弹性，防止动脉粥样硬化的发生，还能保持呼吸道、消化道、关节腔的润滑。我国广西有两个长寿之乡，居民也常以红薯作为主食。可见长期食用红薯不仅不会对身体不利反而让身体更好，是一种营养健康又不上火的食物。

营养搭配

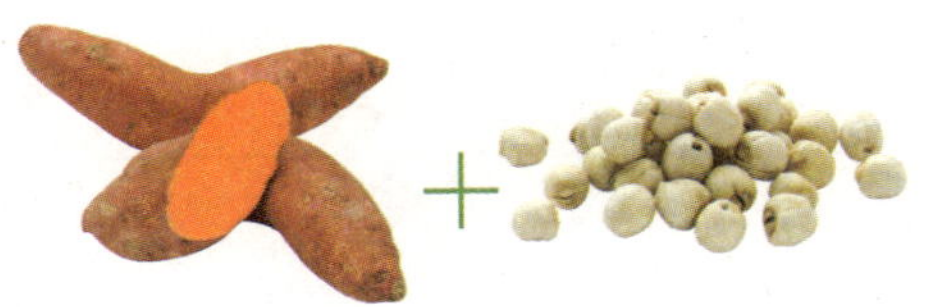

缓解便秘、美容养颜

红薯、莲子做成粥，适宜于大便干燥、习惯性便秘等患者食用，同时还具有一定的美容功效。

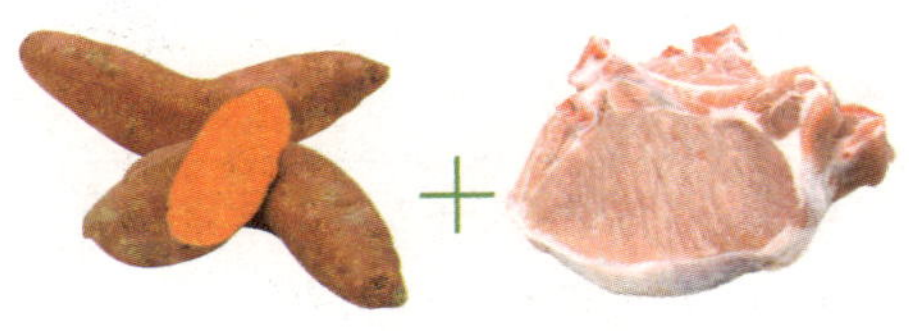

降低胆固醇

红薯含有丰富的糖质、维生素和矿物质、膳食纤维等；猪肉营养丰富，与红薯搭配食用能促进营养物质的吸收，并有降低胆固醇的作用。

专家提醒

一次大量食用红薯后会产生泛酸症状，尤其是生吃的时候，所以红薯不宜生吃，宜熟食，且一次不宜食用过多。

火麻仁

润肠通便，润燥生发

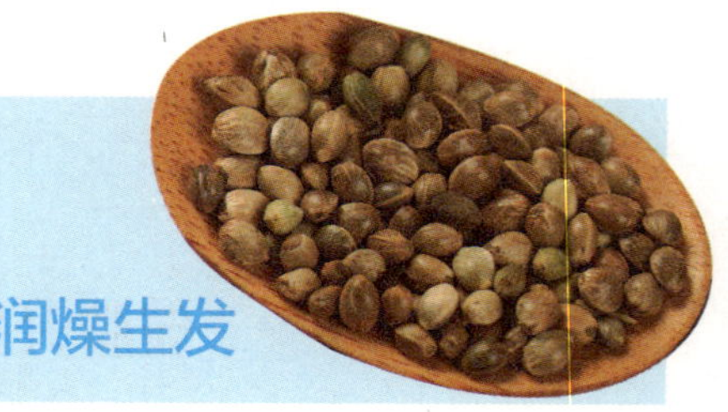

药材简介

火麻仁别名火麻、大麻仁、线麻子。性平，味甘，归脾、胃、大肠经。火麻仁属于桑科一年生草本植物大麻的成熟种子，一般秋季果实成熟时割取全株，打下种子，晒干。内用多煎汤或者入丸、散；外用多捣敷或榨油外涂。

推荐理由

火麻仁具有润燥滑肠通便的功效，对预防胃火有一定功效，可用于老年人的肠燥便秘、产妇、体弱者以及血虚头发脱落不生者。火麻仁和当归两者配伍，可加强润燥滑肠的作用，多用于热病津枯、老年津血亏乏、血虚便秘等。与降气润燥的苦杏仁同用，效果更好。

专家提醒

▲火麻仁畏牡蛎、白薇，恶茯苓。

▲脾胃虚弱之便溏者、孕妇以及肾虚阳痿、遗精者忌用。

方剂：

配方	火麻仁3～5克，蜂蜜适量。
制法	火麻仁入锅中炒香，取出凉凉后研成粉末。
用法	温开水冲服，加蜂蜜调味，每日1次，每次1剂。
功效	润肠通便。

配方	火麻仁、北沙参、麦门冬、紫菀、杏仁、瓜蒌仁各12克，制何首乌、肉苁蓉各20克，枳壳、厚朴、生大黄（后下）各10克。
制法	将上述中药以水煎煮，取药汁。
用法	每日1剂，分2次服用。
功效	生津润肠、升清降浊，用于肠津失润、腑气燥结、浊气不降致清阳不升之胃缓症。

大黄

清热泻火，凉血解毒

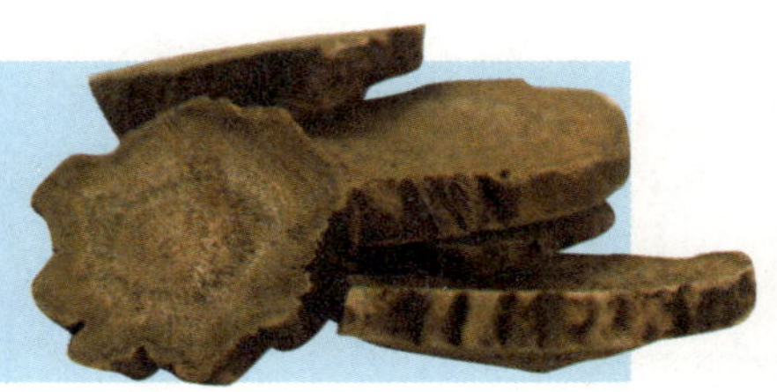

药材简介

大黄别名黄良、火参，性寒，味苦，归脾、胃、肝、心包、大肠经。大黄属于蓼科植物，掌叶大黄、唐古特大黄主产于青海、甘肃等地，药用大黄主产于四川。掌叶大黄、唐古特大黄或药用大黄的干燥根和根茎均可作为中药材使用。一般秋末茎叶枯萎或次春发芽前采挖，风干、烘干或晒干。

推荐理由

大黄具有清热泻火、凉血解毒、逐瘀通经的功效，可用于大便燥结、热结便秘等属实证者；或火热上炎引起的目赤、咽喉肿痛、牙龈肿痛以及血热妄行引起的吐血、咯血等症；外敷用于热毒疮疖及烧烫伤。大黄是泻下药，清热去火，便秘牙痛者可搭配绿茶饮用，能起到很好的泻火、通便、祛脂、消积作用，此茶适用于高脂血症及肥胖症，还可延缓衰老。

专家提醒

大黄入煎剂应后下，或用沸水泡服，否则会减弱药效。

方剂：

配方	大黄10克，黄连、黄芩各5克。
制法	将以上中药用水煎煮，滤渣取汁。
用法	每日1剂，顿服数日。
功效	清热除湿，适用于湿热蕴盛型急性湿疹。

配方	大黄10克，生地黄12克，黄连、当归各9克，丹皮、升麻各6克。
制法	将上述中药以水煎煮，取药汁。
用法	每日1剂，分2次服用。
功效	清泄胃热，用于胃热炽盛所致的鼻部不适。

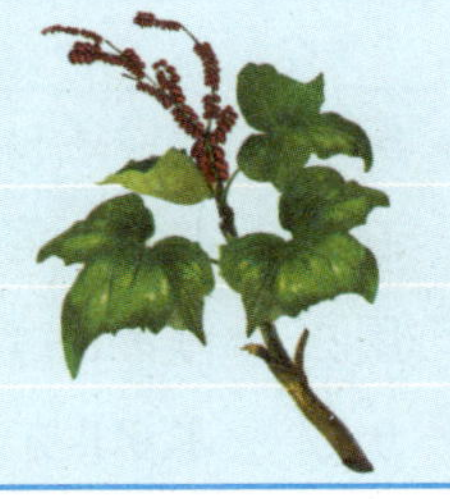

穿心莲

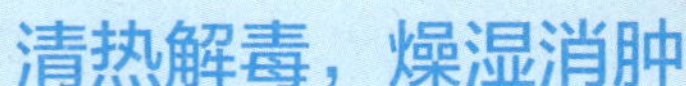

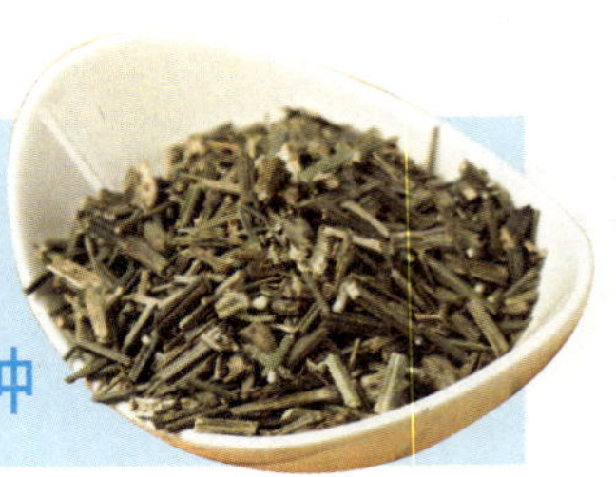

药材简介

穿心莲别名一见喜、斩蛇剑、金香草、苦草、榄核莲，性寒，味苦，归肺、心、大肠、膀胱经。穿心莲原产于热带地区，20世纪50年代在广东、福建引种栽培，现主产于华南、华东及西南等地，属于爵床科一年生草本植物。药用部位为穿心莲的地上部分，一般在秋初刚开花时采收，切段，晒干，生用，也可鲜用。目前，临床上多用穿心莲片剂、丸剂、散剂或针剂。研究发现，穿心莲中主要含有穿心莲内酯、去氧穿心莲内酯、穿心莲苷等成分。

推荐理由

穿心莲有清热解毒、燥湿消肿的功效，肺热、肺火皆可用，常用于外感风热、温病初起、肺热咳嗽、咽喉肿痛等症，还可用于湿热泻痢、湿疹瘙痒、小便热淋涩痛、痈肿疮毒、蛇虫咬伤等症。

专家提醒

▲ 脾胃虚寒者不宜用。

▲ 穿心莲不可多服久服，易伤人体胃气。

方剂：

配方	穿心莲10～12克，蜂蜜适量。
制法	将穿心莲研成粉末状，加蜂蜜调匀。
用法	开水送服。
功效	适用于口腔炎。

配方	穿心莲30克。
制法	将穿心莲研末。
用法	每次1～1.5克，温开水冲服。
功效	本方具有清热解毒的功效，适用于流感，症见发热、咽喉肿痛、咳嗽咳痰。

推荐食谱和药膳方

玉米肉末粥

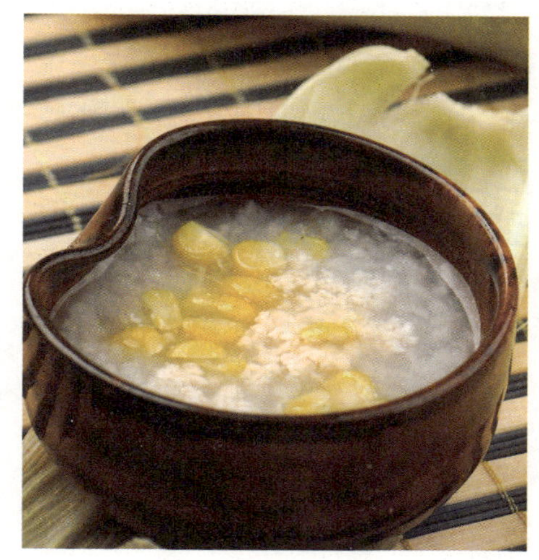

材料 大米100克，玉米50克，猪肉30克。

调料 盐适量。

做法 ①将猪肉冲洗，并将整块置于水中煮烂，取出后剁烂成末。

②大米和玉米洗干净后，放入锅中加适量水煮，待黏稠后加入猪肉末，再煮片刻，最后撒入盐调味即可。

山楂玉米

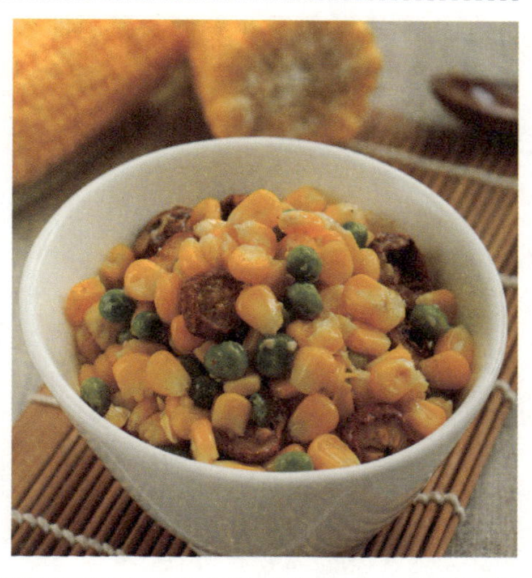

材料 山楂60克，鲜玉米500克，豌豆50克，蒜末少许。

调料 盐、味精各适量。

做法 ①将山楂去核洗净，切成小块；玉米洗净，取粒；豌豆洗净，沥干。

②锅内放油烧热，下蒜末爆香，加入山楂块、玉米粒、豌豆翻炒至将熟时，放入盐、味精调味，出锅装碗即可。

玉米炒蛋

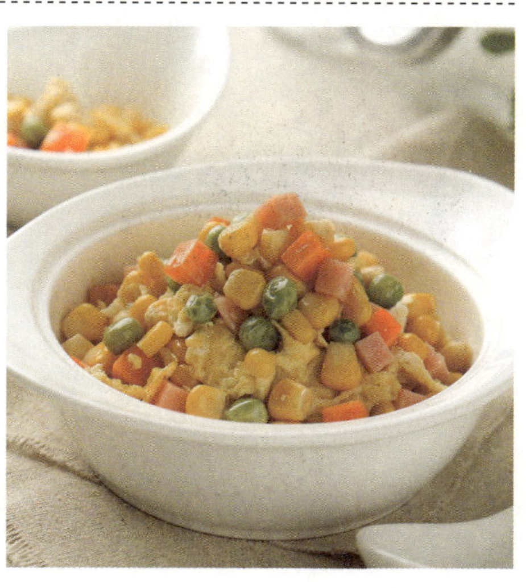

材料 玉米粒150克，鸡蛋2个，火腿、青豆、胡萝卜各适量。

调料 盐适量，水淀粉1小匙。

做法 ①玉米粒、青豆洗净；胡萝卜洗净去皮，切丁；火腿切丁；鸡蛋打散，加盐和水淀粉调匀。

②油锅烧热，倒入蛋液，炒散成小块蛋花，放入玉米粒、胡萝卜丁、青豆和火腿丁炒至断生，加盐调味，翻炒均匀即可。

南瓜煲猪腱

材料 南瓜900克，猪腱600克，南杏、北杏各40克，蜜枣10颗，姜2片。

调料 盐适量。

做法 ① 猪腱切小块，放入沸水中汆烫约3分钟，捞出，洗净，沥干备用。

② 南瓜洗净，去皮，切块；南杏、北杏及蜜枣洗净，备用。

③ 煲锅中倒入3500毫升水煮开，加入除南瓜之外的所有材料，以中火煲1小时。

④ 加入南瓜继续煲40分钟，最后加入盐调味即可。

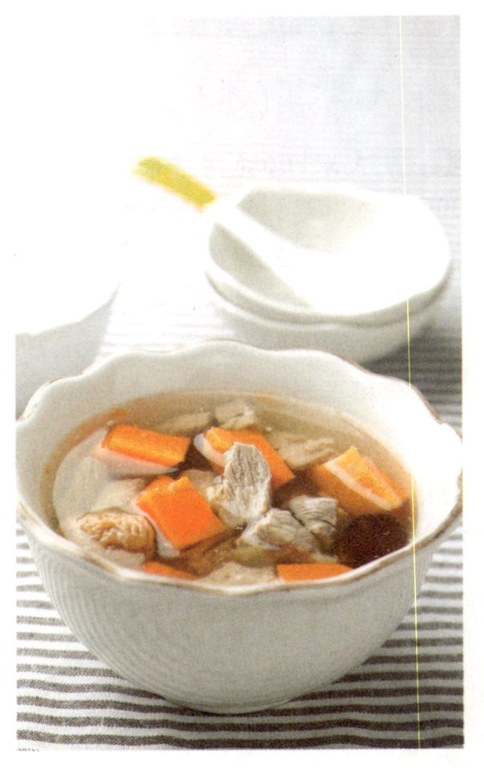

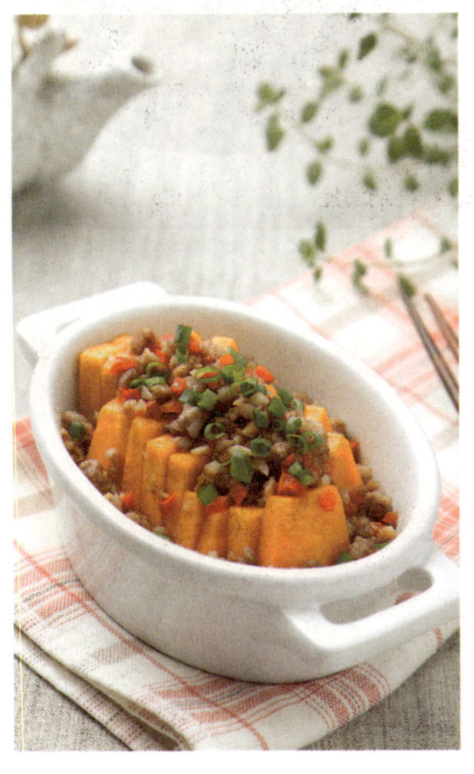

蒜蓉肉末蒸南瓜

材料 南瓜300克，肉末200克，蒜蓉5克，红辣椒1个，香葱1根。

调料 生抽2大匙，香油、南瓜子各适量，盐少许。

做法 ① 南瓜洗净，取肉并切片；香葱和红辣椒分别切碎备用。

② 将南瓜加适量盐拌匀后放入盘中。

③ 油锅烧热，炒香蒜蓉，放入红辣椒碎和肉末翻炒均匀并加入生抽调味。

④ 将南瓜片放在锅中大火蒸5～6分钟，然后放入蒜蓉肉末、南瓜子，继续蒸几分钟，最后淋上香油、撒上葱花即可。

西蓝花炒百合

材料 西蓝花300克，百合、胡萝卜、蒜泥各少许。

调料 盐、白糖、味精各适量。

做法 ① 百合洗净；胡萝卜去皮，洗净切片；西蓝花洗净，切朵。

②锅中加水烧沸，加少许白糖，将西蓝花、胡萝卜、百合分别放入沸水中汆烫，捞出沥干水分。

③油锅烧热，放入蒜泥爆香，倒入西蓝花朵、胡萝卜片、百合快速翻炒至西蓝花朵八成熟时，加盐、味精炒匀装盘即可。

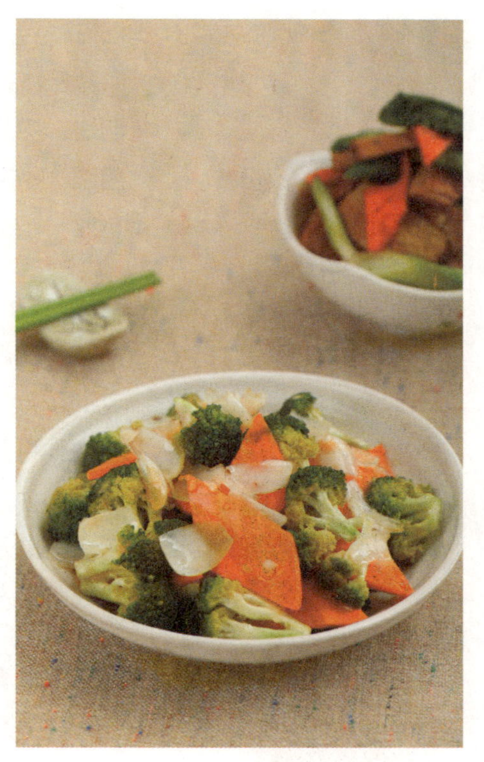

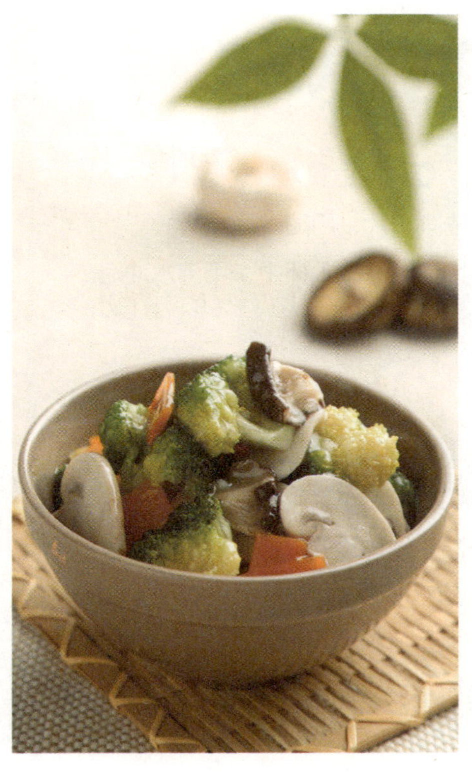

西蓝花烩双菇

材料 西蓝花200克，香菇、口蘑、胡萝卜各50克，蒜末适量。

调料 高汤100毫升，白糖、水淀粉各1小匙，生抽、盐各适量。

做法 ① 西蓝花掰成小朵，用清水冲洗后汆烫备用。

②胡萝卜洗净，切片；口蘑洗净；香菇预先泡发备用。

③油锅烧热，下蒜末炒香，放入胡萝卜片、西蓝花、高汤，加盐、白糖调味，中火煮沸后改小火。放口蘑、香菇、生抽，大火翻炒均匀，淋上水淀粉勾芡即可。

当归白芍

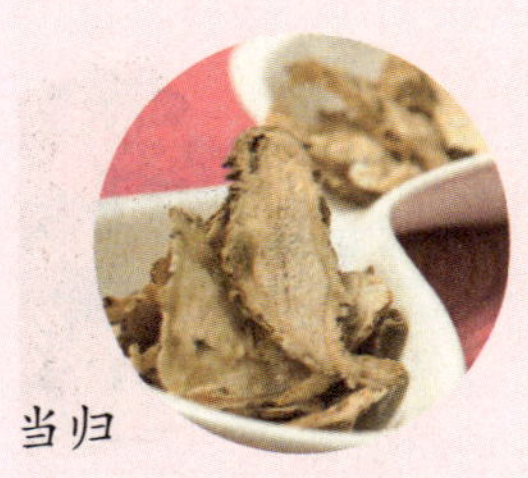
当归

配方：当归60克，白芍9克，火麻仁30克，郁李仁、肉苁蓉各15克，黑芝麻24克，甘草6克。

制法：将上述中药以水煎煮，取药汁。

用法：冲蜂蜜60克，温服。

功效：补气益血，强身健体。

北杏炖雪梨

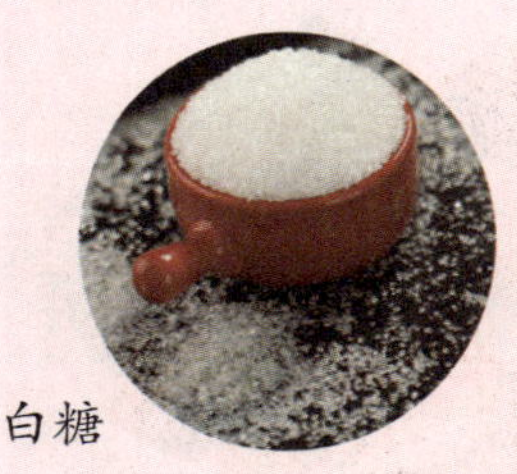
白糖

配方：北杏10克，白糖30～50克，鲜雪梨1个（约150克）。

制法：将北杏、雪梨、白糖同放碗中，加适量清水，隔水蒸熟（1小时）即成。

用法：喝汤吃梨。

功效：清热解毒，生津润肺。

加味黄芪甘草汤

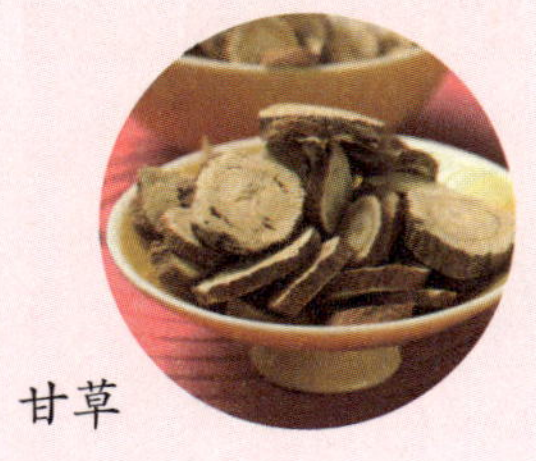
甘草

配方：生黄芪30克，生甘草10克，苦参10克，蒲公英、丹参各15克，泽兰12克。

制法：将上述中药以水煎煮，取药汁。

用法：每日1剂，分2次服用。

功效：益气安神，益卫固表。

生姜养胃茶

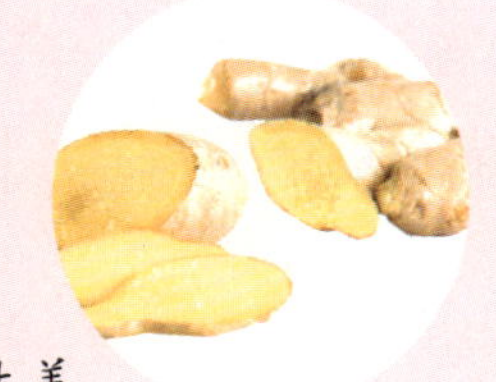
生姜

茶方：生姜、醋、红糖各适量。

泡法：1.把生姜洗净切片，用醋浸泡一天。

2.把泡好的生姜片和红糖放入杯中，用沸水冲泡。

饮法：以茶温饮。

功效：健胃消食。

牛肚黄芪汤

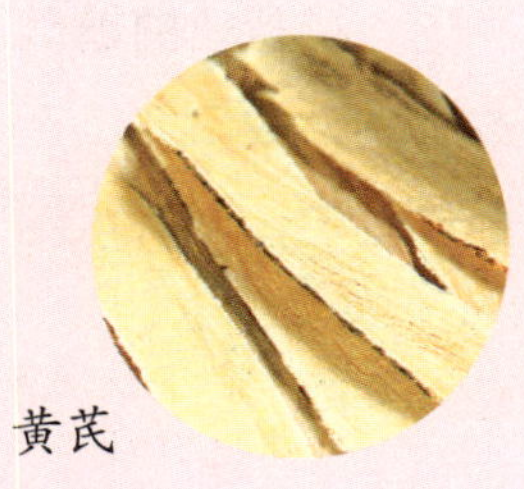
黄芪

茶方：牛肚250克，黄芪30克。

制法：将牛肚洗净，与黄芪一同放入锅内，加适量水，武火烧开后转文火煮汤。

用法：食牛肚饮汤。

功效：可改善脾胃虚弱、消化不良、食后腹胀等。

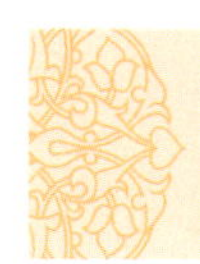

女性防上火，滋阴养生是关键

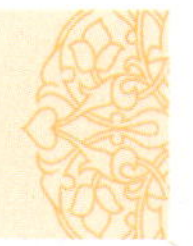

【女性防火养生保健操】

女性上火的情况在日常生活中比较常见，尤其是在经期或是更年期之后的女性，更容易出现面红目赤、红肿热痛、牙疼肿胀、烦躁失眠等上火症状，女性上火多是由于气血不畅引起。因此，女性在调理身体时，一方面要注意饮食清淡，另一方面要多学习一些有益于气血通畅的养生技巧。

下面就介绍几种常见的比较适合女性的养生术。

浴面养生法

历代养生家十分强调“面宜多擦”。《孙真人卫生歌》说：“飞欲不能修昆仑，双手指摩常在面。”中医学认为浴面能刺激局部经络皮部，改善经络气血，改善脸色，延缓衰老。具体做法：两手搓热，掌心紧贴前额，稍用力从上往下擦到下颌，往返约20次；再用两手食指指腹，轻轻由上往下擦鼻两侧20次左右，以擦至面部红润微热为度。同时，配合揉点印堂、迎香。每日至少做2次。

揉耳养生法

中医学认为，耳为肾之外窍。肾通过经络系统直接影响全身各个脏器的功能，

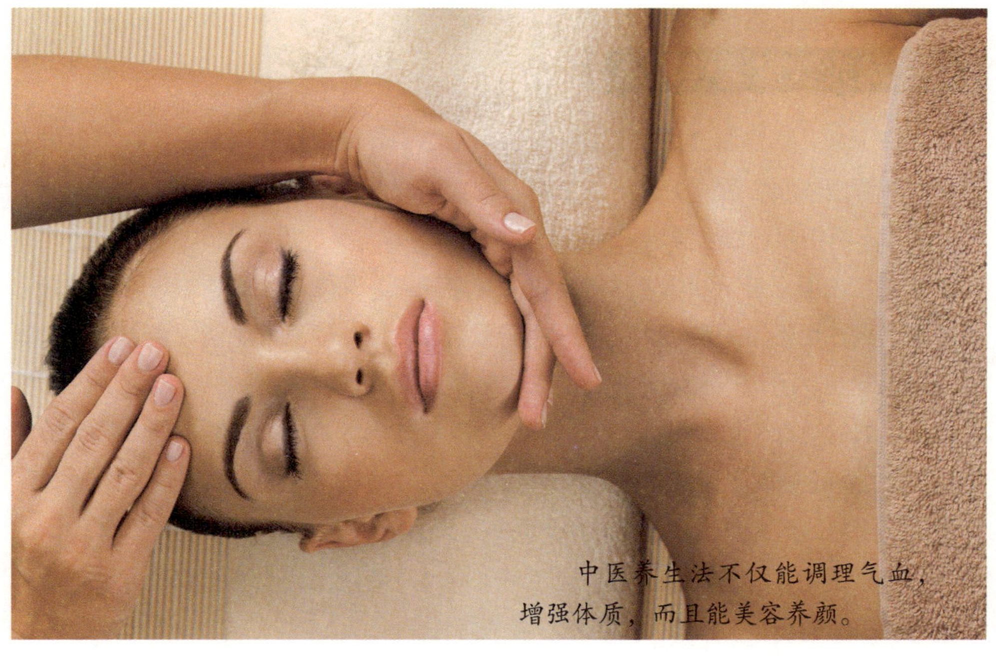

中医养生法不仅能调理气血，增强体质，而且能美容养颜。

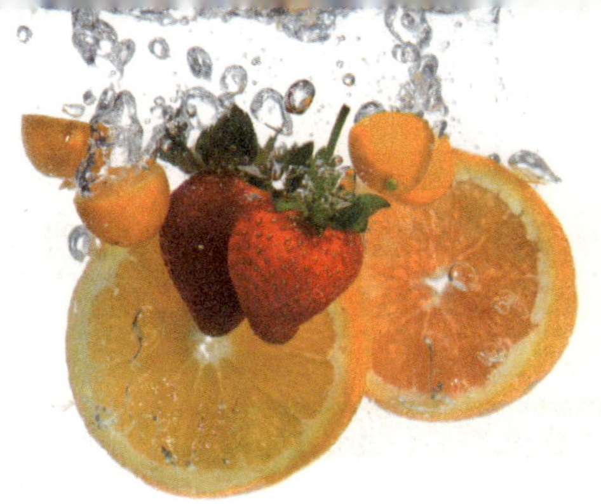

女性在日常饮食中要多摄入富含维生素C和维生素E的食物。

从而对人的整体健康起促进作用。因此，历代医家创造了多种形式的耳朵保健功。具体做法如下。

1.用左手向上牵拉左侧耳朵，右手向上牵拉右侧耳朵，各数十下，或双手相交各牵拉对侧耳朵，即能使耳朵气血畅通。

2.以两手掌掩住双耳，并用手指叩击头部20下，以听到耳内有隆隆之声即可。此法又叫“击天鼓”。

3.用双手分别按、揉、摩两耳廓，然后分别牵拉引动两耳廓，直到耳廓微红发热为止。

足浴养生法

足浴即用热水泡脚。中医学的经络理论认为，五脏六腑自足三阴经（脾、肝、肾）始，踝部以下有66个穴位（双足）。在中医看来，热水泡脚，有推动血运、温煦脏腑、健身防病的功效。每天晚上用热水泡脚，可使全身血脉流通，有利于身心健康。

女性降火饮食调理要点

女性上火，饮食调理也很重要，在日常生活中养成良好的饮食习惯，不仅可以帮助女性调理体质，远离上火，而且可以让女性气色看起来更加红润，体型更加匀称，不知不觉中就达到了美容养颜的效果。

女性应该怎么进行饮食调理才能做到美容养颜，又营养全面呢？想吃得健康，身体不上火，也不是太难做到，下面我们看看怎么样才能二者兼备。爱美的女性最爱自己的皮肤。所谓一白遮三丑，美白首先要少摄入富含酪氨酸的食物，因为酪氨酸是黑色素的基础物质，酪氨酸在酶的催化下形成黑色素；其次要多摄入富含维生素C和维生素E的食物，黑色素形成的一系列反应多为氧化反应，维生素C和维生素E都是抗氧化剂，可抑制氧化，阻止色素沉积。

另外，随着年龄的增长皮肤缺乏水分，弹性下降脸上会出现皱纹，可以多吃富含胶原蛋白的食物，使皮肤保持细腻，富有弹性。

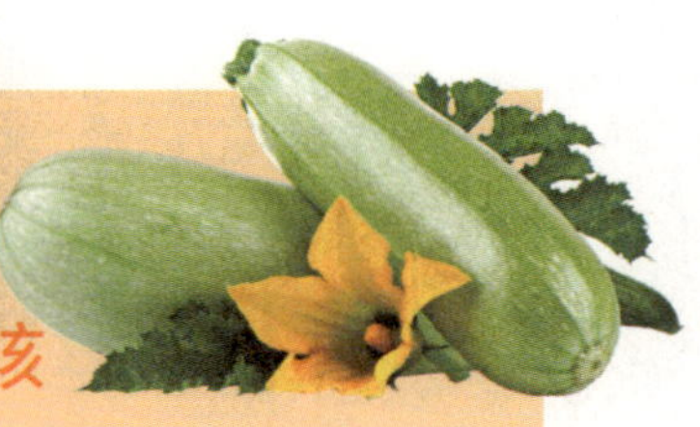

西葫芦

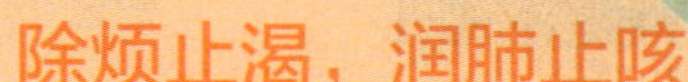

除烦止渴，润肺止咳

食材简介

西葫芦别名美洲南瓜、茭瓜、角瓜、珠瓜，性寒，味甘，入脾、胃、肾经。西葫芦是葫芦科、南瓜属的一种蔬菜，果实呈圆筒形，果形较小，果面平滑，以采摘嫩果供食用。西葫芦以皮薄、肉厚、汁多、可荤可素、可菜可馅而深受人们喜爱。

推荐理由

西葫芦富含水分，有润泽肌肤、预防上火的作用。西葫芦可调节人体代谢，具有减肥功效。此外，西葫芦还含有一种干扰素的诱生剂，可刺激机体产生干扰素，提高免疫力，发挥抗病毒的作用。同时它还具有清热利尿、除烦止渴、润肺止咳、消肿散结的功能，可用于辅助治疗水肿腹胀、烦渴、肝硬化腹水等症。

营养搭配

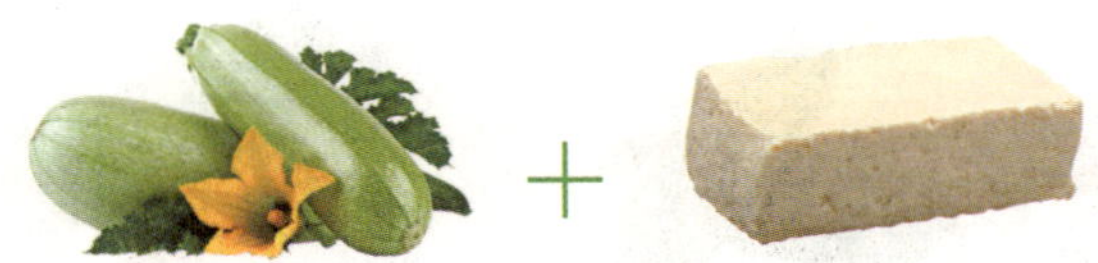

预防病毒性感冒

西葫芦有提高人体免疫力的作用，与植物蛋白含量丰富的豆腐同食，可预防病毒性感冒。

专家提醒

▲ 脾胃虚寒者忌食。

▲ 肝硬化腹水、毒疮、肾炎、水肿患者宜食。

▲ 应选购色鲜质嫩、表面光滑、不伤不烂、质地脆嫩且单个重量在1千克以上的西葫芦。

▲ 西葫芦适宜在冰箱存放，完整的嫩西葫芦可保存3～7天；切成块的西葫芦用保鲜膜包好，可保存1～2天。

猪蹄

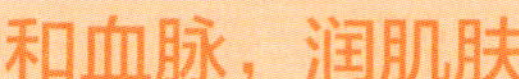

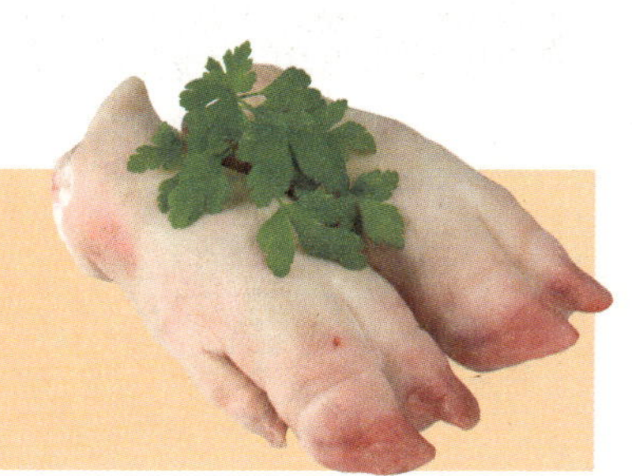

食材简介

猪蹄又叫猪脚、猪手，前蹄为猪手，后蹄为猪脚。猪蹄性平，味甘、咸，归胃经。人们把猪蹄称为“美容食品”和“类似于熊掌的美味佳肴”。

推荐理由

猪蹄中含有丰富的胶原蛋白，不仅可以维持皮肤和组织器官的形态和结构，而且能维持人体的水分，预防上火。但是，人大约过了25岁，胶原蛋白流失的速度就开始加快。另一方面，女性比男性需要消耗更多的胶原蛋白，如经期、生育、人工流产等都会使子宫受到损伤，而子宫内膜由胶原纤维组成，要修复子宫内膜，便需要消耗胶原蛋白。

营养搭配

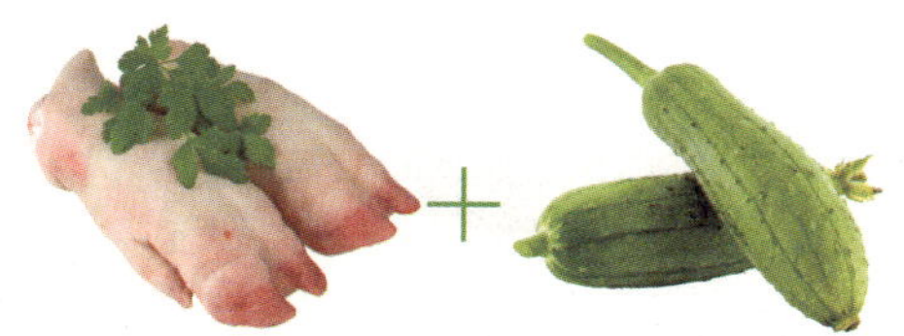

养血通乳、润肤养颜

丝瓜与猪蹄二者同食，不仅能养血通乳，而且还可以润肤养颜，尤其适用于产后贫血、乳汁不下、免疫力低下等患者。

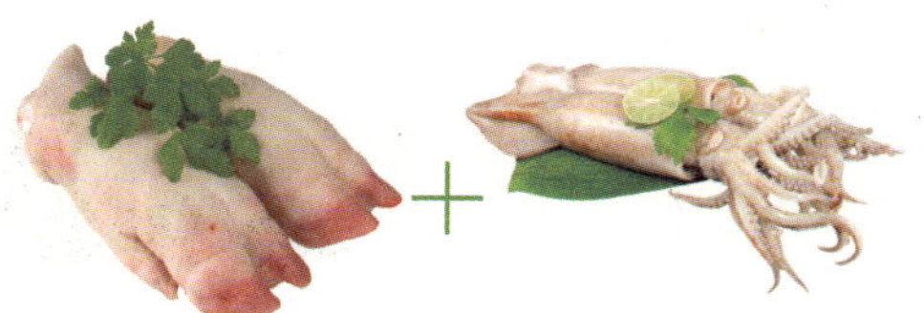

补气养血

鱿鱼和猪蹄搭配食用对人体很有帮助，可补气养血。所以平时生活中不妨多尝试一下这种搭配方式。

专家提醒

▲睡前最好不要吃猪蹄，以免增加血液黏稠度。

▲肝火、胆囊火、胆结石、动脉粥样硬化、高血压患者慎食。

▲胃肠消化功能不好的老人和儿童一次不宜过量食用。

猕猴桃

美容瘦身，清热凉血

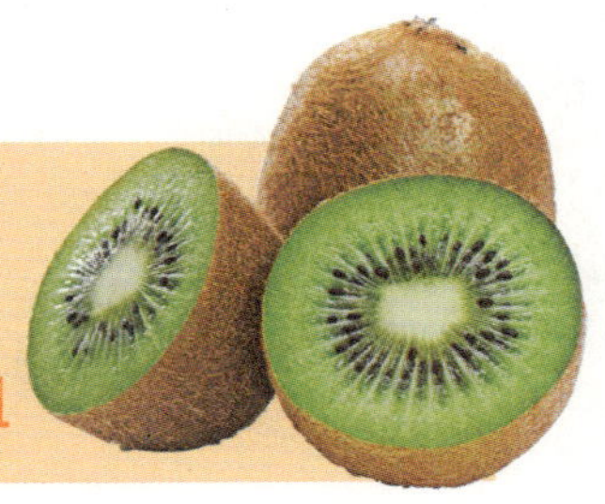

食材简介

猕猴桃形状如桃，又因它表皮似猕猴，故名“猕猴桃”。其性寒，味酸、甘，归脾、肾、膀胱经。由于其丰富的维生素C含量，被称为“维C之王”。有的学者认为，猕猴桃是一种长寿果品，有抗衰老作用，所以有“长生果”之称。

推荐理由

常吃猕猴桃好处多，因为猕猴桃中所含的营养成分丰富全面，尤其对女性来说，猕猴桃更是一种“美容圣果”，它具有清热凉血、排毒、美容、抗衰老等作用。另外，猕猴桃是含维生素C最丰富的水果之一，因此常吃猕猴桃，可以在不知不觉中起到美白的作用。并且猕猴桃中还含有特别多的果酸，有助于祛除或淡化黑斑。

营养搭配

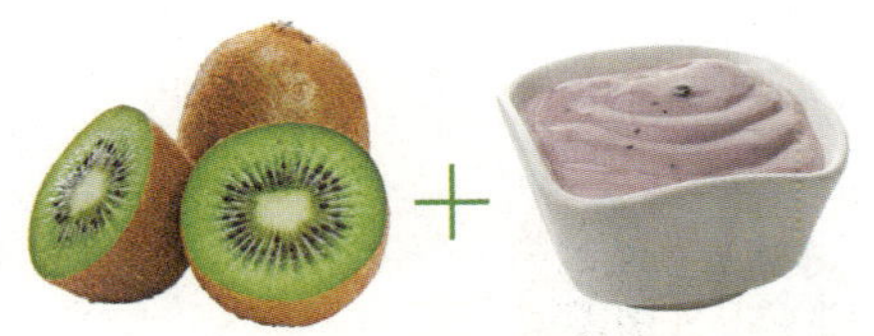

改善便秘

猕猴桃口感酸甜，营养丰富。与酸奶一同食用可促使肠道健康，帮助肠内益生菌的生长，从而预防和缓解便秘。

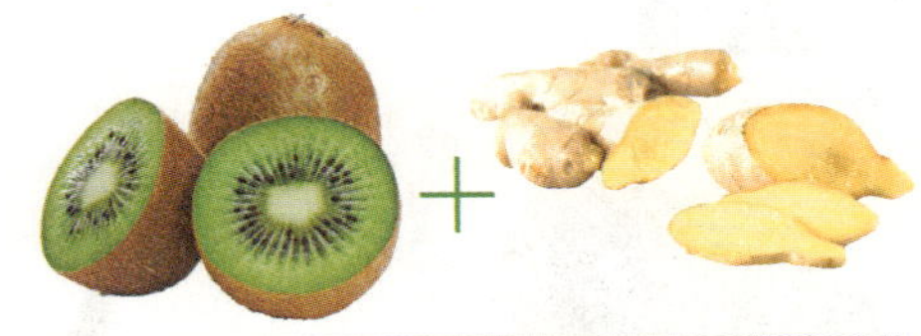

清胃止呕

猕猴桃可解热燥、利尿、止渴、通便，多食无妨。若与姜一同食用还可以起到清胃止呕的保健功效。

专家提醒

▲高血压患者以及食欲不振、消化不良患者宜食。

▲腹泻便溏、脾胃虚寒以及糖尿病患者慎食。

▲对于尚未软熟的猕猴桃可用塑料袋密封，在常温下放置5天左右，一般能自然变软。

木瓜

健脾消食，美容养颜

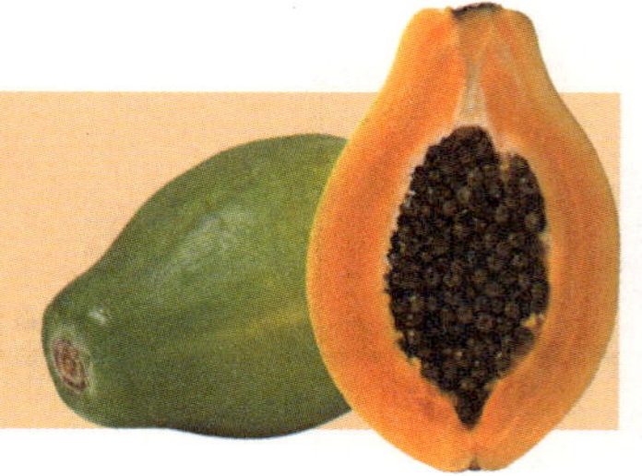

食材简介

木瓜别名乳瓜、番瓜、文冠果，性温，味酸，归肝、脾经。木瓜是抗病保健的佳果，果肉厚实、香气浓郁、甜美可口、营养丰富。值得注意的是，北方的木瓜多用来辅疗疾病，南方的木瓜则多用于食用。

推荐理由

木瓜花及木瓜有丰乳之效。木瓜中含有丰富的木瓜酶和维生素A，能刺激女性激素分泌，有助于丰胸。此外木瓜还有瘦身的作用。因为木瓜含番木瓜碱、木瓜蛋白酶等。木瓜蛋白酶是独特的蛋白分解酶，可以减少因吃肉类而积聚在下身的脂肪，而且木瓜肉所含的果胶更是优良的洗肠剂，可减少废物在身体积聚，预防胃肠上火。常食木瓜及木瓜粥，还能有助于预防肥胖症。总之木瓜是女性美容养颜很好的食品。

营养搭配

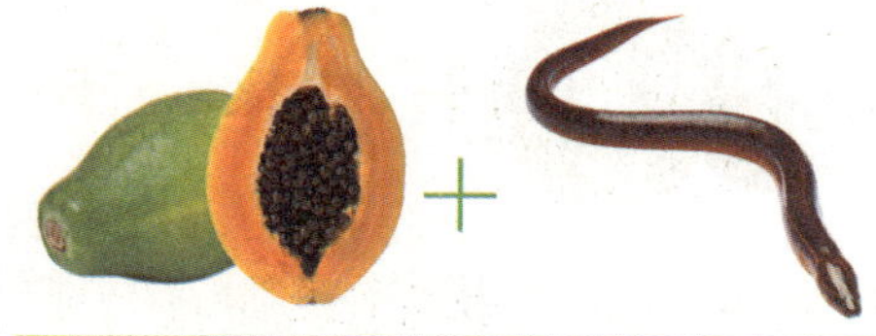

提鲜味、促吸收

把鳝鱼和木瓜放在一同烹调，不但可以提高鲜味且能促使人体吸收更多、更全面的营养。所以鳝鱼与木瓜相宜。

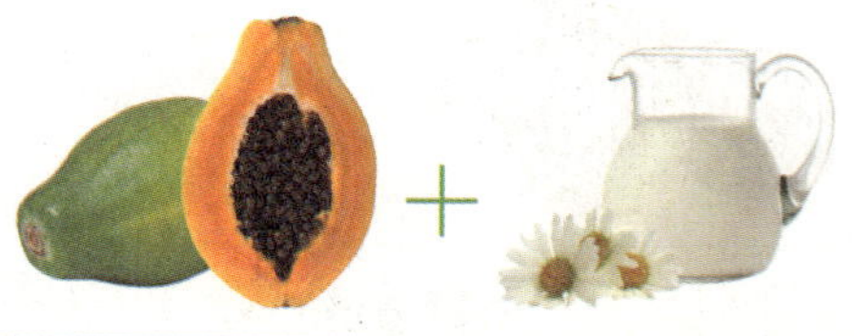

增强人体机能

牛奶营养丰富，含有人体生长发育所需的氨基酸，木瓜中也具有较高的营养价值。牛奶与木瓜搭配食用，不仅清凉爽口，而且还可为人体提供丰富的营养，增强人体机能。

专家提醒

孕妇、过敏体质者忌食。

阿胶

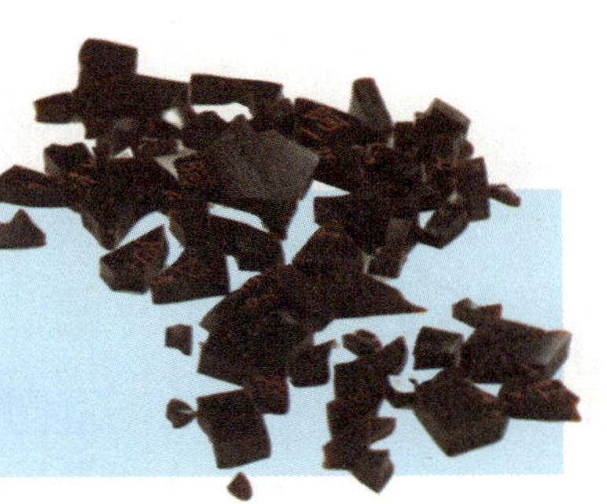

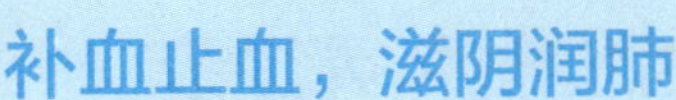

药材简介

阿胶别名傅致胶、盆覆胶、驴皮胶，性平，味甘，归肺、肝、肾经。阿胶以山东省东阿县所产质量为最好。除此之外，河北、北京、吉林、湖南、安徽、甘肃等地也出产阿胶。制作阿胶的原料是马科动物驴的皮，制作过程是将驴皮去毛，煎煮，再将汁液浓缩，熬制成胶块。

推荐理由

阿胶有补血滋阴、补肺润燥、益气止血、化痰定喘、止血安胎等功效。阿胶能生血，可加速血液中血红蛋白的生长，有抗休克、止血的作用，还能促进钙吸收，预防及缓解骨质疏松。此外，阿胶可用于血虚引起的面色发黄、头晕眼花、心慌等。

专家提醒

脾胃虚弱、消化不良者慎服。

方剂：

配方	阿胶13克，麦门冬、沙参、石膏各15克，黑芝麻、冬桑叶、木蝴蝶各12克，蜜炙枇杷叶、杏仁各10克，甘草9克。
制法	将上述中药以水煎煮，取汁。
用法	每日1剂，分2次服用。
功效	滋阴养血、润肺通喉，适用于失音。

配方	阿胶10克，鸡蛋1个，盐（白砂糖）适量。
制法	鸡蛋入碗中拌匀，阿胶加水300毫升煮至融化，倒入鸡蛋搅拌后煮成蛋花汤。
用法	加少许盐或白砂糖调味后趁热服用，每日1剂，连用10日为1个疗程。
功效	补血养血，红润面容。

紫草

凉血活血，解毒透疹

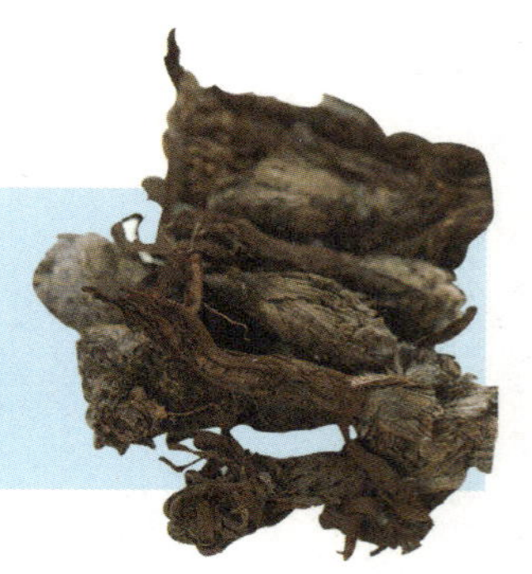

药材简介

紫草别名鸦衔草、紫草根，性寒，味甘、咸，归心、肾、肝经。紫草为紫草科多年生草本植物紫草、新疆紫草、内蒙紫草的根，主要生产于新疆、西藏、甘肃、黑龙江、吉林、辽宁、河北、河南、广西等地，多生长于山坡、草地、荒漠、戈壁等地，一般在春、秋两季采挖，除去泥沙，晒干或者用微火烘干。

推荐理由

紫草有凉血活血、解毒透疹等功效，可有效降火。紫草是常用中药，近年来，紫草制剂紫草油在治疗宫颈糜烂、糖尿病患者外伤口不愈等方面都取得了很好的疗效。紫草可用于血分热毒壅盛引起的斑疹紫黑、麻疹不透以及疮疡、湿疹、烫伤、慢性溃疡等，对金黄色葡萄球菌、灵杆菌也能起到抑制作用。

专家提醒

胃肠虚弱、大便滑泄者慎服。

方剂：

配方	紫草、金银花、连翘、蝉蜕、升麻、葛根、淡竹叶、芦根、菊花、牛蒡子各10克，甘草6克。
制法	将上述中药以水煎煮，取汁。
用法	每日1剂，分2次服用。
功效	清热解毒、辛凉透疹，适用于皮疹等的出疹期。

配方	紫草、紫菀、紫花地丁、茅根、竹叶、赤芍、丹皮、玄参各6~12克，金银花、芦根各12~15克。
制法	将上述中药以水煎煮，取汁。
用法	每日1剂，分2次服用。
功效	泻热凉营、清热解毒，适用于麻疹并发肺炎。

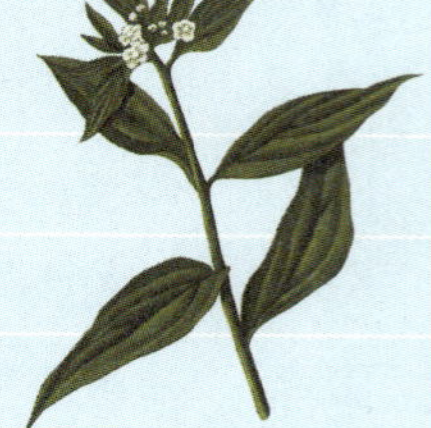

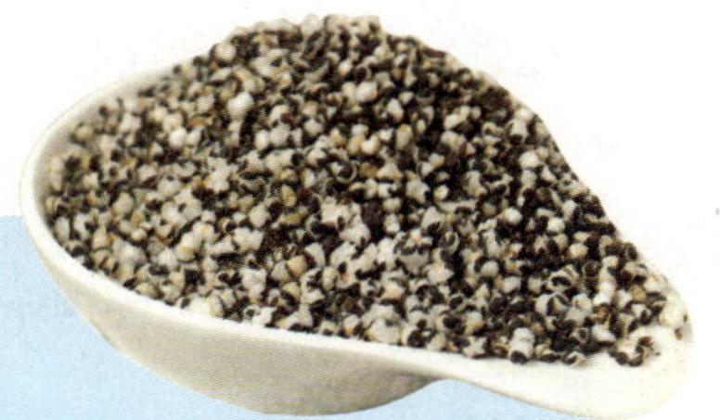

王不留行

活血通经，利尿通淋

食材简介

王不留行别名奶米、王不留、麦蓝子，性平，味苦，归肝、胃经。王不留行为石竹科植物麦蓝菜的种子，主产于河北、山东、辽宁、黑龙江等地，以河北省产量最大。在夏季果实成熟时采摘，去除果皮，留下种子，晒干，炒用或者生用。内服多煎汤；外用研末调敷。

推荐理由

王不留行具有活血通经、散瘀止痛的功效，女性服用不仅可预防月经失调等症，而且能预防阴精不足导致的上火。主要用于痛经、闭经、乳汁不通、乳痈、痈肿等症。现代药理研究显示，王不留行还具有抗着床、抗早孕等作用。

专家提醒

失血病、崩漏病者及孕妇忌服。

方剂：

配方	王不留行、苍耳子各30克，苦参15克，明矾9克。
制法	将以上中药加水1500毫升，煎沸去渣，倒入盆中备用。
用法	温洗头皮，每次15分钟，隔3日再洗1次，每剂可洗2次。
功效	祛风止痒，适用于头部脂溢性皮炎。

配方	王不留行90克，陈皮、白芍、党参、紫苏子、牡蛎、夏枯草、瓜蒌、石膏各30克，柴胡、黄芩各15克，甘草6克，川椒5克，大枣10枚。
制法	将上述中药加水煎煮半个小时，滤渣取汁。
用法	每日1剂，分3次服用。
功效	疏肝理气，适用于乳腺疾病的辅助治疗。

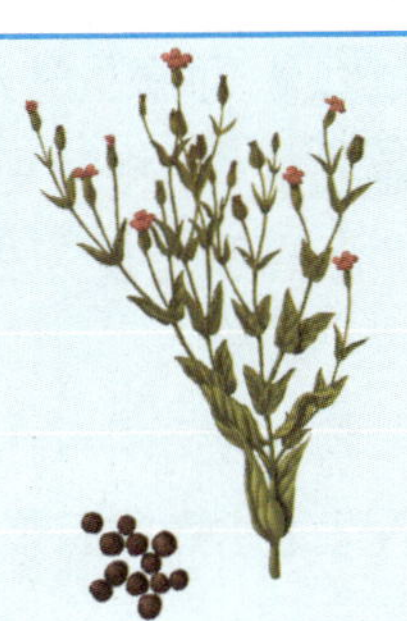

推荐食谱和药膳方

泡椒炒西葫芦丝

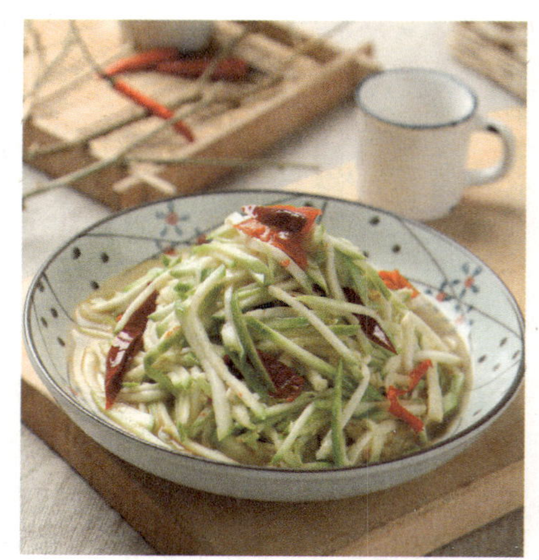

材料 西葫芦1个，泡椒10克。

调料 盐1小匙。

做法 ① 西葫芦洗净，切成细丝；泡椒切丝，备用。

② 油锅烧热，放入泡椒炒香；再放入西葫芦丝煸炒至熟，加盐拌炒均匀，起锅装盘即可。

剁椒西葫芦

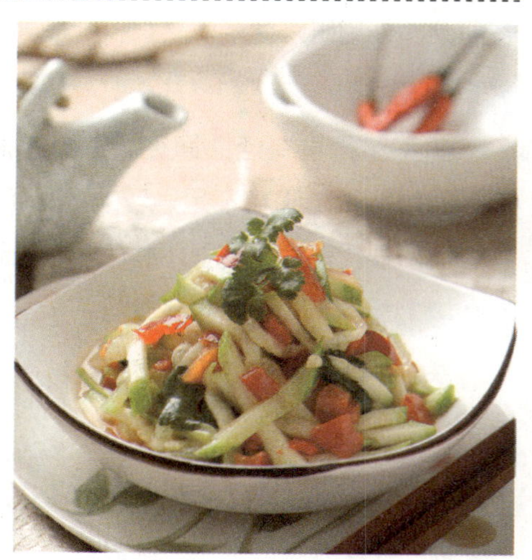

材料 西葫芦1个，剁椒90克，香菜5克。

调料 盐、味精、香油各少许，生抽2小匙。

做法 ① 香菜洗净，切段；剁椒切碎；西葫芦洗净，切丝。

② 油锅烧热，放入剁椒碎炒香，下入西葫芦丝煸炒，调入盐、味精、香油、生抽炒至入味，放入香菜段，起锅盛盘即可。

雪梨猕猴桃豆浆

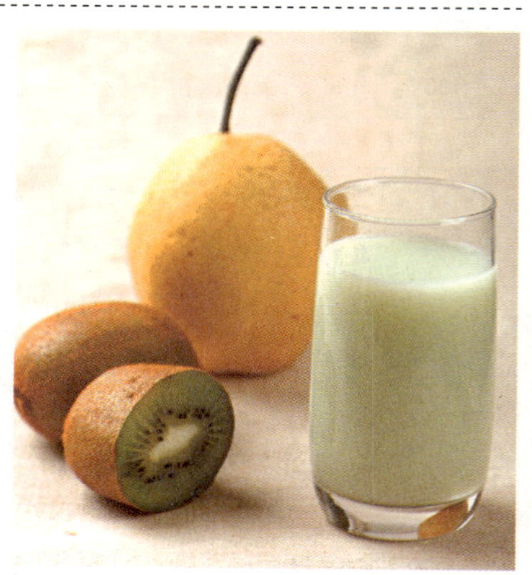

材料 黄豆50克，雪梨、猕猴桃各1个。

调料 菊糖适量。

做法 ① 将黄豆加水泡至软，捞出洗净；雪梨去皮、去核，切块；猕猴桃去皮，切块。

② 将做法①中的材料放入豆浆机中，加入适量水煮成豆浆，过滤后加入菊糖调味即可。

黄豆猪手冻

材料 猪蹄500克，黄豆50克，葱段、姜片各10克，姜丝少许。

调料 盐、味精、香醋各1小匙，料酒50毫升。

做法 ①挑选新鲜的猪蹄，洗净，切成小块，装入容器，加葱段、姜片、料酒，上笼蒸酥，取出猪蹄，原汤留用。将黄豆泡发，上笼蒸熟，取出。

②取小碗，放入黄豆、猪蹄和少许盐，腌渍一下。

③原汤烧开，加盐、味精，起锅，倒入装有猪蹄、黄豆的小碗中，待冷却后放入冰箱冷冻，取出后，搭配小碟姜丝、香醋上桌。

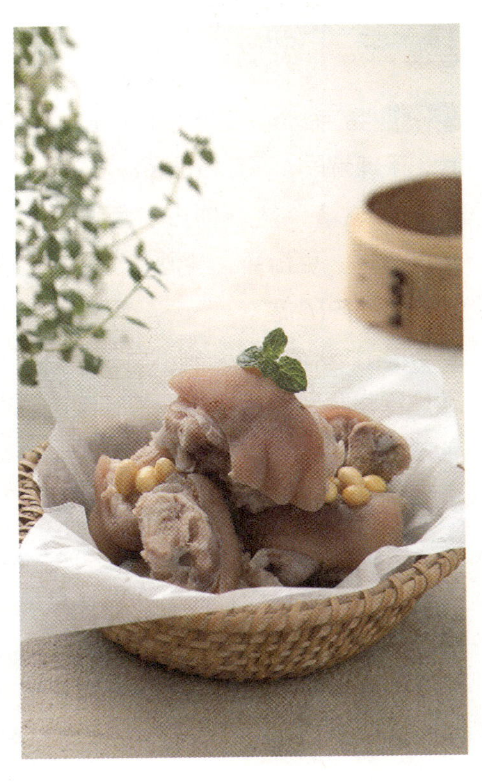

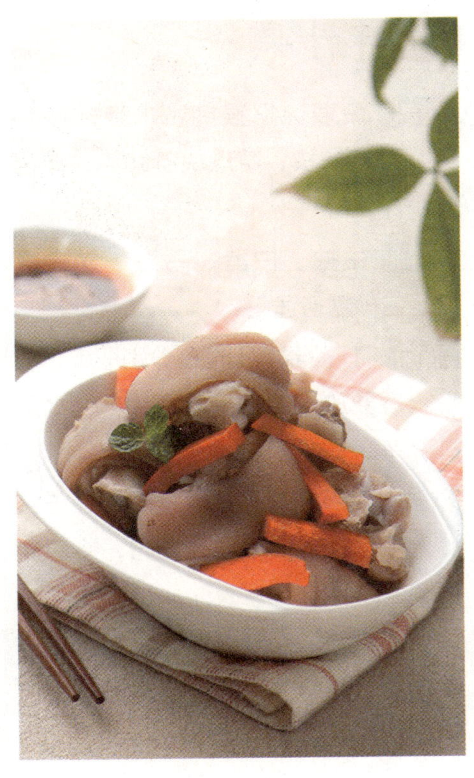

甜酸猪手

材料 猪蹄500克，红甜椒丝50克，姜块1个，葱结1根。

调料 盐1小匙，柠檬酸少许，料酒4小匙，白糖200克。

做法 ①将猪蹄洗干净，切成小块，放入沸水锅中，加葱结、姜块（拍松）、料酒，小火焖煮至酥，捞出，用净水冲洗干净，将猪蹄凉凉备用。

②将红甜椒丝与猪蹄一起装入容器。

③另取净锅加清水煮沸，下白糖煮化，起锅，将糖水倒入容器中，待水凉后放盐、柠檬酸调成酸甜味腌汁。

④将凉凉的猪蹄和红甜椒丝浸入腌汁中，12小时后捞出装盘，即可。

玉米炖猪蹄

材料 猪蹄2个，玉米段500克，姜5片，干辣椒段、葱花各适量。

调料 鸡精、盐、桂皮、豆豉、大料各少许，豆瓣酱、料酒各适量，老抽、白糖各1小匙。

做法 ①猪蹄洗净，剁小块，汆烫。

②油锅烧热，煸香姜片、干辣椒段、豆豉、桂皮、大料，下入猪蹄块，爆炒至断生加盐、料酒、老抽、豆瓣酱、白糖，加入大半锅水。

③煮沸后入玉米段，盖上锅盖，煮至再次沸腾后转小火，焖30分钟收汁，加入鸡精调味，炒匀后装盘，撒上葱花即可。

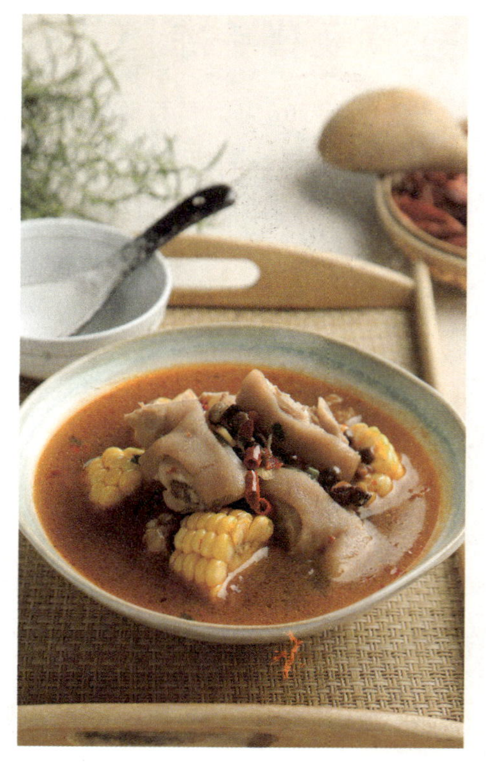

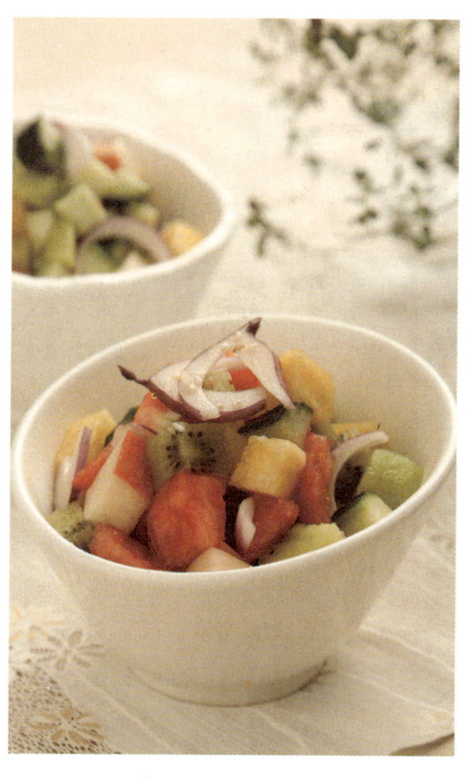

拌什果

材料 菠萝、猕猴桃、水蜜桃各40克，西红柿块、黄瓜块各30克，洋葱丝少许。

调料 生抽、白醋、香油、熟白芝麻、白砂糖各适量。

做法 ①菠萝、猕猴桃分别取肉，切块，菠萝放入盐水中浸泡片刻；水蜜桃洗净，去核，切块。

②锅中放入生抽、白砂糖煮开，关火滴入白醋、香油，搅拌均匀，冷却制成调味汁备用。

③猕猴桃块、西红柿块、水蜜桃块、黄瓜块、菠萝块一起装碗，放上洋葱丝，淋上调味汁，撒熟白芝麻即可。

生地黄排骨汤

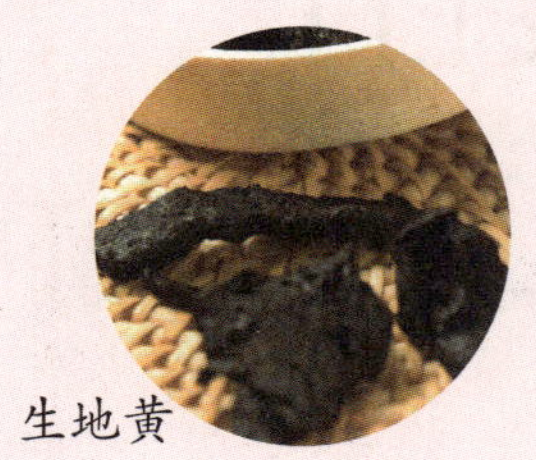
生地黄

配方：莲藕、排骨各250克，生地黄30克，葱、姜、盐、鸡精各适量。

制法：莲藕切条，汆烫至半熟，排骨汆烫熟，再将莲藕、排骨、生地黄及葱、姜、盐、鸡精一起炖至排骨熟烂即可。

用法：佐餐食用。

功效：补气养血，滋阴润肤。

阿胶蒸鸡

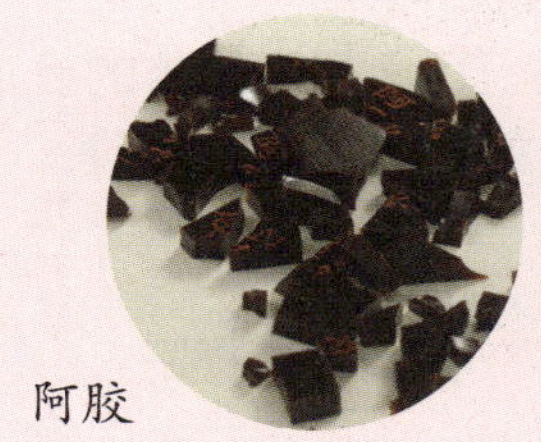
阿胶

配方：阿胶20克，鸡肉块150克，桂圆肉15克，去核大枣5个，姜片、黄酒、盐、香油各适量。

制法：在炖盅中放入阿胶、鸡肉块、桂圆肉、去核大枣、姜片、黄酒和适量水，隔水蒸1～2个小时，待鸡肉块熟烂后，加入盐、香油再隔水蒸10分钟即可。

用法：佐餐食用。

功效：滋阴安神，补血养血。

柠香玫瑰茶

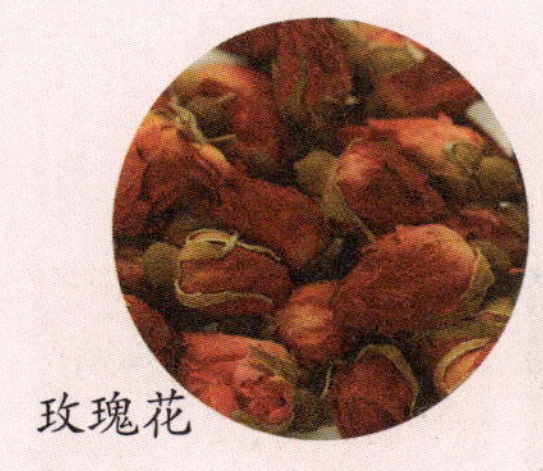
玫瑰花

配方：玫瑰花5朵，枸杞子半匙，柠檬汁1大匙。

制法：温壶后，将玫瑰花和枸杞子放入茶壶内。向茶壶中注入300毫升左右的热水，冲泡3～5分钟使之入味。加入柠檬汁即可。

用法：每日1～2剂，代茶饮用。

功效：温润的玫瑰花茶，入口有一种柔和的香甜味道，常喝有调理气血的功效。

桂圆莲子羹

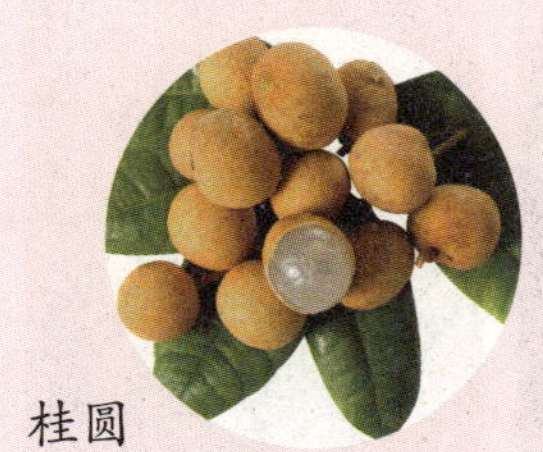
桂圆

配方：鲜莲子200克，桂圆肉100克，冰糖、白砂糖、水淀粉、枸杞子各适量。

制法：将桂圆肉洗净，捞出控干；鲜莲子剥去绿皮、嫩皮，并去莲子心，洗净，放在开水中汆透，捞出后倒入凉水中，备用。在锅内放入清水，加入白砂糖和冰糖，烧开撇去浮沫。把桂圆肉和莲子放入锅内，用水淀粉勾薄芡，锅开盛入碗中，用枸杞子点缀即成。

用法：佐餐食用。

功效：滋阴养血。适用于月经不调。

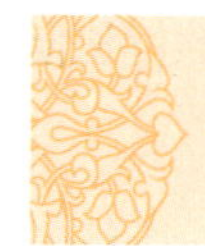

男性肾气足，火气不会找上门

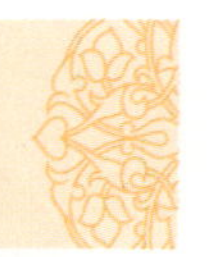

科学进行运动养生，防火降火舒阳气

男性是阳性体质，补益不当或是阳气不足都易造成上火，一般来讲，可以根据四季的气候特点，选择合适的运动舒发阳气，强健体质，预防上火。

春三月，天气由寒转暖，春阳上升，这种环境最有利于生精血化津气，充实人体的组织器官。此时可以在清晨，到河边、公园等空气新鲜，环境优美的地方慢跑，或在假日、周末去春游、放风筝等。进行户外运动，不仅可以提高机体的机能，同时，可以宣泄情绪，舒畅心情。

夏季天气炎热，万物繁茂，可以在清晨或晚上进行散步、慢跑等舒缓的运动。切忌做过分剧烈的运动，导致大汗淋漓、汗泄太多，这样不仅伤阴，也伤损阳气，长此以往，不仅不能降火，而且可能形成易上火体质。汗液过多时，可适当饮用盐开水或绿豆盐汤，补充体内盐分，切不可立即大量饮用凉开水。

金秋时节，可选择爬山、打球、游泳等运动项目，以提高身体机能和抗病、耐寒能力。在进行活动时，应突出一个“冻”字，切勿搞得大汗淋漓。运动后即使全身出汗，也不要把衣帽脱光让身体裸露在寒风之中，以免引起感冒，伤及阳气。

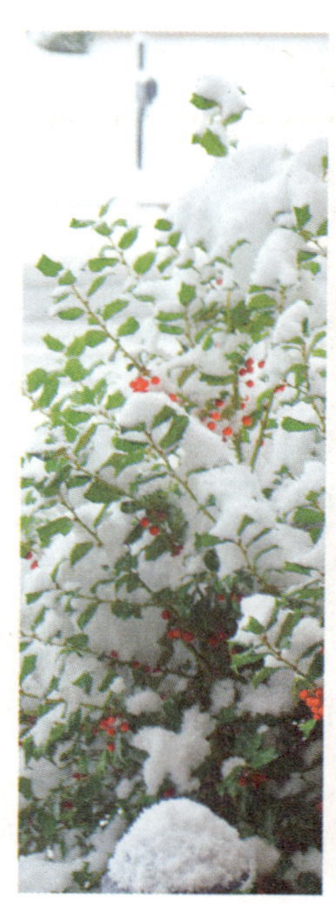

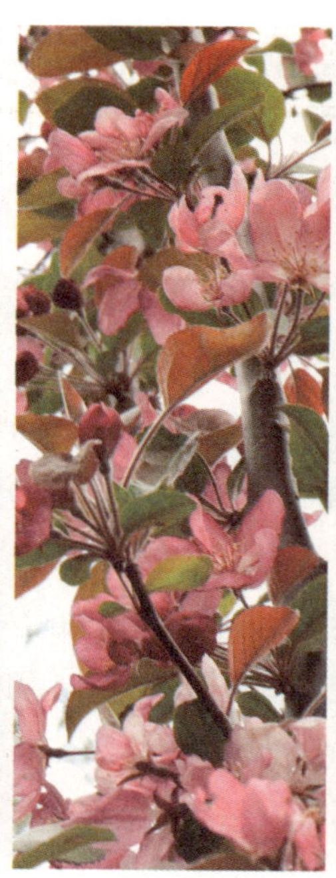

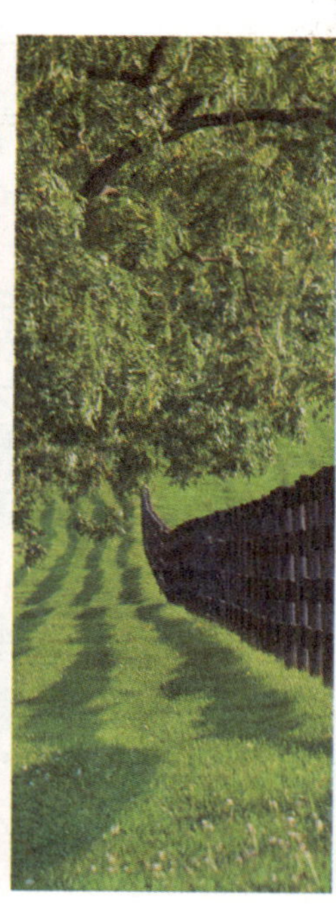

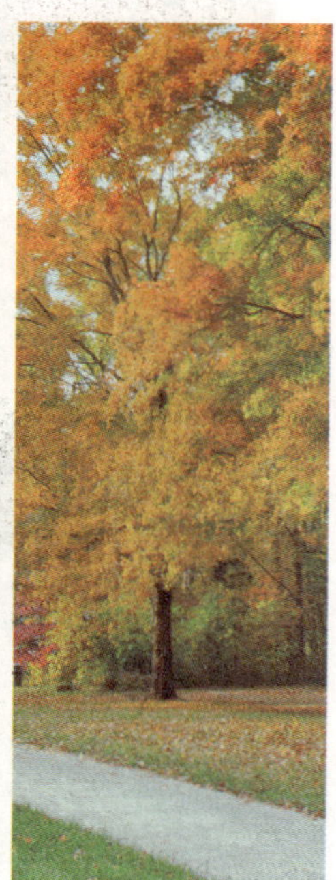

冬季除了可以在室内进行健身外，也可多到户外活动，呼吸新鲜空气，促进防寒调节功能，调节体质，平衡阴阳，增强抵抗力。

男性降火饮食调理要点

饮食养生是增强男性体质的一个重要手段。男性在日常生活中除了要坚持运动，还应该注意饮食调节，通过饮食达到益肾固本的目的。我们可以在饮食中增强男性的体质，但是又不能过火，导致阳气太甚，引起上火。所以在日常饮食中要从以下几个方面入手。

鱼类

鱼肉中含有丰富的氨基酸、矿物质，可延缓衰老，防止骨质疏松，还可提供产生精子所需要的多种氨基酸。因此男性要注意多吃鱼，每周至少要有2～3餐有鱼类及其他水产品。

豆类

大豆及豆制品易于消化吸收，内含丰富的优质蛋白，大豆含有丰富的维生素E和大豆角苷，可防止氧化，延缓衰老并降低血清胆固醇，防止动脉粥样硬化；大豆中的磷可补充脑的需要。

坚果

坚果中的果实，如核桃仁、松子仁含有丰富蛋白质及不饱和脂肪酸，有益于男性增强体质及预防动脉粥样硬化。

菌类

菌类含有多种氨基酸、维生素B_1、维生素A、维生素D等，能够提高机体抗病毒、抗血栓形成、防止动脉粥样硬化的能力，菌类食物还有助于消化，预防胃火上亢。

藻类

藻类食物含有藻胶酸、碘、海带氨酸、钾、磷、钙及多种氨基酸，具有软化血管、预防冠心病、动脉粥样硬化和阿尔兹海默症等作用。

水果蔬菜

水果含有丰富的维生素、微量元素和膳食纤维，可提高机体免疫力，改善物质新陈代谢，有利于消化吸收，并能防止便秘，增加体液，预防上火。

另外，男性还应适当补充矿物质，因为矿物质可以提高精液的质量，对男性的生育能力有较大的影响，医生常用补充微量元素的办法来治疗男性不育症。

小米

补虚损,健肠胃

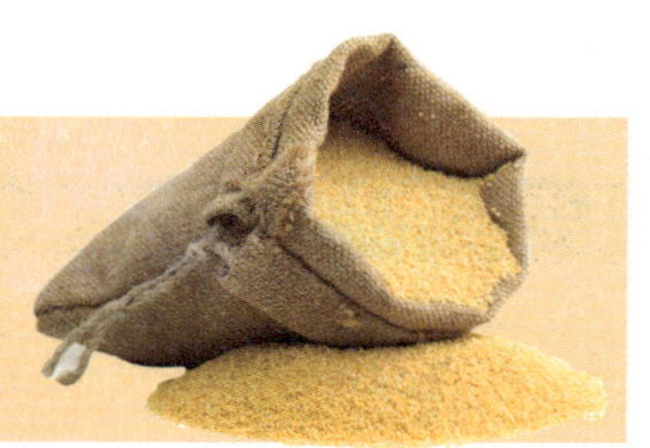

食材简介

小米别名粟米，性微寒，味甘，归胃经。小米是我国主要粮食作物之一，用小米熬粥营养价值丰富，有“代参汤”之美称。

推荐理由

由于小米不需精制，因此，我们平时吃的小米中保存了大量的维生素和矿物质，能补虚损，健肠胃，提高身体抵抗力，预防上火。另外，小米中所含的碘是合成甲状腺激素必不可少的元素，能维持生殖系统的正常发育及性功能正常；小米中所含的锰能维持性功能，有利于增强性欲，维持精子数量，保证生殖功能正常；小米中所含的硒，有利于谷胱甘肽的生成，而谷胱甘肽能改善性功能。

营养搭配

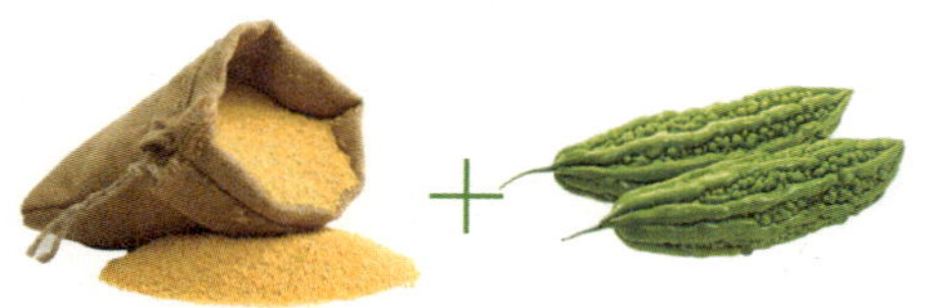

消暑、清热、解毒

小米如果与苦瓜搭配食用，既能解暑止渴，又能清热解毒，特别适合糖尿病、痱子、疖痈等患者食用。

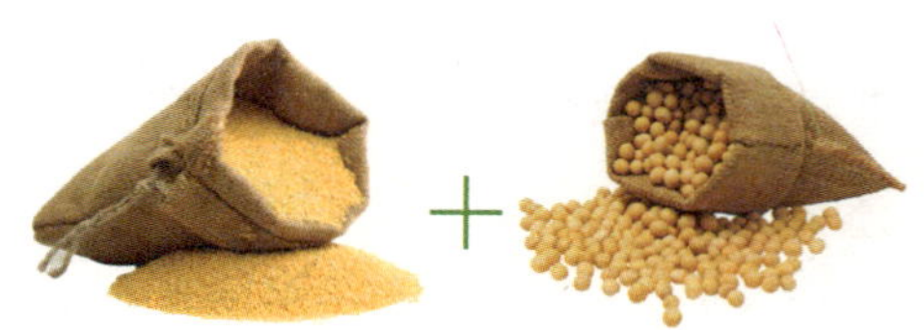

补脾胃、益气血

小米与黄豆搭配食用，可为人体提供丰富的营养，不仅能健脾和胃，还可益气宽中，是强身健体的佳品。

专家提醒

▲ 便秘患者以及体质虚弱者宜食。

▲ 素体虚寒、小便清长者不宜多食。

▲ 小米不宜与醋同食，醋会破坏小米中的类胡萝卜素，降低营养价值。

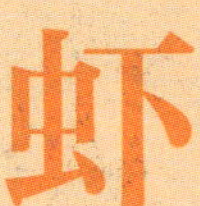

通乳清毒，补肾壮阳

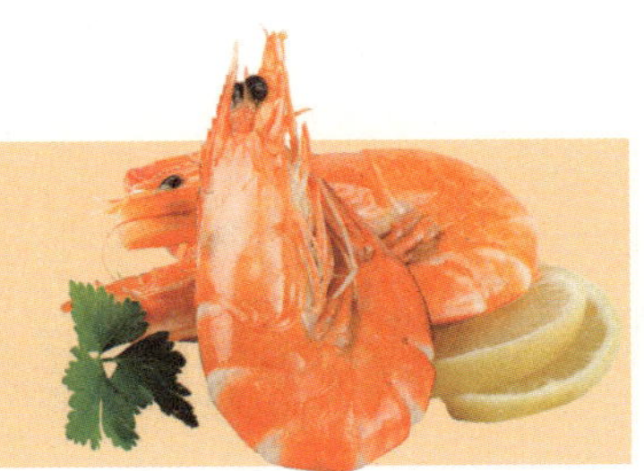

食材简介

虾别名长须公、虎头公。性温，味甘，归肝、肾经。虾主要分为淡水虾和海水虾。我们常见的青虾、河虾、草虾、小龙虾等都是淡水虾；对虾、明虾、基围虾、琵琶虾、龙虾等都是海水虾。虾类肉质肥嫩鲜美，老幼皆宜，其吃法多样，可制成多种美味佳肴。

推荐理由

虾具有补肾壮阳、滋补益气的功效。男性常食可强壮体魄，增强体质，预防上火。现代营养学认为，虾富含蛋白质、脂肪、铜以及锌、磷、钙、铁等微量元素和氨基酸等营养成分，尤其适宜男性。

营养搭配

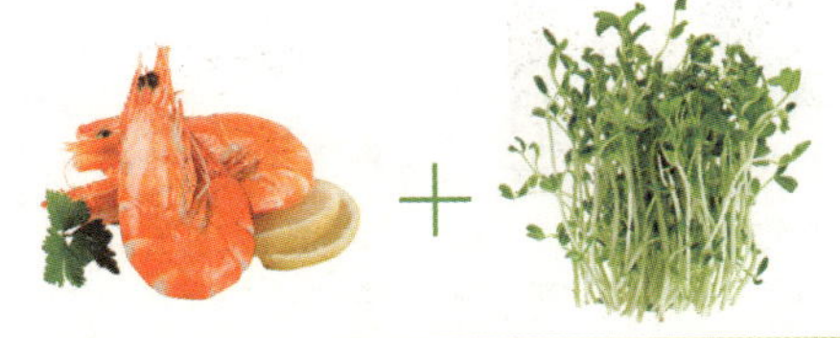

滋阴益精、促进食欲

虾与豆苗一同食用对体质阴寒、低血压、食欲不振、精力衰退等均有良好的辅助食疗效果。

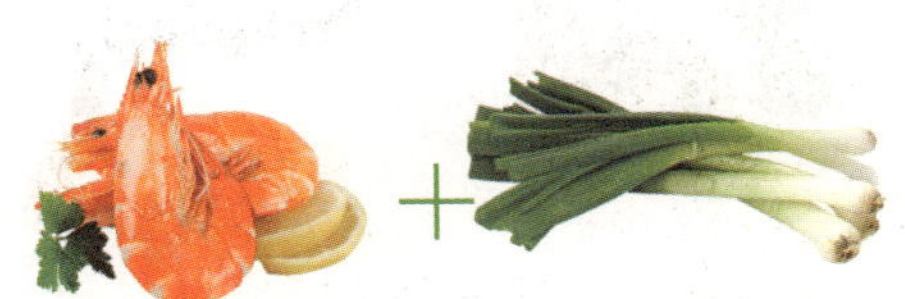

益气、通阳

虾的营养价值很高，口感也好，与葱同食还能起到益气、通阳的作用，适用于久病体虚的人群。

专家提醒

▲水痘患者宜食。

▲有皮肤湿疹、癣症、皮炎、疮毒等皮肤瘙痒症者以及阴虚阳亢者不宜食用。

▲清洗虾时，宜先用流动的水冲，然后再泡入水中，用指腹将虾身搓洗干净，并剔除其背部的虾线。

核桃

温补肺肾，定喘润肠

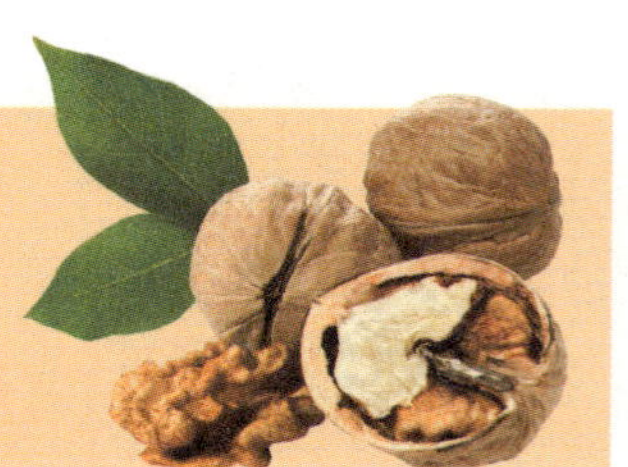

食材简介

核桃又名胡桃，为世界四大干果之一，性温，味甘，归肾、肺、大肠经。核桃在国内享有“长寿果”和“万岁子”之誉。其显著的健脑效果和丰富的营养价值，已经为越来越多的人所熟识。

推荐理由

《本草纲目》中记载核桃：“补气养血，润燥化痰，益命门，处三焦，温肺润肠，治虚寒喘咳、腰脚重疼、心腹疝痛、血痢肠风。”由此可见核桃具有补肾固精、温肺定喘、润燥益气的功效。核桃的营养价值和药用价值都很高。

营养搭配

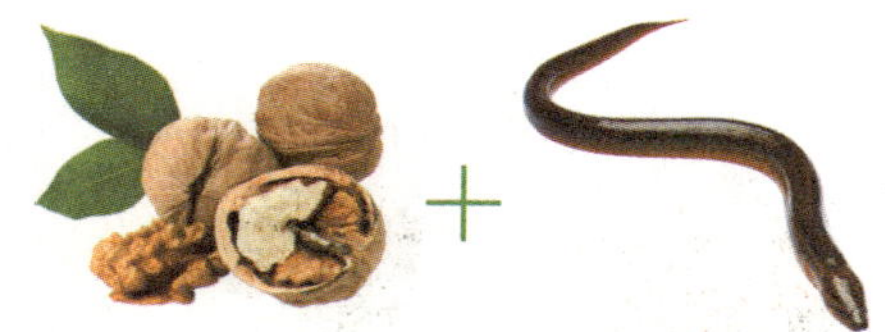

调节血糖

医学研究人员从鳝鱼肉中提取一种“黄鳝鱼素”，这种物质具有显著的降血糖和调节血糖的作用。配合核桃同食效果更佳，特别适合糖尿病患者食用。

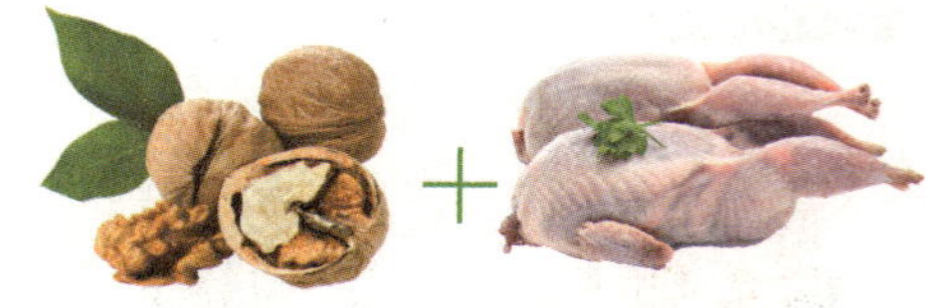

增强记忆力

核桃中含丰富的磷脂和氨基酸。与鹌鹑肉同食，有补充脑力、增强记忆力的功效。

专家提醒

▲ 消化不良、痰热咳嗽以及肥胖者慎食。

▲ 由于核桃含有较多脂肪，所以一次不宜吃得太多，否则会影响胃肠消化功能。

▲ 许多人喜欢将核桃仁表面的褐色薄皮剥掉，这样会损失掉一部分营养，所以食用时最好不要剥掉这层薄皮。

腰果

补肾抗衰，润肺除痰

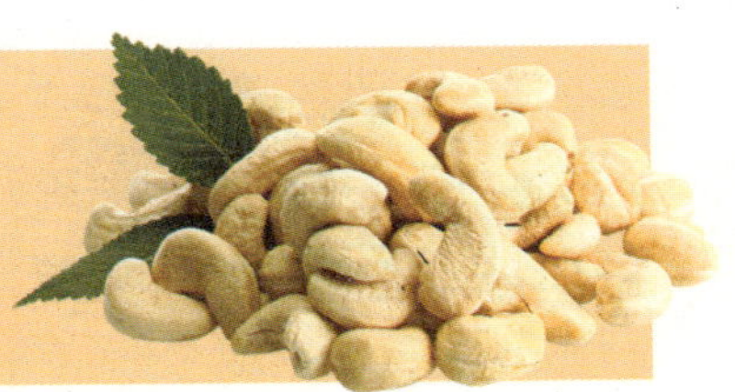

食材简介

腰果别名鸡腰果、介寿果，性平，味甘，归肺经，因其坚果形状像肾而得名，其果实成熟时香飘四溢，甘甜如蜜，清脆可口，为世界著名的四大干果（核桃、杏仁、榛子、腰果）之一。腰果营养丰富，经常食用可以提高机体抗病能力，增进性欲，使青春永驻。

推荐理由

腰果含有丰富的油脂，可润肠通便，它还有很好的排毒养颜功效，能增强体质、延缓衰老。腰果中维生素B_1的含量仅次于芝麻和花生，有补充体力、缓解疲劳、预防上火的效果，工作繁忙易疲倦的男性宜经常食用。

营养搭配

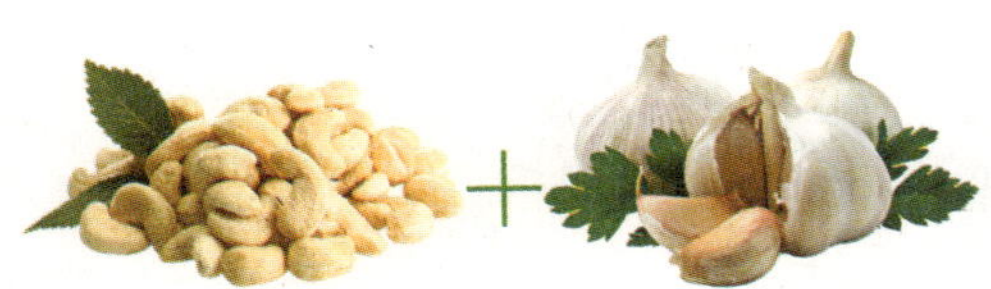

缓解疲劳、美肤护肤

腰果与大蒜同食，有助于缓解疲劳，帮助集中注意力，同时具有护肤效果。

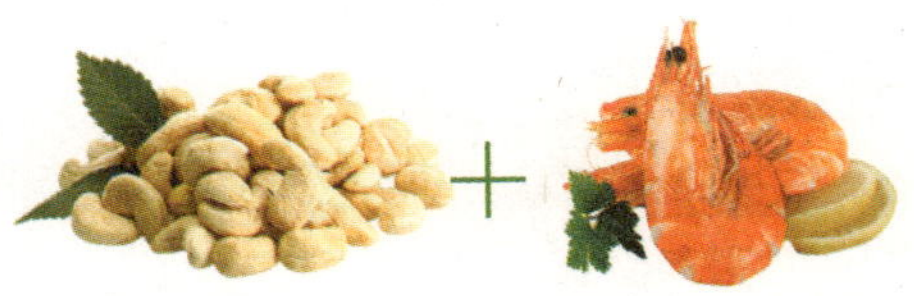

滋润肌肤、减轻疼痛

腰果与虾同食，能帮助铁转化成带氧的血红蛋白，亮丽皮肤，丰润毛发，减轻关节炎的疼痛。

专家提醒

▲糖尿病、过敏体质者慎食。

▲腰果宜放置于密封的容器中并放进冰箱冷藏，也可以直接放在阴凉通风处保存，但要避免阳光直射。

▲挑选腰果时，以外观呈完整月牙形，色泽白，气味香，饱满，油脂丰富，无斑点、无蛀虫者为佳。如果有黏手或受潮现象，则表明腰果的新鲜度不够，不宜购买。

淫羊藿

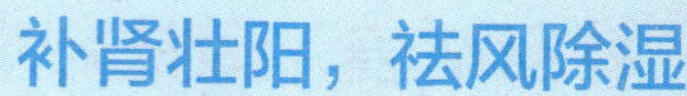

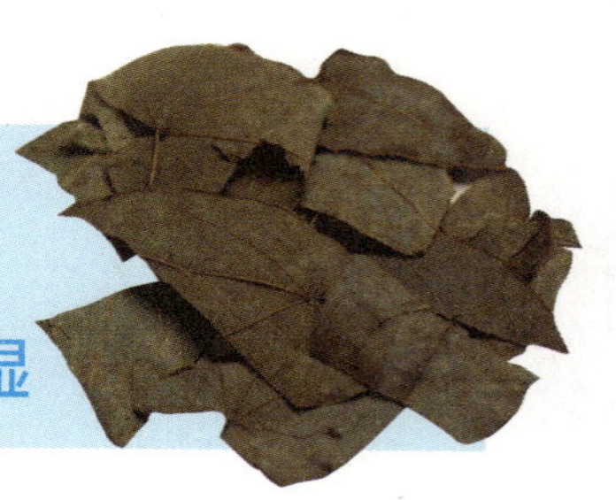

药材简介

淫羊藿别名仙灵脾，性温，味辛、甘，归肝、肾经。淫羊藿主产于陕西、四川、广西、湖北、辽宁等地，属小檗科多年生草本植物，药用部位为淫羊藿、箭叶淫羊藿、柔毛淫羊藿、巫山淫羊藿或朝鲜淫羊藿的全草，多在夏、秋季收割。淫羊藿除去粗梗和杂质，晒干，切丝生用或用熔化的羊脂油炒淫羊藿丝，即为炙淫羊藿。

推荐理由

淫羊藿有补肾壮阳、祛风除湿、止咳平喘的作用。男性服用，有助于平衡阴阳，预防上火。淫羊藿能增加心脑血管的血流量，对心血管与内分泌系统也有很好的保健作用，同时还能滋养强身、对抗衰老。淫羊藿主要用于肾阳虚衰引起的腰膝酸软、夜尿频多、阳痿遗精、滑泄等。

专家提醒

性欲亢进、实热证及阴虚火旺者忌用淫羊藿。

方剂：

配方	淫羊藿、牡丹皮各30克，补骨脂、人参各25克，山茱萸10克。
制法	将上述中药加水煎煮，滤渣取汁。
用法	每日1剂，分2次服用。
功效	补阳益气、活血滋阴。

配方	淫羊藿20克，当归50克。
制法	将上述中药加水煎煮，滤渣取汁。
用法	每日1剂。
功效	补阳益气。

鹿茸

生精补髓，养血益阳

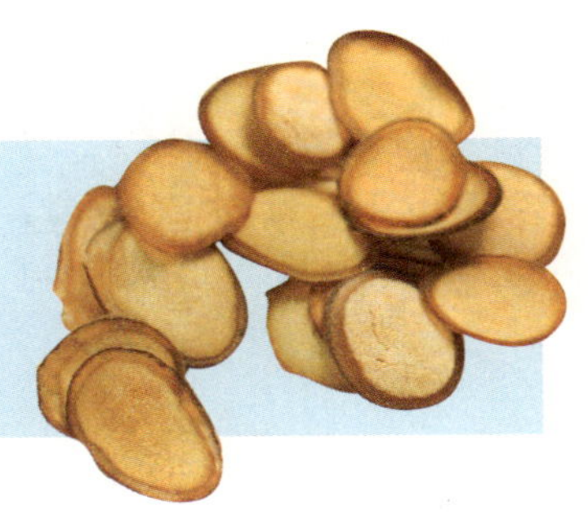

药材简介

鹿茸别名斑龙珠、鹿茸片，性温，味甘、咸，归肾、肝经。鹿茸为梅花鹿或马鹿的雄鹿头上未骨化密生茸毛的幼角，一般在夏秋二季锯下鹿茸，干燥后切片或研末。《本草纲目》中记载鹿茸“生精补髓，养血益阳，强健筋骨。治一切虚损，耳聋，目暗，眩晕，虚痢”。

推荐理由

鹿茸具有壮肾阳、益精血、强筋骨、调冲任、敛疮毒的作用，阳气不足的男性可在医生指导下服用，可防虚火。一般用于肾阳不足及精血亏虚引起的阳痿、筋骨乏力、头晕耳鸣等。

专家提醒

阴虚阳亢、血分有热、胃火亢盛、肺有痰热、外感热病者均忌服。

方剂：

配方	鹿茸5克，龟板100克，羊肾2个。
制法	将上述配方加水煎煮，滤渣取汁。
用法	温服。
功效	适用于气血虚弱者。

配方	鹿茸50克。
制法	将鹿茸研成粉末状。
用法	每次1克，空腹时米汤送服。
功效	适用于精血亏虚，症见面色黧黑、耳聋、眼花、腰痛等。 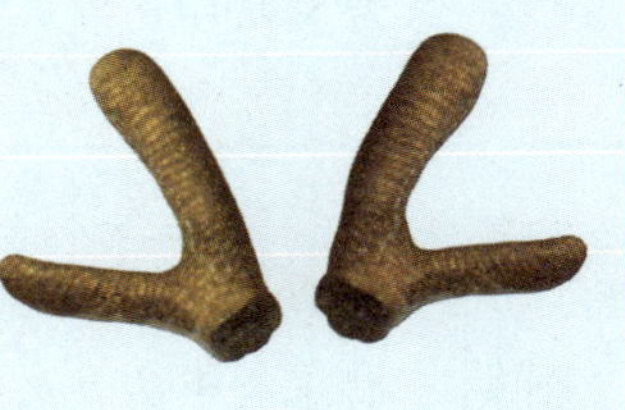

肉苁蓉

益精血，润肠道

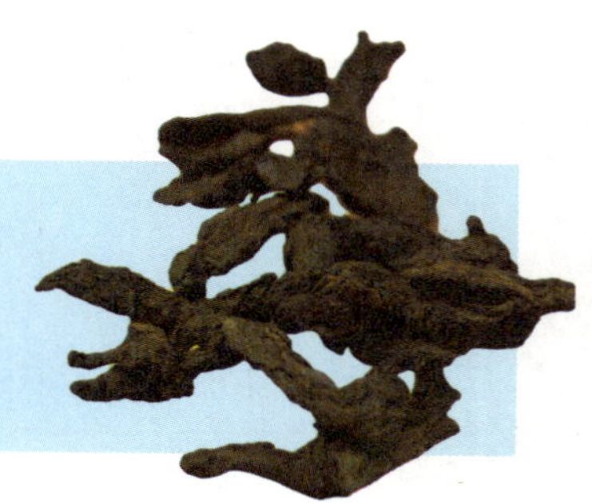

药材简介

肉苁蓉别名大芸、淡大芸、寸芸，性温，味甘、咸，归肾、大肠经。《本草纲目》中记载肉苁蓉"补而不峻，故有苁蓉之号"。肉苁蓉为列当科寄生草本植物肉苁蓉带鳞叶的肉质茎，主产于内蒙古、宁夏、甘肃、新疆、青海等地，以肉肥厚、条粗长、黑褐色或棕黑色、滋润者为佳。

推荐理由

肉苁蓉可补肾阳，益精血，润肠通便，预防胃火。常用于男子阳痿，女子不孕、带下、血崩、腰膝冷痛、血枯便秘等症。

专家提醒

大便稀薄以及胃弱便溏、相火旺者忌服。

方剂：

配方	肉苁蓉、制何首乌各20克，火麻仁、北沙参、麦门冬、紫菀、杏仁、瓜蒌仁各12克，枳壳、厚朴、生大黄（后下）各10克。
制法	将上述中药以水煎煮，取药汁。
用法	每日1剂，分2次服用。
功效	生津润肠、升清降浊，用于肠津失润、腑气燥结、浊气不降致清阳不升之胃缓症。

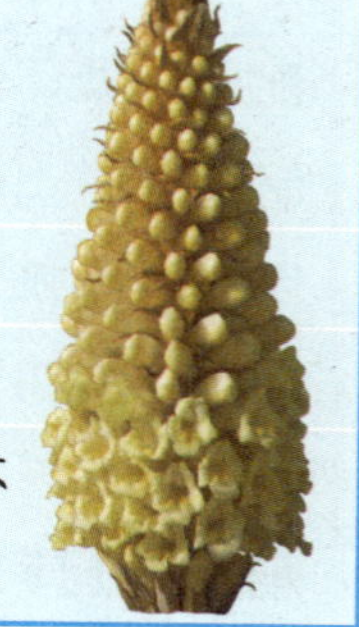

配方	肉苁蓉、骨碎补、桑寄生、独活各20克，鹿衔草、半夏、天南星各10克，山萸肉15克，风化硝、全蝎各10克。
制法	将上述中药以水煎煮，取汁。
用法	每日1剂，分2次服用。（半夏、天南星有毒，请遵医嘱服用）
功效	补益肝肾、祛风通络，适用于颈椎骨质增生症。

冬虫夏草

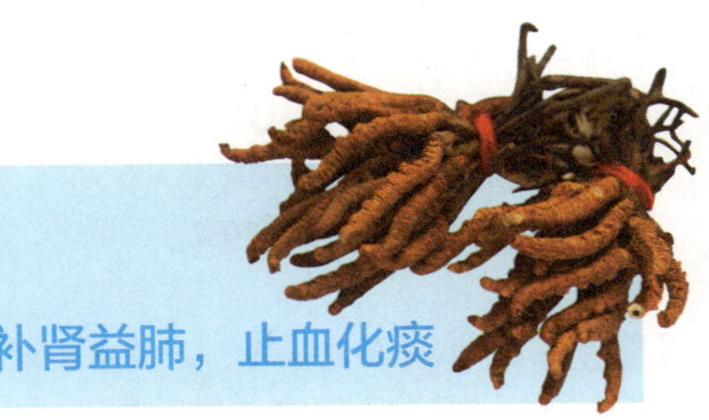

补肾益肺，止血化痰

药材简介

冬虫夏草性平，味甘，归肺、肾经。《本草纲目》中记载冬虫夏草“功与人参同宜老人。治腰膀间痛楚，有益肾之功”。冬虫夏草主产于中国西藏、四川、云南、贵州、青海、甘肃等高原地区，以个大、粗壮、黄褐色者为佳。冬虫夏草为麦角菌科虫草菌寄生在蝙蝠蛾科昆虫幼虫体上的子座和幼虫尸体的复合体。

推荐理由

冬虫夏草可益肾壮阳，补肺平喘，止血化痰，改善肾功能，增强体质，防上火。它含虫草素、核酸、必需氨基酸等成分，能增强免疫力与体力，能帮助修复肾小管上皮细胞，还能降低胆固醇，增加冠状动脉血流量，延缓衰老，缓解疲劳。冬虫夏草主要用于肾阳虚衰引起的腰膝酸软、性功能障碍、耳鸣耳聋等症。

专家提醒

冬虫夏草是大补药，不适合所有人群，体质偏热者最好别吃。

方剂：

配方	冬虫夏草、人参粉各6克，制何首乌、黄芪各30克，白芍15克，女贞子、枸杞子、鸡血藤各12克，淫羊藿、当归各10克。
制法	将上述中药加水煎煮，滤渣取汁。
用法	温服。
功效	适用于脾肾两虚者。

配方	冬虫夏草50克，白酒500毫升。
制法	将冬虫夏草放入白酒中浸泡1个月。
用法	每次15～30毫升，每日2次。
功效	适用于痰饮咳喘、虚劳咯血、自汗盗汗、心慌失眠、神疲乏力、阳痿遗精、腰膝酸痛等。

推荐食谱和药膳方

银耳小米粥

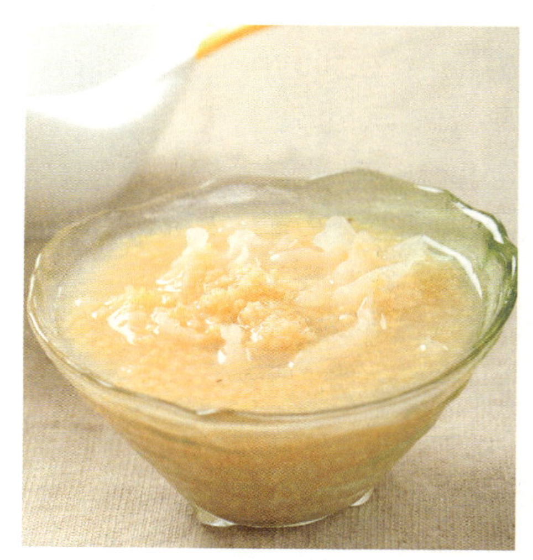

材料 小米100克，银耳10克。

调料 无。

做法 ①小米淘洗干净，入清水中浸泡1小时；银耳入清水中泡发后洗净，去蒂，撕成小朵。

②锅置火上，加入适量清水，然后放入浸泡好的小米和银耳，大火煮沸后转小火，煮至粥熟烂、银耳软糯即可。

参姜小米粥

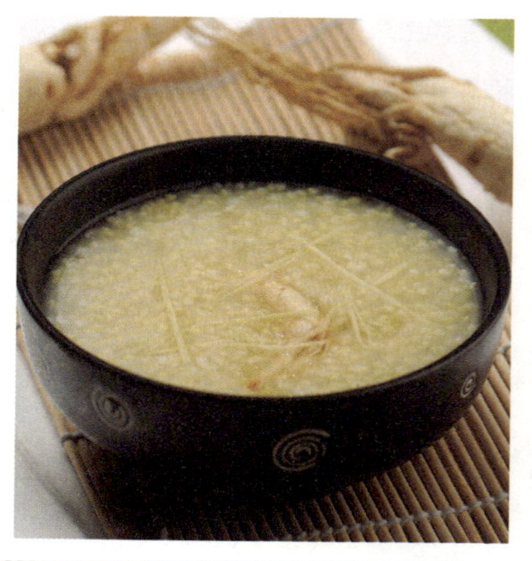

材料 小米100克，人参、姜各10克。

调料 盐（白砂糖）适量。

做法 ①小米淘洗干净；姜洗净，切丝，备用。

②将人参、姜丝同小米一起下锅，先大火煮沸，然后转小火慢煮成稀粥，最后撒入盐或糖调味即可。

三色虾仁

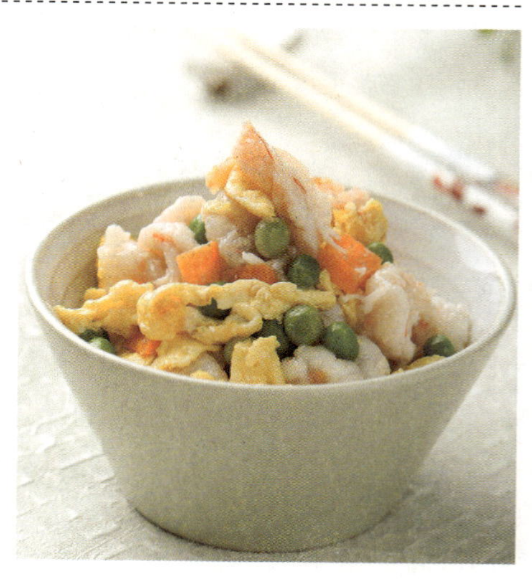

材料 虾仁250克，熟火腿丁50克，鸡蛋、青豆各20克。

调料 淀粉、盐、味精各少许。

做法 ①鸡蛋打散后入油锅炒熟，用锅铲铲成小块；虾仁洗净，加淀粉上浆，入锅滑熟，盛盘。

②油锅烧热，放入火腿丁、鸡蛋块、青豆煸炒。放入虾仁，加入盐、味精炒匀即可出锅。

鱼香虾仁

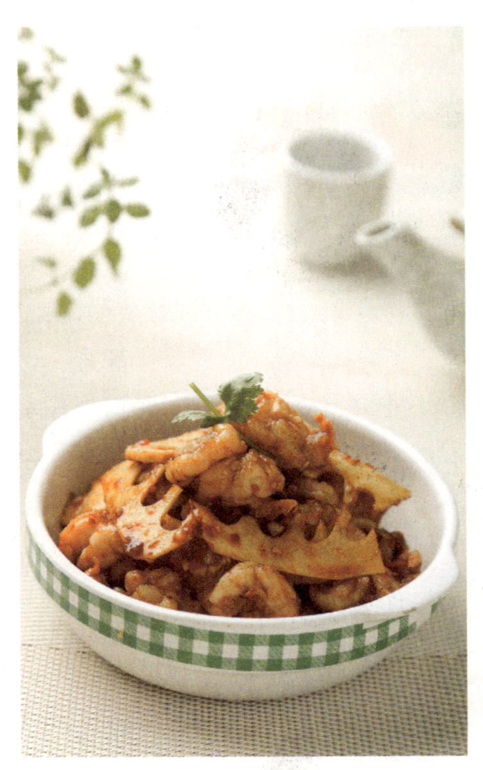

材料 虾仁200克，玉兰片50克，葱、姜、蒜各10克。

调料 白糖、醋各1大匙，酱油、料酒、水淀粉各2小匙，豆瓣酱1小匙，味精、盐各少许。

做法 ①将虾仁洗净，用少许盐、半份料酒和水淀粉拌匀上浆；玉兰片切成薄片；葱、姜、蒜切末。

②白糖、醋、酱油、料酒、盐、味精和水淀粉调成汁备用。

③油锅烧热，入豆瓣酱、葱末、姜末、蒜末煸香，烹入调好的汁炒熟。

④放入玉兰片，虾仁下锅炒散，翻炒均匀即可出锅。

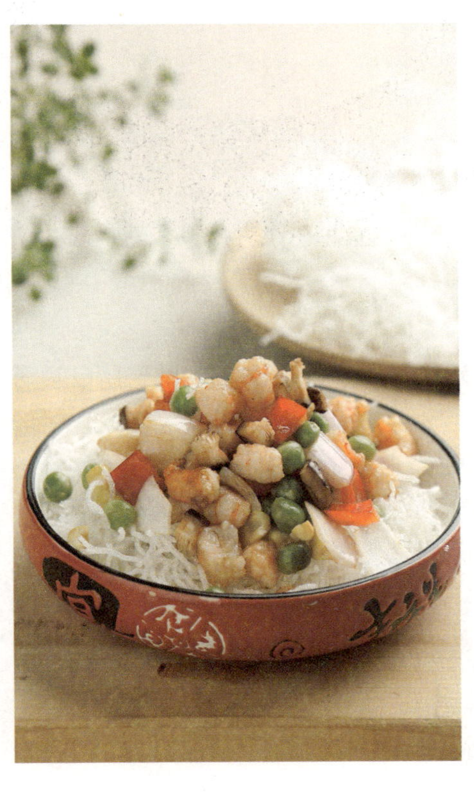

生炒虾松

材料 鲜虾仁100克，香菇2个，洋葱30克，青豆、红甜椒、春笋各20克，干米粉50克，鸡蛋1个（取蛋清）。

调料 淀粉、生抽各2小匙，盐1小匙，白胡椒粉少许。

做法 ①香菇、洋葱、红甜椒、春笋分别切丁；鲜虾仁洗净，切丁，加入盐、淀粉和蛋清抓匀，腌渍10分钟。

②油锅烧热，放干米粉炸至起泡，捞出装盘；锅底留油，将虾仁大火炒熟。

③锅底留油，放入除虾仁、干米粉外的材料炒至断生，加虾仁炒匀。调入剩余调料，起锅放在干米粉上即可。

归地六黄汤

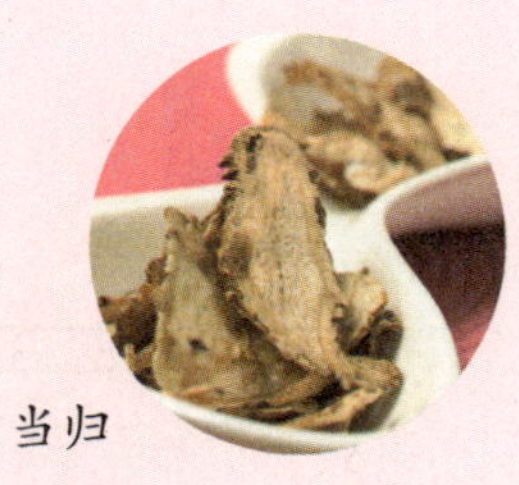
当归

配方：当归、黄芩、黄柏各10克，熟地黄、黄芪、生地黄各15克，黄连6克。

制法：将上述中药以水煎煮，取药汁。

用法：每日1剂，分2次服用。

功效：益气生精，清热活血。

六子汤

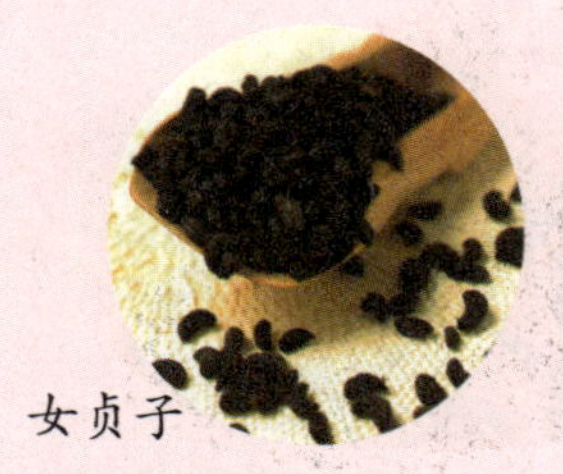
女贞子

配方：女贞子、枸杞子、桑葚、菟丝子、车前子各10克，五味子6克。

制法：将上述中药以水煎煮，取药汁。

用法：每日1剂，分2次服用。

功效：补肾益精，补阴而不滋腻，补阳而不燥。

海马小米粥

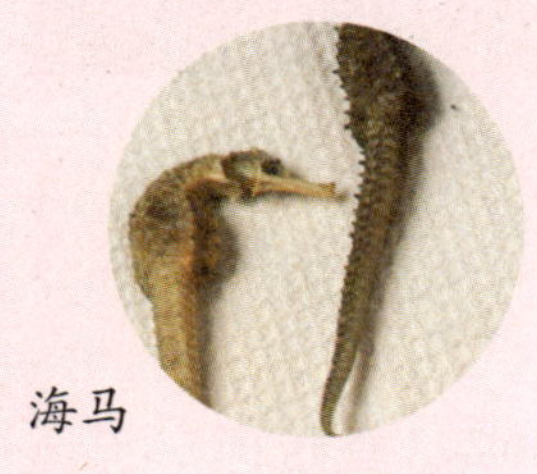
海马

配方：海马粉3克，小米、红糖各适量。

制法：取小米如常法煮粥，粥成加红糖。

用法：用粥送服海马粉。

功效：温肾壮阳。

桑葚茶

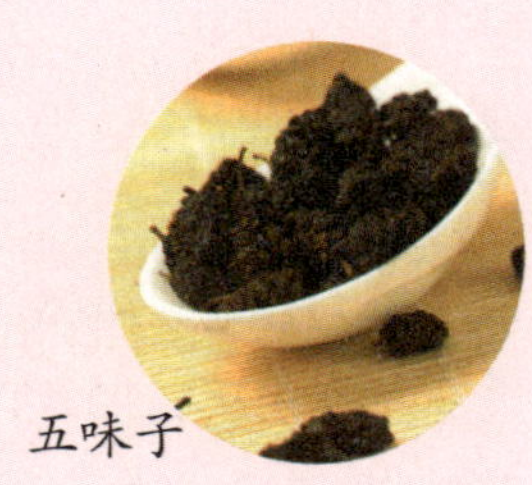
五味子

配方：桑葚40克，冰糖20克。

制法：将桑葚和冰糖一同放入杯中，用沸水冲泡，15分钟后即可饮用。

用法：代茶频饮。

功效：桑葚具有滋阴补阳、润肠燥的功效，所以常喝此茶可以滋肝肾、充血液。

茯苓苁蓉粥

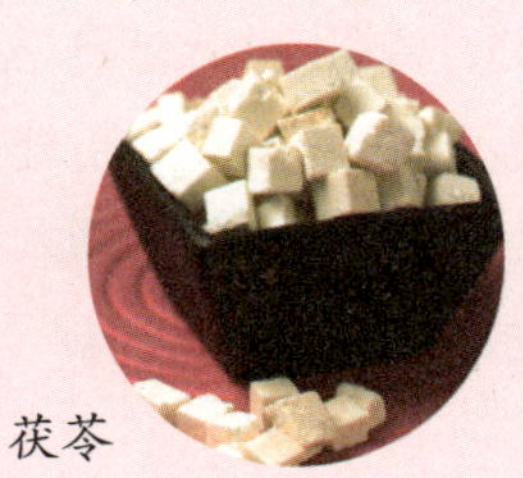
茯苓

配方：粳米120克，茯苓、山药各30克，肉苁蓉18克，核桃仁15克，白砂糖适量。

制法：将茯苓、肉苁蓉加水煎取汁，入山药、核桃仁、粳米一并煮，待熟后加入适量白砂糖稍煮即可。

用法：早晚服食。

功效：补肾温阳，交通心肾。适用于阳痿。